Gröber

Metabolic Tuning statt Doping

Metabolic Tuning statt Doping

Mikronährstoffe im Sport

Uwe Gröber
Akademie für Mikronährstoffmedizin, Essen

Mit 57 Abbildungen und 125 Tabellen

S. Hirzel Verlag Stuttgart

Anschrift des Autors

Uwe Gröber
Akademie für Mikronährstoffmedizin
Zweigertstr. 55
45130 Essen
E-Mail: uwegroeber@gmx.net

Die in diesem Buch aufgeführten Angaben zur Medikation wurden sorgfältig geprüft. Dennoch können Autor und Verlag keine Gewähr für deren Richtigkeit übernehmen.

Ein Warenzeichen kann warenzeichenrechtlich geschützt sein, auch wenn ein Hinweis auf etwa bestehende Schutzrechte fehlt.

Bibliografische Information der Deutschen Nationalbibliothek
Die Deutsche Nationalbibliothek verzeichnet diese Publikation in der Deutschen Nationalbibliografie; detaillierte bibliografische Daten sind im Internet unter http://dnb.d-nb.de abrufbar.

ISBN 978-3-7776-1608-7

Birkenwaldstr. 44, 70191 Stuttgart
www.hirzel.de
Printed in Germany
Druck und Bindung: W. Kohlhammer Druckerei GmbH & Co. KG
Umschlaggestaltung: Atelier Schäfer, Esslingen unter Verwendung eines Fotos von Corbis, Düsseldorf

Geleitwort

Metabolic Tuning statt Doping

Man wird sich bei diesem Titel natürlich fragen: Schon wieder etwas Neues bzw. Modernes, was im Grunde genommen nur das Altbekannte in einem anderen Licht erscheinen läßt? Doch es handelt sich keineswegs nur um alten Wein (bzw. Fitness Drinks) in neuen Schläuchen, sondern um die kritische Bestandsaufnahme eines in der Sportmedizin inzwischen etablierten Themas, denn gerade in der medizinischen Betreuung von mehr oder weniger leistungsorientierten Sporttreibenden, sollte der Stoffwechsel auf die körperliche Aktivität abgestimmt und in Schwung gehalten werden, was in dem Wort Tuning zum Ausdruck gebracht wird.

Dass im Sport nicht immer alles aus eigener Kraft gelingt, wird in dem Buch nicht geleugnet, doch jeder Art von Doping wird entschieden eine Abfuhr erteilt. Demgegenüber wird das Gebiet der Nahrungsergänzungsstoffe als sinnvolle Unterstützung und Alternative angeboten und ausführlich so abgehandelt, dass der Spagat zwischen wissenschaftlicher Korrektheit einerseits und allgemein verständlicher Darstellung andererseits bestens gelingt.

Die bisherigen Kenntnisse auf dem Gebiet der Mikronährstoffe sind in den vergangenen Jahren oft nur unzureichend dokumentiert und unkritisch verzerrt worden, weil sie gelegentlich von der Strategie der Hersteller oder der Verkaufsmanager entweder überbewertet oder im Hinblick auf die Praxis zu euphorisch empfohlen wurden. Was ist also dran an den Mikronährstoffen für den leistungsmotivierten Sportler, wozu heute auch immer mehr Breitensportler gehören? Es ist das Verdienst von Uwe Gröber, durch jahrelange Recherchen und eigene Untersuchungen den Wert von Mikronährstoffen erforscht und immer wieder hinterfragt zu haben. Schließlich kommt er selbst, wie seine nicht unbekannten Mitautoren, aus dem Hochleistungssport und weiß, worüber er schreibt.

Im ersten Teil des ansprechend ausgestatteten Buches geht es um die gesundheitliche Gefährdung durch Doping: Leistungssteigerung um jeden Preis hat eben seinen Preis – man zahlt mit seiner Gesundheit. In einem zweiten Teil wird dann recht überzeugend und anschaulich dargestellt, welche anderen Möglichkeiten der Leistungssteigerung und der gesundheitlichen Stabilisierung im Sport allein von seiten der Ernährung und der Nahrungsergänzung sich anbieten. Im Mittelpunkt steht die Optimierung des Stoffwechsels mit Hilfe sogenannter Mikronährstoffe, früher oft belächelt oder in Misskredit geraten (Verunreinigung mit Doping Substanzen?), heute jedoch durch eine ganze Reihe wissenschaftlicher Untersuchungen abgesichert und durch viele valuierte Studien untermauert. Man lese dazu nur die sechsmal im Jahr in den USA erscheinende Zeitschrift „Sport Nutrition and Exercise Metabolism". Und als Immunologe weiß ich natürlich auch, dass durch verschiedene Mikronährstoffe die Zahl der Infekte der oberen Atemwege bei Sportlern zurückgeht, dass die Zahl der Sportverletzungen reduziert wird und dass die Regeneration beschleunigt wird bzw. Reparaturvorgänge (Arthrose) schneller und besser ablaufen. Es erscheint auch wichtig, dass einige dieser Vertreter im Hinblick auf ihre Wirkung und Anwendung ausführlicher beschrieben werden (L-Carnitin, Kreatin, verzweigtkettige Aminosäuren u.a.m.), wobei kompetente Experten wie die Mediziner Prof. Dr. med. Wessinghage oder Mark Warnecke ihre praktischen Erfahrungen beisteuern. Schließlich werden im dritten Abschnitt dieses Sportbuches die Fußball-Studie sowie Patienten-Beispiele diskutiert.

Abschließend kann man nur konstatieren, dass sich das Buch nicht nur für Sportler eignet, sondern auch als informative Lektüre für jeden Arzt oder Therapeuten, der seinen Patienten in Sachen Ernährung, Gewichtskontrolle und sportliches Bewegungstraining ein guter Ratgeber sein will.

Das Buch vereint Theorie und Praxis, Wissenschaft und Anwendung sowie Ratschläge und Rezepte in einer ausgewogenen Balance: Tuning und Training vom Spitzenathleten bis zum Breitensportler, der sich auf einen Marathon vorbereitet. Und die Namen der Autoren bürgen für ein weiteres Gütezeichen. Fazit: Mikronährstoffe kann man auch als geistige Nahrung genießen!

Prof. Dr. med. Gerhard Uhlenbruck
Abteilung für Immunbiologie
der Universität zu Köln

Vorwort

Eine Stoffwechsel-Optimierung mit Vitaminen und anderen bioaktiven Mikronährstoffen ist im Sport ein zentraler Baustein für die Stabilisierung des Immunsystems und die Sicherung der sportlichen Leistungs- und Regenerationsfähigkeit. Das haben jahrelange eigene Erfahrungen als Leistungsschwimmer sowie die Betreuung und Zusammenarbeit mit Sportlern immer wieder bestätigt. Der Einsatz von Mikronährstoffen im Sport ist jedoch noch immer sehr stark von Glaubensbekenntnissen, Mythen und Trends geprägt. Bemerkenswert ist dabei vor allem die extrem hohe Erwartungshaltung von Sportlern, Trainern und Sportmedizinern im Hinblick auf sogenannte leistungssteigernde Effekte durch Mikronährstoffe wie L-Carnitin oder Kreatin – häufig in einer Größenordnung, die der medikamentösen Leistungsmanipulation mit verbotenen Dopingsubstanzen entspricht.

Jede sportliche Aktivität führt zu einer Steigerung des Energiestoffwechsels und ist daher mit einem erhöhten Bedarf an Vitaminen, Mineralstoffen und anderen Mikronährstoffen verbunden. Zahlreiche Stoffwechselfunktionen (z. B. Energiebereitstellung aus Kohlenhydraten) müssen mit Hilfe von biokatalytisch wirkenden Mikronährstoffen hochreguliert und über die Dauer der körperlichen Belastung auf einem optimalen Niveau gehalten werden. Die gezielte Supplementierung von Mikronährstoffen im Sport erfolgt daher vor allem unter einem präventiven Gesichtspunkt. Sie dient in erster Linie der Stoffwechsel-Optimierung und dem Erhalt der Gesundheit des Sportlers. Der Einfluss des Mikronährstoffstatus auf das Immunsystem spielt dabei eine wesentliche Rolle. Darüber hinaus kann ein Stoffwechsel-Tuning mit Mikronährstoffen auch die mentale und physische Leistungsfähigkeit steigern, das Risiko für Sportverletzungen (z. B. Muskelschäden) deutlich verringern und die Regenerationsfähigkeit des Sportlers fördern.

Das vorliegende Buch verbindet meine jahrelangen praktischen Erfahrungen mit Mikronährstoffen im Sport mit dem labordiagnostischen Einsatz dieser bioregulierenden Nährstoffe in der Prävention und Therapie ernährungsbedingter Erkrankungen (z. B. Diabetes, Krebs). Es richtet sich vor allem an aktive Sportler, Trainer und Sportmediziner, aber auch an Apotheker, Mediziner, Heilpraktiker und Ernährungsfachkräfte.

Nicht versäumen möchte ich, mich bei all jenen zu bedanken, die zur Entstehung dieses Buches beigetragen haben, insbesondere meinen Interviewpartnern, allen voran Herrn Professor Dr. med. Gerhard Uhlenbruck sowie Kirsten Bruhn, Norman Müller, Michael Schetter, Dr. med. Matthias Stohrer, Mark Warnecke und Prof. Dr. med. Thomas Wessinghage. Den Mitarbeitern der Wissenschaftlichen Verlagsgesellschaft, vor allem Herrn Dr. Eberhard Scholz und Frau Sabine Jännsch, möchte ich herzlich für die stete Hilfsbereitschaft und die überaus gute Zusammenarbeit und schnelle Umsetzung des Manuskriptes danken. Ein gebührender Dank geht auch an Herrn Dr. Klaus Brauer, der entscheidend zur Entstehung dieses Buches beigetragen hat.

Essen, Sommer 2008

Uwe Gröber
Akademie für Mikronährstoffmedizin

Inhalt

Abkürzungen

AAS	Anabole androgene Steroide
ADHS	Aufmerksamkeitsdefizit-Hyperaktivität-Syndrom
ADMA	Asymmetrisches Dimethylarginin
AMD	Altersbedingte Makuladegeneration
ATP	Adenosintriphosphat
BCAA	Branched Chain Amino Acids
BFM	Body Fat Mass, Körperfettmasse
BW	Biologische Wertigkeit
CED	Chronisch entzündliche Darmerkrankung
cGMP	Cyclisches Guanosinmonophosphat
CLA	Konjugierte Linolensäure
COMP	Cartilage Olicomeric Matrix Protein
CS	Chondroitinsulfat
DGE	Deutsche Gesellschaft für Ernährung
DHA	Docosahexaensäure
eNOS	Endotheliale Stickstoffmonoxid-Synthase
EPA	Eicosapentaensäure
EPO	Erythropoetin
ERM	Energy Response Modifier
GC	Gesamt-Cholesterin
GLA	γ-Linolensäure
GS	Glucosaminsulfat
GSH	L-Glutathion
GSH-Px	Glutathionperoxidase
HDL	Lipoproteine hoher Dichte
HMB	β-Hydroxy-β-methylbutyrat
I.E.	Internationale Einheiten
IGF	Insulin-ähnlicher Wachstumsfaktor
IgG	Immunglobulin G
IOC	Internationales Olympisches Komitee
Kr	Kreatin
KrP	Kreatinphosphat
LBM	Lean Body Mass
LDL	Lipoproteine geringer Dichte
MSM	Methylsulfonylmethan
MT	Metabolic Tuning
NAC	N-Acetyl-cystein
NADA	Nationale Anti-Doping-Agentur
NO	Stickstoffmonoxid
NOK	Nationales Olympisches Komitee
SAM	S-Adenosyl-methionin
SIRS	Gesamtkörper-Entzündungssyndrom
SOD	Superoxiddismutase
T3	Trijodthyronin
VKAS	Verzweigtkettige Aminosäuren
WADA	Welt-Anti-Doping-Agentur
WADC	Welt-Anti-Doping-Code
ZNS	Zentrales Nervensystem

Teil 1

Metabolic Tuning statt Doping

Doping: Verbotene Leistungsmanipulation mit gesundheitlichen Folgen

Einleitung

Neue Rekorde, lukrative Sponsorenverträge und Siegprämien verleiten Sportler nach immer neuen leistungssteigernden Methoden und Substanzen zu suchen. Dass sich diese Methoden häufig an der Grenze zur Illegalität bewegen und nicht ohne gesundheitliche Folgen bleiben, belegen die zahlreichen Dopingfälle der letzten Jahrzehnte.

Doping begleitet den internationalen Sport seit den ersten Olympischen Spielen der Neuzeit im Jahre 1896 in Athen. Anfang des 20. Jahrhunderts war unter den Athleten die Verwendung von Alkaloiden wie Kokain, Strychnin, Morphin und Koffein verbreitet. Thomas Hicks, der Gewinner des Marathonlaufs bei den Sommerspielen 1904, erhielt beispielsweise von seinem Trainer während des Rennens Brandy, der mit Strychnin angereichert war.

Während die Einnahme von unerlaubten Substanzen zunächst nur auf spezielle Sportarten beschränkt war, kam es in den 1950er Jahren – insbesondere mit der Einführung der anabolen Steroide – zu einer mehr oder weniger systematischen Anwendung der unterschiedlichsten Dopingmittel im Sport. Einige Weltrekorde der Frauen (z. B. Kugelstoßen: 22,63 m – Natalja Lissowskaja, 1987), die aus einer Zeit stammen, in der es noch kaum Trainingskontrollen gab, werden wohl trotz immer ausgefeilterer Trainingmethoden auf ewig unerreicht bleiben.

Die spektakulären Dopingfälle der jüngsten Vergangenheit (siehe Tab. 1) bestätigen, dass mittlerweile in fast allen olympischen Sportarten, die Ausdauer, Kraft und Schnelligkeit erfordern, gedopt wird. Doping gibt es somit überall, in der Leichtathletik genauso wie im Skilanglauf, im Schwimmen, Kugelstoßen und Gewichtheben. Der Radrennsport ist nur die Spitze des Eisbergs, die genau gezeigt hat, mit welchen perfiden Methoden die sportliche Fairness und die Gesundheit des Athleten dem wirtschaftlichen Vorteil professionell geopfert werden. In Deutschland wird der Umsatz mit Dopingmitteln pro Jahr auf etwa 1 Milliarde Euro geschätzt – ein extrem lukratives Geschäft!

Tab. 1: Spektakuläre Dopingfälle (Auswahl)

1896	Bordeaux-Paris (Radrennen > 600 km)	Arthur Linton (England)	Doping-Tod durch Missbrauch von Aufputschmitteln
1956	Olympische Spiele (Melbourne)	Harold Conolly (USA)	Olympiasieger im Hammerwerfen (63,19 m) trotz eines verkrüppelten Armes mit Hilfe von Metandienon
1960	Olympische Spiele (Rom)	Knut Jensen (Dänemark)	Erster dokumentierter Todesfall bei Olympischen Spielen beim 100-km-Mannschaft-Radrennen mit Hilfe von Amphetaminen
1967	Tour de France (Frankreich)	Tom Simpson (England)	Doping-Tod bei der Tour de France mit Hilfe von Amphetaminen und Alkohol
1986	Europameisterschaften (Stuttgart)	Heide Krieger (DDR)	Europameisterin im Kugelstoßen mit Hilfe von Honeckers Dopingexperten und Oralturinabol *Anmerkung:* Die „Hormon-Heidi" heißt heute nach Geschlechtsumwandlung Andreas Krieger und engagiert sich im Kampf gegen Doping!
1988	Olympische Spiele (Seoul)	Ben Johnson (Kanada)	100-m-Sieger in Weltrekordzeit von 9,79 Sekunden mit Hilfe von Stanozolol
1996	Bodybuilding (München)	Andreas Münzer (Deutschland)	Doping-Tod mit 31 Jahren aufgrund von multiplem Organversagen nach Jahren des massivsten Dopings (→ Spezialcocktail aus verschiedenen Anabolika, Hormonen und Aufputschmitteln)
2000	Olympische Spiele (Sydney)	Marion Jones (USA)	3 Goldmedaillen über 100 m, 200 m und 4 x 400 m mit Hilfe von Victor Conte (Balco-Gründer) und verschiedenen leistungssteigernden Substanzen
2002	Olympische Winterspiele (Salt Lake City)	Johann Mühlegg (Spanien)	3 Goldmedaillen im Skilanglauf mit Hilfe von Darbepoetin alfa
2004	Olympische Spiele (Athen)	Leonidas Sampanis (Griechenland)	Bronzemedaille im Gewichtheben (Klasse bis 62 kg) mit Hilfe von Testosteron *Anmerkung:* Sampanis, der die erste Medaille für die Gastgeber gewann musste in Haft. Die griechische Post stampfte daraufhin die Briefmarken von Sampanis ein!
2006	Tour de France (Frankreich)	Floyd Landis (USA)	Tour-Sieger mit Hilfe von Testosteron
2007	Team Telekom (Deutschland)	Bert Dietz Christian Henn Udo Bölts Rolf Aldag Erik Zabel Bjarne Riis	Im Mai 2007 gestehen ehemalige Teamkollegen von Bert Dietz beim Team Telekom jahrelang mit EPO gedopt zu haben.
2007	Tour de France (Frankreich)	Alexander Winokurow	Sieg auf der 13. Etappe der Tour de France mit Hilfe von Fremdblut-Doping

Der Missbrauch verbotener Wirkstoffe zur Verbesserung der sportlichen Leistungsfähigkeit ist allerdings nicht auf den bezahlten Spitzensport beschränkt. Doping und Arzneimittelmissbrauch sind längst bei der „Muckibude" von nebenan angekommen.

Kurzinfo

Doping in Fitness-Studios: Tatort Deutschland

Zur Einschätzung des Arzneimittelmissbrauchs bei Sportlern in Deutschland wurde 1997 eine Befragung in Fitness-Studios im Raum Lübeck („Lübecker-Studie") durchgeführt, die mit finanzieller Unterstützung des Bundesinstitutes für Sportwissenschaft und des Niedersächsischen Innenministeriums auf verschiedene Städte im Bundesgebiet zu einer Multicenter-Studie erweitert wurde (2, 2a, 3). Fragebögen wurden nur an Sporttreibende verteilt, die mindestens drei Monate Trainingserfahrung sowie Grundkenntnisse des Krafttrainings besaßen. 454 von 1297 verteilten Fragebögen, das ist eine Rücklaufquote von 35 %, konnten dabei ausgewertet werden. 365 Männer (80,4 %) und 89 Frauen (19,6 %) haben den Bogen ausgefüllt. Die Zahl der Studiobesucher, die Arzneimittelmissbrauch betreiben, betrug 22 % bei den Männern und 8 % bei den Frauen (gesamt: 19 %). *Hinweis:* Über 80 % der Befragten geben in Studien zum Arzneimittelmissbrauch in Fitness-Studios den Konsum anaboler Steroide an!

Nach aktuellen Schätzungen nehmen um die 500000 Besucher von Fitness- und Muskel-Tempeln regelmäßig Anabolika ein. Hinzu kommt, dass etwa 200000 Breitensportler leistungsfördernde Arzneimittel substituieren. Vor allem im Bodybuilding, der modernen Form der narzisstischen Körperertüchtigung, wird mittlerweile alles geschluckt und gespritzt was der Markt hergibt und der Körper aushält, wie zum Beispiel anabole Steroide, Somatropin, IGF-1, Insulin und Aufputschmittel.

Kurzinfo

Bergsteigen und Doping?!

Bergsteigen zählt in den Alpenländern zu einem weit verbreiteten und beliebten Freizeitsport, der zum Teil körperliche Höchstleistungen abfordert. In einer österreichischen Studie wurden Bergsteiger gebeten, freiwillig eine Urinprobe abzugeben. In 3,6% der 253 gesammelten Urinproben wurden Amphetamine, verbotene Dopingsubstanzen aus der Gruppe der Stimulanzien, nachgewiesen (1).

Definition des Dopings

1889 wird der Begriff „Doping" zum ersten Mal in einem englischen Lexikon erwähnt. Damit wurde der Einsatz einer Mischung aus Opium und verschiedenen Narkotika als leistungssteigerndes Stimulans beim Pferderennen bezeichnet (1a). Im Leistungssport ist der Begriff Doping seit langem gebräuchlich. Allgemein versteht man unter Doping die Einnahme von unerlaubten Substanzen oder die Nutzung von unerlaubten Methoden zur Verbesserung der sportlichen Leistungsfähigkeit.

Tab. 2: Doping-Definition im Welt-Anti-Doping-Code (WADC)

Die WADA definiert „Doping" als das Vorliegen eines oder mehrerer Verstöße gegen die in Artikel 2 festgelegten Anti-Doping-Bestimmungen:
2.1 Das Vorhandensein eines verbotenen Wirkstoffes oder Marker im Körpergewebe oder einer Körperflüssigkeit eines Athleten.
2.2 Die Anwendung oder der Versuch der Anwendung eines verbotenen Wirkstoffes oder einer verbotenen Methode (siehe WADA-Verbotsliste).
2.3 Die Weigerung oder das Versäumnis einer angekündigten Probenentnahme.
2.4 Der Verstoß gegen anwendbare Vorschriften über die Verfügbarkeit des Athleten für Trainingskontrollen, einschließlich versäumter Kontrollen und dem Versäumnis, die erforderlichen Angaben zu Aufenthaltsort und Erreichbarkeit zu machen.
2.5 Unzulässige Einflussnahme oder versuchte unzulässige Einflussnahme auf einen Teil des Dopingkontroll-verfahrens.
2.6 Besitz verbotener Wirkstoffe und verbotener Methoden (siehe WADA-Verbotsliste).
2.7 Das Handeln mit verbotenen Wirkstoffen oder verbotenen Methoden.
2.8 Die Verabreichung oder versuchte Verabreichung von verbotenen Wirkstoffen oder verbotenen Methoden.
→ ***Verbotene Wirkstoffe und Methoden sind in der WADA-Verbotsliste aufgeführt.***

Versuche das Problem „Doping im Sport" in juristischer und medizinischer Hinsicht klar zu definieren scheiterten immer wieder an der Komplexität der Thematik. Derzeit gibt die Welt-Anti-Doping-Agentur (WADA) die Richtlinien in der Bekämpfung des internationalen Dopings vor. Eine wesentliche Rolle spielen dabei der Welt-Anti-Doping-Code (WADC), der seit dem 1. Januar 2004 wirksam ist, und die WADA-Liste der verbotenen Wirkstoffe und Methoden. Die WADA definiert Doping als das Vorliegen eines oder mehrer Verstöße gegen die in den Artikel 2.1 bis 2.8 des Codes festgelegten Anti-Doping-Bestimmungen (siehe Tab. 2).

Die Nationale Anti-Doping Agentur (NADA) in Bonn und das Nationale Olympische Komitee (NOK) Deutschlands haben als Zeichen der juristischen Anerkennung der WADC-Regelungen den Code unterzeichnet. Als weiteres staatliches Instrument zur Übernahme der Regelungen des WADC wurde in der Zuständigkeit der UNESCO die Internationale Anti-Doping-Konvention entwickelt.

Dopingmittel: Die WADA-Verbotsliste

Die WADA aktualisiert und veröffentlicht einmal jährlich die Liste verbotener Wirkstoffe und verbotener Methoden als Internationalen Standard (Tab. 3). Die jeweils aktuelle Fassung der

Liste der im Sport verbotenen Wirkstoffe und Methoden kann auf der Internetseite der NADA bzw. WADA abgerufen werden (www.wada-ama.org, www.nada-bonn.de).

Tab. 3: WADA-Verbotsliste der in- und außerhalb von Wettkämpfen verbotenen Wirkstoffe und Methoden (Stand: 1. Januar 2008)

Verbotene Wirkstoffe (S1–S5)
S1. Anabole Wirkstoffe 1. Anabole androgene Steroide, AAS (Auswahl) a) Exogene AAS: Methandienon, Nandrolon, Oxandrolon, Stanozolol, Tetrahydrogestrinon b) Endogene AAS: Androstendiol, Dehydroepiandrosteron (DHEA), Testosteron 2. Weitere anabole Wirkstoffe (Auswahl): Clenbuterol, Selektive Androgen-Rezeptor-Modulatoren (SARMs), Tibolon, Zeranol **S2. Hormone und verwandte Wirkstoffe (Auswahl)** Erythropoetin (EPO), Wachstumshormon (hGH), insulinartiger Wachstumsfaktor (IGF-1), Gonadotropine, Insulin, Kortikotropine **S3. Beta-2-Agonisten** Alle, außer Formoterol, Salbutamol, Salmeterol und Terbutalin zur Inhalation (→ Ausnahmegenehmigung bei Anstrengungsasthma für Inhalationspräparate) **S4. Hormon-Antagonisten und -Modulatoren (Auswahl)** Aromatase-Inhibitoren (z.B. Anastrozol), Selektive Östrogen-Rezeptor-Modulatoren, SERMs (z.B. Tamoxifen, Raloxifen), andere Anti-Östrogene (z.B. Clomiphen), Myostatin-Inhibitoren (→ das Myostatin-Gen hemmt das Muskelwachstum) **S5. Diuretika (Auswahl)** Acetazolamid, Amilorid, Bumetanid, Chlorthalidon, Etacrynsäure, Furosemid, Thiazide, Triamteren
Verbotene Methoden (M1–M3)
M1. Erhöhung des Sauerstofftransportes (Auswahl) Blutdoping (z.B. Gabe von Eigen- oder Fremdblut), Blutersatzstoffe auf Hämoglobinbasis, Perfluorchemikalien, Efaproxiral **M2. Chemische und physikalische Manipulation** z. B. Austausch/Verfälschung des Urins **M3. Gendoping** Anwendung von Genen, Genelementen und/oder Zellen zur Leistungssteigerung
Im Wettkampf verbotene Wirkstoffe und Methoden *Zusätzlich zu den Kategorien S1 bis S5 und M1 bis M3*
Verbotene Wirkstoffe (S6–S9)
S6. Stimulanzien (Auswahl) Amphetamin, Amphetaminil, Ephedrin, Etilefrin, Kokain, Metamphetamin, Methylphenidat, Strychnin **S7. Narkotika (Auswahl)** Buprenorphin, Heroin, Methadon, Morphin, Oxycodon **S8. Cannabinoide** Haschisch, Marihuana **S9. Glukokortikosteroide** Verboten bei systemischer Anwendung (oral, rektal, intravenös oder intramuskulär)
Bei bestimmten Sportarten verbotene Wirkstoffe
P1. Alkohol (Auswahl) Boules, Bogenschießen, Fünfkampf, Karate, Motorradfahren **P2. Betablocker (Auswahl)** Billiard, Schießen, Wrestling, Skifahren, Turnen **Spezielle Substanzen** Wirkstoffe, die eigentlich unter das Doping-Verbot fallen, die aber aufgrund ihrer weiten Verbreitung unter Umständen unbeabsichtigt verwendet werden.

„Sport ist Mord" oder die gesundheitlichen Folgen des Dopings

In der modernen Leistungsorientierten Gesellschaft ist die Einnahme von Arzneimitteln, um vermeintliche physische oder psychische Defizite zu kompensieren, seit langem selbstverständlich. Konzentrations- und leistungsfördernde Arzneimittel wie das auf der WADA-Verbotsliste stehende Amphetamin Methylphenidat, in Deutschland besser bekannt unter dem Handelsnamen Ritalin®, werden sogar zunehmend bei Kindern zum „Gehirn-Doping" eingesetzt. Auf diese Weise lernen Kinder bereits Dopingmittel als Problemlöser für den Alltag kennen!

Im bezahlten Spitzensport ist der Missbrauch von Dopingsubstanzen wie Anabolika, Hormonen und Beta-2-Agonisten weltweit verbreitet. Hierbei spielen unter anderem die steigenden Anforderungen nach immer spektakuläreren Rekorden sowie lukrative Werbeverträge mit Sponsoren eine elementare Rolle (Tab. 4). Aber nicht nur im Hochleistungssport, sondern auch im Breitensport nimmt die medikamentöse Leistungsmanipulation mit Dopingsubstanzen stetig zu. Dabei steigt auch die Zahl der Jugendlichen an, wobei vor allem gutes und gesundes Aussehen bei den Gründen für den Missbrauch an erster Stelle steht. Über die möglichen schwerwiegenden gesundheitlichen Auswirkungen von Dopingmitteln sind die allzu dynamischen und vor Vitalität strotzenden Konsumenten allerdings nur unzureichend informiert.

Tab. 4: Doping – Gründe und Motivation (Auswahl)

✔ Physische und psychische Leistungssteigerung: Ausdauer, Konzentration, Koordination, Kraft, Schnelligkeit
✔ Aufbau von Muskelmasse, Verbesserung des Body-Images (Körperformung), Verringerung des Fettanteils
✔ Soziale Anerkennung, Selbstvertrauen
✔ Erhöhung der Trainingsintensität und des Trainingsumfangs, Verbesserung der Regenerationsfähigkeit
✔ Gewichtsaufbau oder -abbau (z. B. Sportarten mit Gewichtsklassen)
✔ Reduktion der Schmerzempfindlichkeit
✔ Finanzielle Absicherung (z. B. Gewinn von Sponsoren, Preisgeldern)
✔ Manipulation der Dopingkontrolle: ✔ Diuretika verringern die Urinkonzentration und erschweren die Nachweismöglichkeit von Dopingmitteln ✔ Epitestosteron dient als Maskierungsmittel für Testosteron (Bestimmung des T/E-Quotienten bei Dopingverdacht)
✔ Staatliche Imagepflege mit Sporttiteln – Stichwort: Diplomaten im Trainingsanzug (Beispiel: DDR)

Kurzinfo

Doping und Bodybuilding

Bei den verschiedenen Arten von Fitness-Studios kann man zwischen so genannten Hardcore-Studios (→ Geräte vor allem für Schwergewicht- und Krafttraining, bodybuilding-orientiert, wenig Frauen), Mixed-Studios (→ weniger Krafttraining, mehr Frauen) und Fitness-Studios (→ fitness- und gesundheitsorientiert, viele Frauen) unterscheiden. Der Anteil der Anabolika-Konsumenten in Hardcore-Studios liegt deutlich höher als in den anderen Studiotypen (4). Nach Analysen von Urinproben bei Wettkampfveranstaltungen im Bodybuilding, die in deutschen Laboratorien durchgeführt wurden, konnten in fast 40 % Dopingsubstanzen nachgewiesen werden (5,6)!

Das altbekannte Sprichwort „Sport ist Mord" bekommt im Zusammenhang mit der Doping-Problematik eine völlig neue Bedeutung. Denn je nach Substanz und Dosierung kann der Missbrauch von Dopingmitteln lebensbedrohliche Ausmaße annehmen (6a).

Tab. 5: Andreas Münzers Todescocktail (modifiziert nach Lit. 11a)

Wochen vor dem Wettkampf	Art und Menge der verwendeten Arzneimittel (tägliche Applikation)
10.-6. Woche	✔ 2 Injektionen Testovirondepot à 250 mg ✔ 1 Injektion Parabolan ✔ 30 Tabletten Halotestin ✔ bis zu 30 Tabletten Metandienon ✔ 16 IE STH (Wachstumshormon) ✔ 20 IE Insulin ✔ bei Bedarf Schilddrüsenhormone
5.-3. Woche	✔ 3 Injektionen Masteron ✔ 2 Injektionen Parabolan ✔ 30 Tabletten Halotestin ✔ 50 Tabletten Stromba (Stanozolol) ✔ 24 IE STH (Wachstumshormon) ✔ Insulin und Schilddrüsenhormone nach Bedarf
2. Woche bis Wettkampf	✔ 2 Injektionen Masteron ✔ 40 Tabletten Halotestin ✔ 80 Tabletten Stromba ✔ 24 IE STH (Wachstumshormon) ✔ Insulin und Schilddrüsenhormone nach Bedarf ✔ IGF (Insulin-like Growth Factor: Somatomedin C) ✔ Zur Wasserreduktion in der Muskulatur wenige Tage vor dem Wettkampf wurden Diuretika eingeworfen: Das die Kalium- und Magnesiumausscheidung fördernde Schleifendiuretikum Furosemid und das kaliumsparende Diuretikum Spironolacton
Zusätzlich bei Bedarf in der gesamten Wettkampfvorbereitung	Clenbuterol, Ephedrin, AN1, Fenetyllin (Captagon), Acetylsalicylsäure, Diazepam

Kurzinfo

Analysen zur Missbrauchrate von Dopingmitteln im Bodybuilding (5,6)

Zeitraum	Land	Missbrauchrate	Analysierte Dopingsubstanzen
1995-2000	Deutschland	39 % (79 von 202 Urinproben)	Anabolika, Beta-2-Agonisten, Diuretika, Stimulanzien
1988-1993	Belgien	43 % (158 von 379 Urinproben)	Anabolika, Beta-2-Agonisten, Diuretika, Stimulanzien

Manche Schäden, die dem Körper zugefügt werden, sind nicht mehr rückgängig zu machen. Und manche Nebenwirkungen können letale Folgen haben, wie der tragische Fall des Bodybuilders Andreas Münzer zeigt, der mit 31 Jahren seine jahrelange „Doping-Mast" mit dem Tode bezahlen musste. Mit „Münzers Todescocktail" hätte man eine Herde von Ochsen schlachtreif mästen können (Tab. 5). Nach der Obduktion wurde als Todesursache ein Multiorganversagen mit Leberdystrophie angegeben (11a). Neben diesem Befund war eine Reihe von pathologischen Organveränderungen auffällig, u.a. tischtennisballgroße Tumoren in der Leber und eine Hypertrophie des Herzmuskels (Größe: 636 g).

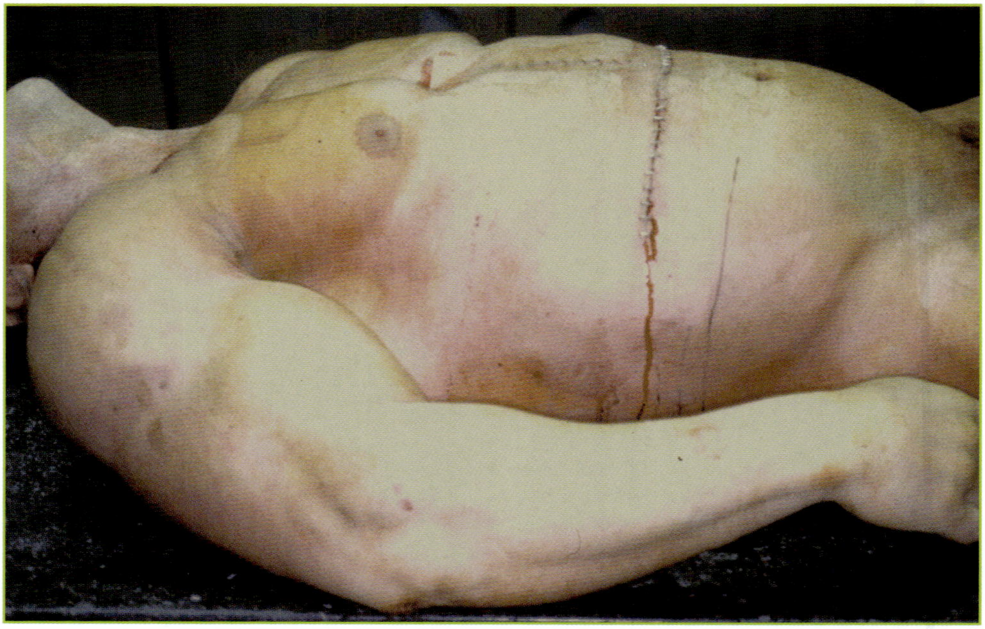

***Abb. 1**: Ein toter junger Bodybuilder*

Nebenwirkungen von Dopingmitteln

Ein Sportler der dopt, riskiert nicht nur seine Karriere im Leistungssport und die Aberkennung seiner bisherigen sportlichen Erfolge, sondern auch schwerwiegende gesundheitliche Schäden.

Anabole androgene Steroide (AAS)

Kurzinfo

Anabolikamissbrauch erhöht die Sterblichkeit

Langfristiger Missbrauch von Anabolika erhöht Studien zufolge die Sterblichkeit. So wurde in einer Studie, die den weiteren Lebensweg von Gewichthebern nach langfristiger Anabolikaeinnahme untersuchte, festgestellt, dass die allgemeine Sterblichkeit der Gewichtheber mit 12,9 % im Vergleich zur Normalbevölkerung mit 3,1 % nach 12 Jahren sehr stark erhöht war (10).

Nach den Statistiken des Internationalen Olympischen Komitees (IOC) zählen die anabol androgenen Steroide wie Methandienon, Nandrolon, Stanozolol und Testosteron zu den am häufigsten eingesetzten Dopingmittel im Leistungssport. Auch bei Umfragen zum Missbrauch von verbotenen Substanzen in Fitness- und Bodybuilding-Studios (siehe oben) werden überwiegend Anabolika genannt.

Kurzinfo

Todesfälle bekannter und weniger bekannter Anabolikaanwender

Anabolikaanwender	Sportart	Todesursache
Werner Lauf (29 J.), † 1988	Bodybuilding	Herzinfarkt bei Fettstoffwechselstörungen
Uwe Beyer (48 J.), † 1993	Hammerwerfen (⟶ Bronzemedaille bei Olympischen Spielen 1974 in Tokio; spielte den Siegfried im Kinofilm „Die Nibelungen")	Herzinfarkt beim Tennisspielen
Lars Bolt (31 J.), † 1998	Bobfahrer	Plötzlicher Zusammenbruch beim Hallentraining
Ralf Reichenbach (47 J.), † 1998	Kugelstoßen (⟶ belegte 1974 den 2. Platz bei Europameisterschaft)	Tod durch Herzversagen
Mike Mentzer (49 J.), † 10.6.2001	Bodybuilder (⟶ belegte 1980 den 5. Platz bei „Mister Olympia", den Arnold Schwarzenegger auf umstrittene Weise gewann!)	Herzstillstand während des Schlafes infolge Verkalkung der Herzkranzgefäße
Ray Mentzer (47 J.), † 12.6.2001	Bodybuilder (Bruder von Mike)	Herzstillstand infolge Verkalkung der Herzkranzgefäße, Nierenversagen

Tab. 6: Nebenwirkungen von Anabolika (Auswahl)

Organ/Parameter	Nebenwirkung
Blutdruck	Blutdruckanstieg
Blutfette	Störungen des Lipidstoffwechsels (→ Erhöhung des Quotienten aus GC/HDL-Cholesterin) mit erhöhtem kardiovaskulären Risiko
Homocystein	Anstieg der Homocystein-Plasmaspiegel, erhöhtes Risiko für kardiovaskuläre Ereignisse (z. B. Bildung von Blutgerinnseln, Verschluss der Herzkranzgefäße, Schlaganfall)
Haut	Dopingakne (eitrige Veränderungen der Haut)
Herz	Größenzunahme (Hypertrophie) des Herzmuskels
Leber	Leberschäden (z. B. Blutzysten, Hämangiome, Leberzellkarzinome)
Psyche	Aggressivität, Depressionen, Größenwahn, manische Zustände (Zyklothymie), Psychosen, Schlafstörungen
Wasser- und Elektrolythaushalt	Elektrolytstörungen, Wassereinlagerungen (Ödeme)
Sterblichkeit	Erhöhtes Sterblichkeitsrisiko

Bei unsachgemäßer, d. h. nicht therapeutischer Anwendung, haben Anabolika zahlreiche Nebenwirkungen, bis hin zu lebensgefährlichen Folgen (Tab. 6, 7).
Ein besonderes Problem bildet dabei die Polymedikation, also die gleichzeitige Einnahme von Anabolika mit anderen Dopingsubstanzen, wie Diuretika, Beta-2-Agonisten, Insulin und Wachstumshormonen. Ein derartiger „Kraft-Mix" kann Elektrolytstörungen provozieren, die im schlimmsten Fall über Herzrhythmusstörungen bis zum plötzlichen Herztod führen (7, 8, 9).

Hormon: Erythropoetin (EPO)

Im Leistungssport hat die missbräuchliche Anwendung von Hormonen wie Erythropoetin, Wachstumshormon oder Insulin aufgrund ihrer schweren Nachweisbarkeit in den letzten Jahren deutlich zugenommen.

Tab. 7: Unerwünschte Hormonwirkungen von Anabolika (Auswahl)

Frauen	Männer
✔ Akne ✔ Bartstoppeln an Kinn und Oberlippe, Behaarung der Schultern ✔ Vergrößerung der Klitoris (bis auf Größe von kleinen Penissen) ✔ krankhafte Steigerung der Libido ✔ Haarausfall ✔ Muskulöse Schultern ✔ Störungen des Menstruationszyklus ✔ Veränderungen der Stimme ✔ Dehnungsstreifen (Striae) als Folge des starken Muskelwachstums	✔ Blutdruckanstieg ✔ Feminisierung: Schmerzhafte Vergrößerung des Brustdrüsengewebes (Gynäkomastie) ✔ Abnahme der Spermienanzahl ✔ Schrumpfung der Hoden (Hodenatrophie) ✔ Störungen der Spermiogenese ✔ Infertilität

Kurzinfo

Anabolika fördern Herzinfarkt und Schlaganfall

Der Quotient aus Gesamtcholesterin (GC) und herzschützendem HDL-Cholesterin, welcher zur Risikoeinschätzung für Herz-Kreislauf-Krankheiten herangezogen wird, ist bei Bodybuildern, die anabole Steroide einnehmen, signifikant auf mehr als das Dreifache erhöht (11).

Das erstmals 1985 gentechnologisch hergestellte Peptidhormon Eythropoetin (EPO) regt die Bildung roter Blutkörperchen im Knochenmark an, die so genannte Erythropoese. Die Erhöhung der Erythrozytenzahl wird vor allem von Radrennfahrern, Skilangläufern und Marathonläufern zur Steigerung der Sauerstofftransportkapazität und damit zur Verbesserung der Ausdauerleistungsfähigkeit ausgenutzt. Das rekombinante Erythropoetin (rhEPO) wird aus Hamsterzelllinien gewonnen. Während unmittelbar nach der Markteinführung von EPO hohe Dosierungen angewandt wurden, besteht die Strategie nun eher darin, mit langfristig niedrig dosiertem rhEPO die Nachweisschwelle des direkten Urintests nicht zu überschreiten.

Kurzinfo

Verbesserung des Stundenweltrekords auf der Bahn in der EPO-Ära

Während der Stundenweltrekord auf der Bahn im Radrennfahren zwischen 1968 und 1972 nur um etwa 780 m verbessert wurde, kam es im kurzen Zeitraum der EPO-Ära von 1993 bis 1996 zu einer sprunghaften Steigerung von über 4100 m (Abb. 2):

- ✔ 1972 fuhr Eddie Mercks einen Stundenweltrekord von 49,43 km.
- ✔ Zwischen 1993 bis 1996 wurde der Stundenweltrekord um über 4100 m auf 56,37 km verbessert.

Eine gefährliche Nebenwirkung beim EPO-Missbrauch ist die starke Blutverdickung, aus der sich eine Thrombose bis hin zum tödlichen Gefäßverschluss entwickeln kann. Da Ausdauersportler in der Regel dauerleistungsbedingt eine niedrige Herzfrequenz haben, ist das Risiko eines Gefäßverschlusses (Thromboembolie) bei ihnen besonders hoch. Der Gefahr der Bluteindickung versuchen die Sportler durch Einnahme von Acetylsalicylsäure und reichlich Flüssigkeit (auch intravenös) zu begegnen.

Bereits bei den Olympischen Spielen in Calgary 1988 wurde erstmals öffentlich über die Anwendung von EPO im sowjetischen Team der Skilangläufer spekuliert. Der internationale Skiverband FIS verbot noch im gleichen Jahr EPO als Dopingmittel. Zahlreiche unerwartete

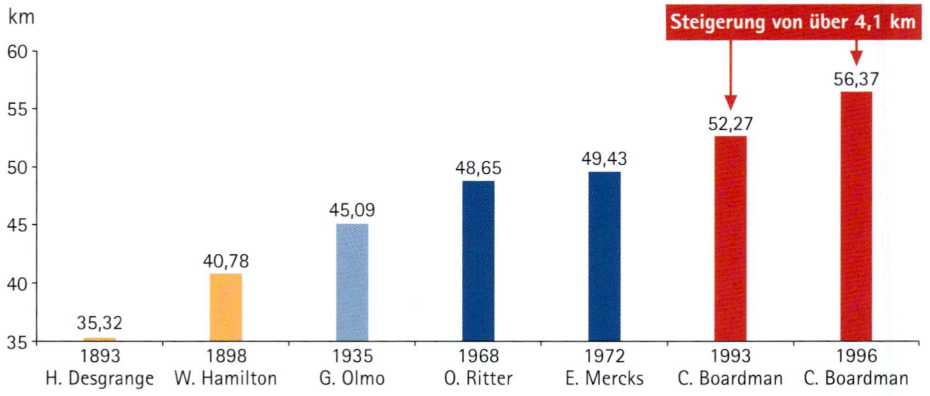

Abb. 2: Stundenweltrekorde auf der Bahn im Radrennfahren (Männer)

Todesfälle im Radrennsport und Orientierungslauf zwischen 1987 und 1990 werden dem missbräuchlichen Konsum von EPO zugerechnet (12).

Tab. 8: Wirkung und Nebenwirkungen von EPO

Wirkungen	Nebenwirkungen
✔ Erhöhung der Erythrozytenzahl ✔ Verbesserung der Sauerstoff-Transportkapazität ✔ Steigerung der Ausdauerleistung	✔ Erhöhung des Blutdrucks (arterielle Hypertonie) ✔ Erhöhung der Blutviskosität ✔ Thromboembolie (im Extremfall mit Todesfolge) ✔ Risiko für Herzinfarkt und Schlaganfall

Hormon: Somatotropin (HGH, Wachstumshormon)

Das Polypeptid Somatotropin stimuliert die Proteinsynthese und Teilungsgeschwindigkeit der Körperzellen, was sich als Wachstum (z. B. Muskel, Knochen, Knorpel) äußert. Allerdings wird die anabole Wirkung des Wachstumshormons nicht direkt durch Somatotropin ausgelöst, sondern in erster Linie durch Somatomedin C. Somatomedin C wird aufgrund seiner strukturellen Verwandtschaft zu Insulin auch als Insulin-like Growth Factor (IGF-1) bezeichnet.

Tab. 9: Wirkung und Nebenwirkungen von Somatotropin

Wirkungen	Nebenwirkungen
✔ Steigerung der Muskelmasse und Muskelkraft ✔ Förderung des Knochen- und Längenwachstums (⟶ Längenwachstum kann im Erwachsenenalter nicht mehr beeinflusst werden!) ✔ Abnahme des Körperfettanteils ✔ Verbesserung der kardiovaskulären Bioenergetik (Herzleistung)	✔ Hypophysärer Riesenwuchs (vor Abschluss des Knochenwachstums) ✔ Akromegalie (krankhafte Vergrößerung der Akren, z. B. des Kinns und der Kieferknochen) ✔ Vergrößerung der inneren Organe: Herz (Risiko für Kardiomyopathie), Leber und Darm ✔ Erhöhung des Blutdrucks ✔ Fettstoffwechselstörungen ✔ Erhöhung des Blutzuckerspiegels (diabetogene Wirkung)

Bei jungen Athleten kann es vor Abschluss des Knochenwachstums zu Wachstumsstörungen wie Riesenwachstum oder zur Vergrößerung des Kinns, der Kieferknochen, der Füße oder Hände (Akromegalie) kommen (Tab. 9). Die Akromegalie ist nicht reversibel und ist mit einer deutlich verkürzten Lebenserwartung verbunden. Es wird vermutet, dass der Missbrauch von Wachstumshormonen im Sport weltweit ansteigt, da die Körperlänge eine besondere Rolle bei zahlreichen Sportarten spielt! Um die anabole Wirkung zu verstärken und lästigen Nebenwirkungen (z. B. Erhöhung des Blutzuckerspiegels) vorzubeugen, wird Somatotropin im Leistungssport gerne mit Insulin kombiniert.

Blutdoping

Neben der Gabe von EPO kann auch durch Blutdoping die Sauerstofftransportkapazität gesteigert werden. Nach einem Höhentraining wird dabei – nach dem sich mehr rote Blutkörperchen im Blut befinden als üblich – eine größere Menge Blut entnommen. Dieses Blut wird gelagert und dann kurz vor einem späteren Wettkampf in den Körper des Athleten gespritzt. Dadurch hat er eine vermehrte Anzahl von roten Blutkörperchen im Blut und eine höhere Ausdauerleistung. Diese Methode ist direkt nicht nachweisbar, so lange es sich um injiziertes Eigenblut und nicht um Fremdblut handelt.

Bei Fremdblut-Transfusionen besteht ein erhöhtes Risiko für

- ✔ Unverträglichkeitsreaktionen bis hin zum Schock,
- ✔ die Übertragung von Infektionskrankheiten (z. B. Hepatitis, AIDS) und
- ✔ das Auftreten von Fieber oder Gelbsucht.

Tab. 10: Wirkung und Nebenwirkungen von Stimulanzien

Wirkungen	Nebenwirkungen
✔ Zentralnervöse Effekte: Steigerung der Leistungsbereitschaft, des Konzentrationsvermögens und des Selbstbewusstseins ✔ Verzögertes Eintreten von Ermüdungszuständen (u.a. durch Erhöhung der Laktattoleranz) ✔ Verbesserung der Koordination ✔ Steigerung der Herzleistung ✔ Erhöhung des Grund- und Leistungsumsatzes (Einsparung von Glykogen durch vermehrte Fettsäureoxidation)	✔ Psychische Störungen wie Verwirrtheit, Ängstlichkeit, Halluzinationen, Orientierungslosigkeit, Sucht oder Schlaflosigkeit ✔ Missbrauch von vitalen Energieressourcen durch Unterdrückung des Ermüdungsgefühls, schwere Erschöpfungszustände bis hin zum Tod ✔ Bluthochdruck ✔ Temperaturerhöhung, Hitzestau ✔ Störung der Regenerationsfähigkeit

Stimulanzien

Stimulanzien wie Amphetamin und Metamphetamin zählen wie die Anabolika zu den klassischen Dopingmitteln. Sie besitzen eine zentral stimulierende Wirkung, die von Sportlern dazu benutzt wird, die Ermüdungsgrenze hinauszuschieben und die letzten Leistungsreserven des Körpers, zum Teil bis zur völligen Verausgabung, auszuschöpfen.

Die Einnahme von Stimulanzien ist nicht ohne Risiko (Tab. 10). So steigen Blutdruck und Herzfrequenz an. Es kommt unter der Belastung zu einer Überhitzung des Körpers, insbesondere in feucht-heißem Klima. Da Amphetamine das körpereigene Warnsystem ausschalten, wodurch Gefühle von Erschöpfung und Übermüdung unterdrückt werden, können sie lebensbedrohliche Erschöpfungszustände mit Kreislaufkollaps und Tod auslösen. Eine Reihe von Todesfällen im Radsport in den Jahren 1960 bis 1967 (1960: Knut Jensen, dänischer Radfahrer; 1967: Tom Simpson, britischer Radfahrer) belegen dies.

Diuretika

Diuretika werden vor allem bei Bodybuildern zur besseren Definition des Muskelreliefs, zur Manipulation von Dopingkontrollen (Verdünnung des Urins) und zur Gewichtsreduktion bei Sportarten mit Gewichtsklassen (z. B. Boxen, Judo, Ringen, Skispringen) eingesetzt. Starke Diuretika sind in der Lage, in wenigen Stunden einen hohen Wasserverlust herbeizuführen, der eine Gewichtsverringerung von ein bis drei Kilogramm mit sich bringen kann.

In Dopingkontrollen sind Diuretika schwer nachzuweisen, da sie größtenteils mit dem Urin aus dem Körper gespült werden. Aufgrund dieser Wirkung werden sie häufig als Maskierungsmittel benutzt, um den Nachweis anderer Dopingmittel zu erschweren.

Tab. 11: Nebenwirkungen von Diuretika

Organ-/Stoffwechselstörung	Nebenwirkung
Elektrolythaushalt	Verlust an Magnesium und Kalium
Muskulatur	Neigung zu Muskelkrämpfen und -schwäche
Magen-Darm-Trakt	Magen-Darm-Probleme (z.B. Obstipation)
Kreislauf-System	Kollaps
Blut	Risiko für Thrombose

Das Risiko bei der Einnahme von Diuretika besteht in ihrer entwässernden Wirkung. Durch Schleifen- und Thiaziddiuretika werden dem Körper mit der Flüssigkeit essenzielle Mineralstoffe wie Kalium und Magnesium entzogen, was wiederum ausgeprägte Störungen des Elektrolythaushalts (z. B. Hypokaliämie) nach sich ziehen kann.

Weitere Faktoren wie extreme Nahrungs- und Flüssigkeitseinschränkung oder exzessive Saunagänge können die Situation noch verschärfen. Mögliche Folgen: Neigung zu Muskelkrämpfen und -schwäche, Magen- und Darmprobleme, Kreislaufkollaps, erhöhtes Risiko für Thrombose.

Interview

mit Prof. Dr. med. Gerhard Uhlenbruck

Teil I

Sehr geehrter Herr Professor Uhlenbruck, Sie sind seit über 30 Jahren weltweit als Experte im Bereich der Sportmedizin und Immunbiologie tätig. Welche Bedeutung hat regelmäßige sportliche Aktivität für unser Wohlbefinden und unser Immunsystem?

Regelmäßige sportliche Aktivität im Sinne eines Ausdauertrainings im aeroben Bereich unter Verbrauch von 2000 bis 2500 Kcal pro Woche hat folgende Bedeutung in Bezug auf unser gesundheitliches Wohlbefinden: Unser Immunsystem wird stabilisiert, d.h. unsere Abwehrkräfte werden ebenfalls trainiert. Das hängt damit zusammen, dass, wenn man mit dem sportlichem Training beginnt, zunächst entzündliche Prozesse im Körper hervorgerufen werden, denen dann antientzündliche Gegenregulationen folgen. Diese gewinnen im weiteren Verlauf des Trainings die Oberhand und bewirken einen gesunden Organismus. Regelmäßiger Sport ist auf die (Aus-) Dauer gesundheitsstabilisierend. Die durch Sport stabilisierte Gesundheit kann man also auch so definieren: Gesundheit ist gekennzeichnet durch das Überwiegen antientzündlicher Regelkreise und eine Downregulation proentzündlicher Prozesse. Diese Definition beinhaltet allerdings auch, dass sportliche Belastungen bei stärkeren entzündlichen Prozessen wie z.B. Infekten (auch lokaler Art!) kontraindiziert sind. Erst nach Abklingen dieser Erscheinungen kann man wieder mit dem Sport beginnen.

Kann man durch Sport sogar die Abwehrkräfte „tunen" und Krankheiten vorbeugen?

Sport stärkt nicht nur durch die Aktivierung verschiedener Immunzellen unser Immunsystem. Auch Gefäßschutz bewirkende Faktoren werden zusätzlich bei regelmäßiger körperlicher Aktivität gebildet, um eine optimale Versorgung der durch Sport beanspruchten Organe zu gewährleisten. Hinzu kommen positive Einflüsse auf den Stoffwechsel, insbesondere den Fett- und Zuckermetabolismus. Sport hat auf diese Weise eine Art »antiarteriosklerotischen« Effekt. Insofern kann sportliche Betätigung tatsächlich im Hinblick auf die verschiedensten Krankheiten, man denke nur an das metabolische Syndrom, vorbeugend wirken. Denn: schlank und rank hält jung und macht selten krank! Oder: Der Mensch ist so alt wie seine Hirngefäße und so jung wie seine Herzgefäße!
Das gilt also demnach nicht nur für Infektionskrankheiten und Krebs, sondern auch für Erkrankungen wie Bluthochdruck, Fettstoffwechselstörungen, Diabetes und koronare Herzkrankheit sowie für vorzeitige Alterungsprozesse. „Sport ist Mord an vielen Krankheitsursachen!"

Es wird immer wieder behauptet, dass der Bedarf an Vitaminen und anderen Mikronährstoffen in der deutschen Bevölkerung durch eine ausgewogene Ernährung gedeckt werden kann. Ist der Mikronährstoffbedarf im Sport erhöht?

Die so genannte ausgewogene Ernährung versucht man in der Regel auf dem Papier bzw. auf der Nahrungsmittelwaage mit Zahlen einzukreisen. Oft fehlen jedoch konkrete Angaben über die je nach Bedarf und Sportart für den Sportler unverzichtbaren Vitamine, Mineralstoffe und anderen Mikronährstoffe, die an der Steuerung des gesamten Stoffwechsels beteiligt sind. Besser wäre hier von einer bedarfsangepassten Ernährung zu sprechen! Beim normalen gesundheitsmotivierten Breitensportler kann davon ausgegangen werden, dass er auch seine Ernährung bewusst plant und infolgedessen auch seinen Bedarf an Mikronährstoffen deckt.
Das gilt jedoch nicht für den Profi- und Spitzensport und auch nicht für die „Über-5000-Kcal-Amateure", die zum Teil profimäßig trainieren und nebenher auch noch beruflichen Stress verarbeiten müssen. Hier sind Nahrungsergänzungen in Form von Multivitamin-Mineralstoff-Präparaten zur Optimierung und Unterstützung des Mikronährstoffhaushaltes in jedem Fall sinnvoll – vor allem bei der Wettkampfvorbereitung. Dass im Spitzensport ein erhöhter Bedarf an Mikronährstoffen besteht, konnte übrigens in verschiedenen Studien eindeutig nachgewiesen werden! Persönlich halte ich ebenfalls für äußerst sinnvoll, Omega-3-Fettsäuren mit einzubeziehen, da sie nicht nur eine antientzündliche Wirkung haben, sondern auch einen guten Gefäß- und Immunschutz darstellen.

Sport ist Mord bei Fieber am Wettkampfort!

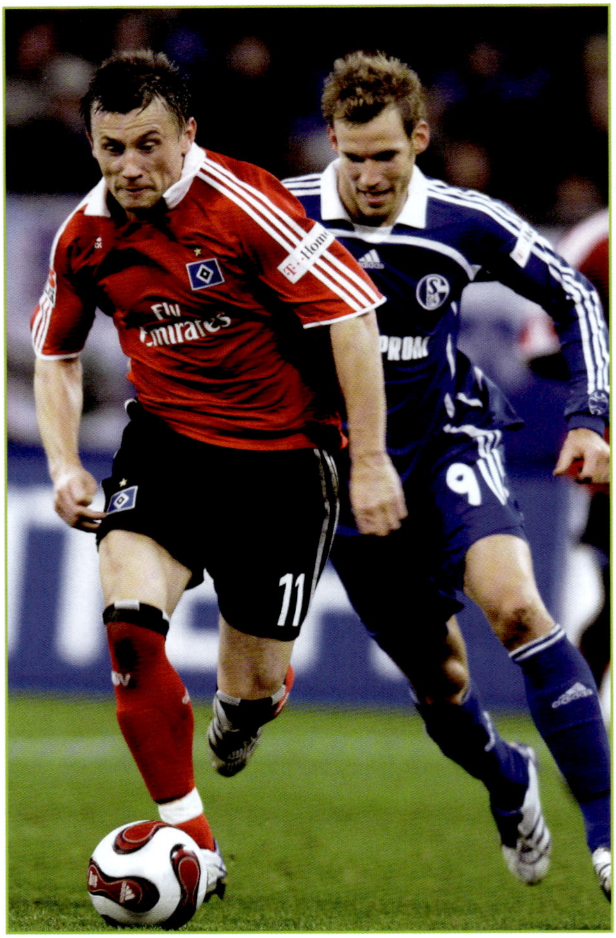

Abb. 3: Ivica Olic, Stürmer beim Hamburger SV

Eine weitere Zielgruppe wird durch diejenigen Breitensportler repräsentiert, welche sportliche Ziele mit zusätzlichen gesundheitlichen Zielvorstellungen kombinieren, z. B. wenn eine Gewichtsabnahme in die Planung mit einbezogen wird. Auch hier können Mikronährstoffe als Nahrungsergänzung sinnvoll sein. Aber auch zur Infektprophylaxe können Mikronährstoffe eingesetzt werden, hier hat sich Zink bewährt, oder im Rahmen von Regenerationsprozessen nach Verletzungen, Traumen oder Extrembelastungen Präparate mit Enzymen (z. B. Bromelain). Übrigens: Der individuelle Status an Mikronährstoffen wie zum Beispiel Magnesium, Eisen oder Selen kann beim Sportler ganz einfach durch Blutuntersuchungen objektiviert werden!

Untersuchungen an Fußballspielern der Bundesliga haben gezeigt, dass die Einnahme von Mikronährstoffen gesundheitliche Störungen und Beeinträchtigungen wie grippale Infekte, Muskelkrämpfe und Zerrungen vermindert. Kann man danach Leistungssportlern eine Stoffwechsel-Optimierung mit Mikronährstoffen im Sinne eines »Metabolic Tuning« empfehlen?

Tatsächlich hat sich gerade im Fußball gezeigt, was völlig unerwartet war, dass eben auch die Zahl der Verletzungen und nicht nur die Infektanfälligkeit zurückgegangen ist. Es scheint so, als ob auch durch Mikronährstoffe antientzündliche Prozesse unterstützt und die Regeneration gefördert wird. Darüber hinaus muss man eine gewebestabilisierende Wirkung annehmen. Auch die mentale Leistungsfähigkeit wird im Allgemeinen beim Sportler durch eine Optimierung seines Mikronährstoffhaushaltes gestärkt!

Die Untersuchungen an den Fußballern hinsichtlich der Supplementierung mit verschiedenen Mikronährstoffen wie Zink, Selen und B-Vitaminen lassen sich durchaus auch auf andere Hochleistungssportarten übertragen – sie stammen unter anderem von meinem langjährigen Freund und einem Experten auf dem Gebiet der Sportmedizin, Prof. Dr. med. Heinrich Liesen, der nicht nur Bundesligavereine, sondern auch die Deutsche Fußball-Nationalmannschaft erfolgreich betreut und diätetisch beraten hat.

Eine Befragung von Sportlern aus aller Welt bei den Olympischen Spielen 1984 in Los Angeles ergab, dass über 90 % der Athleten zusätzlich zur normalen Ernährung Vitaminpräparate einnahmen. Gibt es Mikronährstoffe, die bei Spitzensportlern als problematisch im Sinne von Doping einzustufen sind?

Mikronährstoffe, die hier als problematisch eingestuft werden müssen, gibt es meines Wissens nicht. Es gibt auch kein Doping durch Mikronährstoffe – auch nicht, wenn reine Mikronährstoffpräparate vom Arzt gespritzt werden, da eine Injektion nicht den Tatbestand des Dopings erfüllt! Allerdings können Nahrungsergänzungsmittel dem Dopingverbot unterliegende Steroidhormone enthalten, ohne dass diese aus den Herstellerangaben ersichtlich sind. Nach Untersuchungen des Instituts für Biochemie der Deutschen Sporthochschule Köln wiesen von 634 Nahrungsergänzungsmitteln etwa 15 % positive Befunde für verbotene anabol-androgene Steroide auf, die nicht auf der Packung deklariert waren. Die positiven Nahrungsergänzungsmittel stammten unter anderem von Firmen aus den USA, Holland, Deutschland und dem Internet.

Firmen, die Nahrungsergänzungsmittel herstellen, sollten zur Absicherung der Sportler und Trainer über ein Qualitätsmanagement verfügen und regelmäßig Analysen der verwendeten Rohstoffe machen. Ein Hinweis, dass diese Produkte einer regelmäßigen Kontrolle im Hinblick auf das WADA-Antidoping-Reglement unterliegen, ist sicherlich sinnvoll! Siehe auch „Kölner Liste" von der Sporthochschule Köln.

Kurzvita

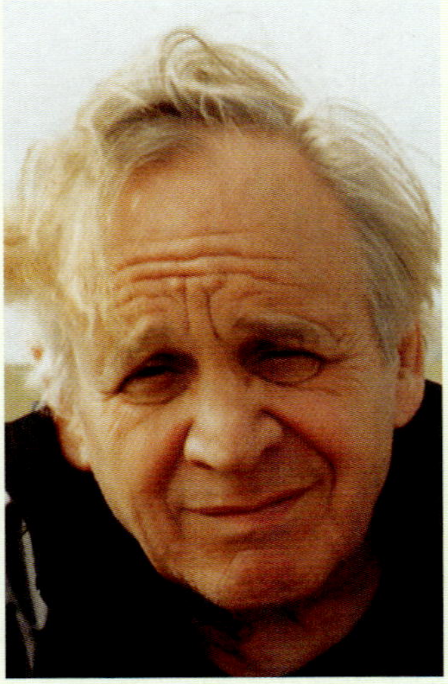

Prof. Dr. med. **Gerhard Uhlenbruck** ist seit 1974 Leiter des Instituts für Immunbiologie an der Medizinischen Universitätsklinik zu Köln. Er leitete zehn Jahre lang die Abteilung Neurochemie am Max-Planck-Institut für Hirnforschung in Köln. Als Direktor des Instituts für Immunbiologie an der Universität zu Köln befasst er sich u.a. mit den Arbeitsgebieten Metastasiologie, Sport und Immunsystem. Er verfasste zahlreiche Lehrbücher über Immunologie, Blutgruppen und Tumormarker (z.B. Human Blood and Serum Groups, Lehrbuch in Englisch) und wurde mehrfach ausgezeichnet, zum Beispiel mit dem Oehlecker-Preis, der Richard-Kockel-Medaille und dem MacFarlane-Burnet-Preis.
Er ist Gründungsmitglied der »International Society for Exercise and Immunology«, Ehrenmitglied mehrerer internationaler Gesellschaften und Mitglied des wissenschaftlichen Beirats der Akademie für Mikronährstoffmedizin in Essen. Prof. Dr. med. Uhlenbruck war u. a. Deutscher Marathonmeister bei den Ärzten und initiierte das Projekt »Sport und Krebs« beim Landessportbund in Nordrhein-Westfalen.

Metabolic Tuning – Stoffwechsel-Optimierung mit Mikronährstoffen

Mikronährstoffe – lebensnotwendige Regulation des Stoffwechsels

Vitamine, Mineralstoffe und andere Mikronährstoffe sind erstaunliche Erfindungen der Natur. Unser Organismus benötigt diese bioaktiven Stoffe zwar nur in geringen Mengen, weshalb sie auch als „Mikro"nährstoffe bezeichnet werden, aber ohne sie kann er nicht arbeiten.

Zu diesen essenziellen, d.h. lebenswichtigen Mikronährstoffen gehören:

- ✔ Vitamine (z.B. Vitamin D, Vitamin B_{12})
- ✔ Vitaminähnliche Substanzen, die so genannten Vitaminoide (z.B. Coenzym Q_{10}, L-Carnitin)
- ✔ Mineralstoffe (z.B. Magnesium)
- ✔ Spurenelemente (z.B. Selen, Zink)
- ✔ Aminosäuren (z.B. L-Arginin, L-Tryptophan) und
- ✔ Fettsäuren (z.B. Omega-3-Fettsäuren)

Vitamine, Mineralstoffe und andere Mikronährstoffe müssen unserem Körper regelmäßig mit der Nahrung zugeführt werden, weil er sie nicht selbst herstellen kann. Fehlt es nur an einem einzigen Mikronährstoff, so laufen der Stoffwechsel und die Energieregulation der Zellen nur noch auf halber Kraft. Bedenkt man, dass bereits eine 25%ige zelluläre Unterversorgung an Magnesium zu einer 50%igen Aktivitätseinschränkung magnesiumabhängiger Enzyme in der Zelle führt, lassen sich die gesundheitlichen Folgen eines lang andauernden, latenten Mikronährstoffmangels nur erahnen.

Kurzinfo

Nur wenn wir optimal mit Mikronährstoffen versorgt sind, können täglich Millionen von Stoffwechselprozessen in der Chemiefabrik unseres Körpers reibungslos ablaufen.

Tab. 12: Symptome einer latenten Unterversorgung mit Mikronährstoffen (Auswahl)

Mikronährstoff	Mangelsymptome
Vitamin B_1	Lern- und Konzentrationsstörungen, Reizbarkeit, Schlaflosigkeit, Schwäche
Vitamin B_3	Depression, Erschöpfung, Müdigkeit, Muskelschwäche, Nervosität
Vitamin B_6	Muskelschwäche, Nervosität, depressive Verstimmungen, Reizbarkeit
Folsäure	leichte Ermüdbarkeit, Schwäche, Vergesslichkeit, Demenz
Vitamin B_{12}	Appetitlosigkeit, leichte Ermüdbarkeit, Schwäche, mentale Defizite
Vitamin C	Infektanfälligkeit, Leistungs-, Muskelschwäche, Antriebslosigkeit, depressive Verstimmungen, erhöhte Allergieneigung
Magnesium	Gesichtsmuskel-, Wadenkrämpfe, Stressanfälligkeit, Muskelschwäche, Nervosität, Kopfschmerzen, Lärmempfindlichkeit, Obstipation
Eisen	chronische Müdigkeit, Muskelschwäche, Kälteempfindlichkeit, Kurzatmigkeit, Infektanfälligkeit, verminderte Ausdauerleistung
Selen	Infektanfälligkeit, Muskelschwäche, depressive Verstimmung, Störungen der Schilddrüsenfunktion, erhöhte Allergieneigung
Zink	Infektanfälligkeit, Appetitlosigkeit, chronische Müdigkeit, gestörte Wundheilung, Gewichtsverlust

Unspezifische Symptome wie Infektanfälligkeit, Müdigkeit, Konzentrationsstörungen, Muskelschwäche und Reizbarkeit sind häufig die Folge. Viele Menschen halten dieses gebremste Lebens- oder Stoffwechselgefühl für normal, weil sie sich im Zeitalter von McDonald's und vitaminarmer Industriekost daran gewöhnt haben. In der Regel wird auch in der medizinischen Praxis nur selten ein Zusammenhang zwischen derartigen Symptomen und einer schlechten diätetischen Versorgung mit Mikronährstoffen gesehen. Konsequenterweise werden diese Störungen daher häufig als alters-, umwelt- oder gar genetisch bedingte Stoffwechselschwächen hingenommen, obwohl sie die Gesundheit und die Lebensqualität der Betroffenen erheblich einschränken (13).

Biologisch aktive Lebensmittel – die Basis der täglichen Mikronährstoffversorgung

Schon der berühmte griechische Arzt Hippokrates sagte: „Lass die Nahrung Deine Medizin sein und Medizin Deine Nahrung!" Dieser Grundsatz wurde in den 1950er Jahren von amerikanischen und kanadischen Wissenschaftlern, allen voran Linus Pauling und Abram Hoffer, aufgenommen. Sie erkannten, dass ein Mangel an Vitaminen und anderen Mikronährstoffen maßgeblich an der Zunahme ernährungsbedingter Krankheiten beteiligt ist. Daraus entwickelte sich ein Zweig der Ernährungsmedizin, der sich in der Vorbeugung und Therapie zivilisationsbedingter Krankheiten auf den Einsatz lebenswichtiger Mikronährstoffe spezialisiert hat: die Mikronährstoffmedizin.

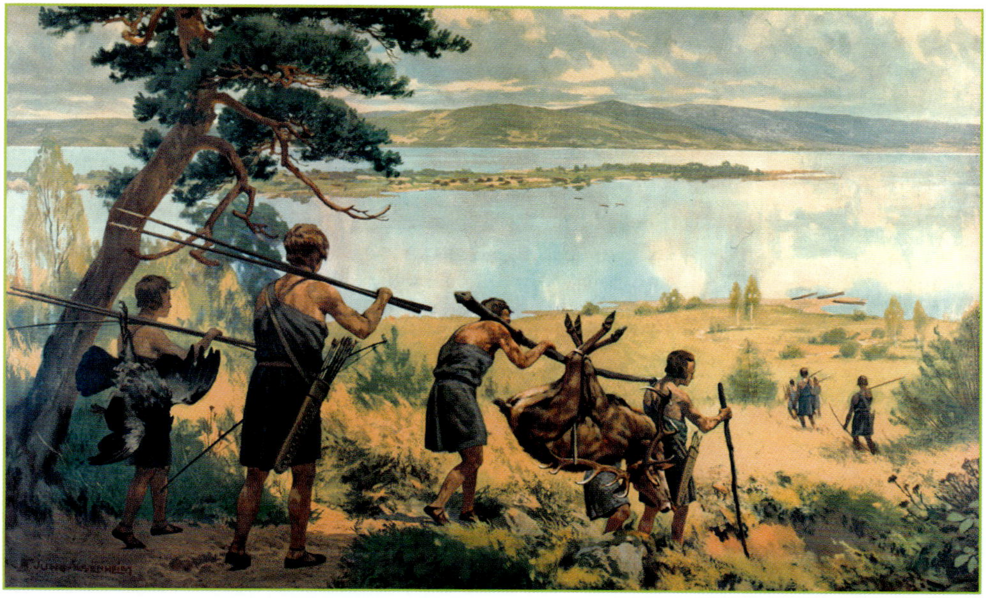

***Abb. 4**: Jäger in der Steinzeit*

Die Mikronährstoffmedizin bildet heute einen wichtigen Grundpfeiler und viel versprechenden Ansatz zur Bewältigung ernährungsbedingter Krankheiten mit epidemischen Auswüchsen wie Altersdiabetes, Arteriosklerose, Krebs oder Osteoporose. Grundlage der Mikronährstoffmedizin ist eine gesunde Ernährung mit biologisch wertvollen, d.h. mikronährstoffreichen und kalorienarmen Lebensmitteln.

Die mikronährstoffreiche Fitnesskost der Steinzeit

Nach aktuellen Untersuchungen entspricht die diätetische Aufnahme von Mikronährstoffen bei weitem nicht mehr derjenigen, an die sich unsere physiologischen Funktionen im Laufe der Evolution angepasst haben. Unsere genetische Ausstattung und damit auch der Stoffwechsel haben sich jedoch in den letzen 100 000 Jahren so gut wie nicht verändert. Genetisch und physiologisch unterscheidet sich der Mensch des 21. Jahrhunderts also praktisch nicht von den Menschen in der Steinzeit.

Der Steinzeitmensch „tunte" seinen Stoffwechsel mit einer mikronährstoffreichen Fitnesskost, die reichlich hochwertiges Protein für ein starkes Immunsystem und eine kräftige Muskulatur, wenig gesättigte Fette und viele Ballaststoffe für einen ausgeglichenen Zuckerhaushalt lieferte. Vor allem Beeren, Kräuter, faserreiche Früchte, Wurzeln und Nüsse – echte Vitamin-Bomben – standen auf seinem Speiseplan (14).

Mit 600 mg Vitamin C am Tag sind Sie leistungsfähiger, Ihr Immunsystem ist schlagkräftiger und Ihre Nerven sind wachsamer und stressresistenter als mit spärlichen 80 mg aus der mikronährstoffarmen Industriekost!

Die Steinzeitmenschen waren deshalb optimal mit bioaktiven Vitalstoffen und sekundären Pflanzenstoffen (z. B. Lycopin, Resveratrol) versorgt. Verglichen mit unserer „schlappen" Industriekost enthielt die Steinzeitkost durchschnittlich dreimal so viel Vitamine (z. B. Vitamin A, B_1, B_2, E, Folsäure) und mindestens doppelt so viele Mineralstoffe (z. B. Calcium, Kalium, Zink). Durch den hohen Mineralstoffgehalt (z. B. Kalium, Calcium) war die Ernährung unserer Vorfahren zudem basisch ausgerichtet und nicht wie heute säurebildend. Denn ein ausgeglichener Säure-Basen-Haushalt ist eine wichtige Grundlage für den normalen Ablauf enzymatischer Stoffwechselprozesse und für die zelluläre Verwertung von Mikronährstoffen (Tab. 13).

Die Rechnung für ernährungsbedingte Krankheiten zahlen wir bei jeder neuen Runde steigender Krankenkassenbeiträge!

Das magere Fleisch von Wildtieren (Abb. 4) enthielt im Vergleich zu dem unserer Schweine aus der Massentierhaltung bedeutend weniger stoffwechsel-belastendes Fett (bis zu 7 %), keine chemischen Zusätze und unterschied sich auch qualitativ im Fettsäuremuster. Da wildlebende Tiere sich von Moosen und Farnen ernähren, ist ihr Muskelfleisch relativ reich an mehrfach ungesättigten Fettsäuren, vor allem an Omega-3-Fettsäuren. Dagegen besteht Fleisch aus der Massentierhaltung aus über 30 % Fett und enthält keine Omega-3-Fettsäuren. Die gesundheitlich bedenklichen Transfettsäuren nahm unser Stoffwechselvorläufer nicht auf. Bemerkenswert ist auch, dass die Cholesterinzufuhr mit etwa 480 mg/Tag schon damals so hoch lag wie heute!

Bis zu 70 % der Nahrungsmittel, die wir heute verzehren, sind industriell weiterverarbeitet, raffiniert, gekocht und enthalten Zusatz- oder Konservierungsmittel. Der weit verbreitet Konsum von ballaststoffarmen Backwaren, Süßigkeiten, Weißmehlprodukten, Softdrinks und Alkohol in unserer heutigen Ernährung führt zu einer hohen glykämischen Belastung und fördert Störungen des Blutzuckerstoffwechsels. Langfristig ebnet unsere hyperkalorische und mikronährstoffarme Ernährung den Boden für handfeste Zivilisationskrankheiten wie Alterdiabetes, Demenz, Herzinfarkt, Krebs, Makuladegeneration, Osteoporose oder Rheuma. Im Gegensatz zu unseren Vorfahren sind wir aber glücklicherweise krankenversichert!

Tab. 13: Steinzeitgenetik trifft Industriekost

	Der Steinzeitmensch „Metabolic Tuning mit Mikronährstoffen"	Der moderne Mensch (Europa, USA) „Mikronährstoffmangel im Überfluss"
Makronährstoffe: Energielieferanten (En %: Prozent der zugeführten Kalorien/Tag)		
Protein	37 En %	15 En %
Fett	22 En %	$\geq$ 40 En %
Kohlenhydrate	41 En %	40 bis 55 En %
Cholesterin	480 mg/Tag	300 bis 600 mg/Tag
P:S-Verhältnis (mehrfach ungesättigte zu gesättigten Fettsäuren)	1,4	0,4
Verhältnis von Ω-6- zu Ω-3-Fettsäuren	4:1 bis 1:1	bis 50:1(extrem hoch)
Ballaststoffe	104 g/Tag	15 g/Tag
Zucker	10 bis 20 g/Tag	60 bis 100 g/Tag
Mikronährstoffe: Biokatalysatoren		
Vitamine	**mg/Tag**	**mg/Tag**
Vitamin C (Ascorbinsäure)	600 mg	80 mg
Vitamin B_1 (Thiamin)	4 mg	1,5 mg
Vitamin B_2 (Riboflavin)	6,5 mg	1,5 mg
Folsäure	0,36 mg	0,17 mg
Vitamin A (Retinol)	2,9 mg	1,2 mg
Carotinoide	5,6 mg	2 mg
Vitamin E (Tocopherole)	33 mg	8 mg
Mineralstoffe	**mg/Tag**	**mg/Tag**
Calcium	2000 mg	750 mg
Kalium	10 500 mg	2000 mg
Zink	43 mg	10 mg
Natrium	800 mg	4000 mg

Neben einer mikronährstoffreichen Kost war körperliche Aktivität entwicklungsgeschichtlich ein selbstverständlicher Bestandteil des täglichen Lebens und notwendig zum Überleben. Jede Nahrungskalorie musste sich von unseren Vorfahren im wahrsten Sinne des Wortes verdient werden. Im Computerzeitalter ist die körperliche Belastung für große Teile der Bevölkerung, vor allem auch Kinder und Jugendliche, aus dem Alltag verdrängt worden. Wer das nicht in seiner Freizeit ausgleicht, bekommt ein dickes Problem, denn: Dicksein kommt meistens von zu üppiger Ernährung und zu wenig Bewegung, daran führt kein Gen vorbei!

Mangel im Überfluss

Das reichhaltige Angebot von Nahrungsmitteln aus aller Welt suggeriert jedoch nur auf den ersten Blick eine gesunde, abwechslungsreiche Ernährung. Enthält doch importiertes

Regelmäßige körperliche Aktivität in Form von moderatem Ausdauersport fördert über Adaptationsprozesse in verschiedenen Organsystemen Funktions- und Leistungsverbesserungen. Dies gilt für das Herz-Kreislauf-System genauso wie für die Muskulatur, das Immunsystem, die Knochen oder auch hormonelle Stoffwechselprozesse. Daher zählt regelmäßige sportliche Aktivität zusammen mit einer bedarfsgerechten und mikronährstoffreichen Ernährung zu den wesentlichen Grundpfeilern jeder sinnvollen präventivmedizinischen Maßnahme.

Fluggemüse und -obst aus Neuseeland, Südamerika oder Südeuropa nur den Bruchteil an Vitaminen von frisch geerntetem, ausgereiftem heimischem Obst und Gemüse. Gründe für diese geringen Mikronährstoffgehalte sind zum einen die langen Transportwege, zum anderen aber auch, dass viele Früchte unreif geerntet werden, damit sie den langen Weg bis zum Verbraucher überstehen. Das bedeutet, dass viele Früchte bereits von der Pflanze genommen werden, bevor die natürliche Vitaminsynthese abgeschlossen ist!

Greifen Sie daher bevorzugt zu Obst und Gemüse aus der Region, und essen Sie es möglichst frisch: Unmittelbar nach der Ernte enthält ein Apfel etwa 10 mg Vitamin C pro 100 g. Nach 11 Wochen Lagerung bei 3 °C ist davon nur noch die Hälfte übrig. Auch die Verarbeitung von natürlichen Nahrungsmitteln geht immer mit Mikronährstoffverlusten einher. Weizenkörner verlieren zum Beispiel bei der Ausmahlung beträchtliche Mengen an Spurenelementen und Mineralstoffen (siehe Tab. 14)

Mikronährstoff	Verlust bei der Herstellung von Auszugsmehl (Typ 405)
Magnesium	85 %
Kalium	77 %
Mangan	86%
Chrom	80 %
Zink	78 %
Selen	75 %
Vitamin B_1	88 %
Vitamin B_6	60 %

Tab. 14: Mikronährstoffverluste bei der Herstellung von Auszugsmehl

Gesunde Ernährung – die Basis der Mikronährstoffversorgung

Eine kalorienangepasste, vollwertige Ernährung, reich an Ballaststoffen, frischem Obst und Gemüse in Kombination mit einem gesunden Lebensstil kann eine gute diätetische Versorgung mit Mikronährstoffen weitgehend sicherstellen. Da es mit zunehmendem Alter immer schwieriger wird, den Einzelnen zu einer Änderung seiner traditionellen Essgewohnheiten zu motivieren, ist eine ausgewogene und gesunde Ernährung von Kindheit an besonders wichtig.

Tab. 15: So essen, trinken und leben Sie »mikronährstoffbewusst«

✔ Greifen Sie so oft wie möglich zu biologisch aktiven und mikronährstoffreichen Lebensmitteln. Essen Sie möglichst fünf Portionen frisches Obst und Gemüse am Tag, das versorgt sie mit reichlich Vitaminen und sekundären Pflanzenstoffen! Als eine solche Frischkostportion gelten auch frisch gepresste Obst- und Gemüsesäfte! Kaufen Sie so oft es geht Bioprodukte und Saisongemüse!
✔ Sparen Sie Fett, indem Sie insbesondere die so genannten versteckten Fette reduzieren, die beispielsweise in Wurst, Käse, Süßigkeiten und Desserts oder in Fertigprodukten enthalten sind. Bevorzugen Sie pflanzliche Öle mit hohem Anteil an ungesättigten Fetten (z. B. kaltgepresstes Olivenöl, Rapsöl).
✔ Reduzieren Sie den Konsum einfacher, raffinierter Kohlenhydrate in Form von Haushaltszuckern oder Süßigkeiten. Essen Sie ballast- und mineralstoffreiche Vollkornprodukte anstelle von mikronährstoffarmen Weißmehlprodukten. Vollkornbrot und Vollkornreis beispielsweise sind für unseren Körper eine wahre Fundgrube für Mikronährstoffe.
✔ Bereiten Sie Ihre Lebensmittel schonend zu, um unnötige Mikronährstoffverluste zu vermeiden. Dünsten Sie Gemüse nur kurz, da durch langes Kochen bis zu 70 % der Vitamine verloren gehen.
✔ Schränken Sie den Alkoholkonsum auf maximal ein Getränk pro Tag (z. B. 1 Glas Rotwein) ein!
✔ Reduzieren Sie den Fleischverzehr, insbesondere von rotem Fleisch auf 1(-2) x pro Woche. Bevorzugen Sie qualitativ hochwertiges und fettarmes Fleisch aus ökologischer Freilandhaltung (z. B. Bison, Geflügel, Wildfleisch).
✔ Erhöhen Sie den Verzehr von Omega-3-Fettsäuren-reichem Seefisch (z. B. Heilbutt, Lachs) auf 2(-3) x pro Woche. Wenn Sie keinen Fisch mögen, dann ergänzen Sie täglich wenigstens 500 mg Omega-3-Fettsäuren in Form von Lachsölkapseln aus der Apotheke!
✔ Achten Sie auf eine ausreichende Flüssigkeitszufuhr. Trinken Sie mindestens 2 Liter am Tag, z. B. natriumarme, aber calcium- und magnesiumreiche Mineralwässer, grünen Tee. Der Gehalt an Magnesium im Mineralwasser sollte über 100 mg pro Liter liegen. Viel Kaffee, schwarzer Tee und Alkohol fördern die Wasserausscheidung und damit auch den Verlust wasserlöslicher Nährstoffe.
✔ Reduzieren Sie die Kochsalzzufuhr auf 5 bis 6 g pro Tag und verwenden Sie zum Salzen jodiertes Speisesalz!
✔ Rauchen Sie NICHT! Rauchen ist wie Alkohol ein Mikronährstoffräuber und Knochenkiller.
✔ Bewegen Sie sich ausreichend und täglich an der frischen Luft (z. B. moderate Ausdauersportarten wie Schwimmen, Walken, Radfahren).
✔ Achten Sie auf ein gesundes Körpergewicht und vermeiden Sie Übergewicht.

Unsere Kinder sollten daher nicht nur Lesen und Schreiben lernen, sondern auch frühzeitig verstehen, was eine gesunde Ernährung ist und welche Ernährung ihrem Körper gut tut!

Häufig reicht aber eine gesunde Ernährung und bewusste Lebensweise nicht aus: Denn es gibt Situationen, etwa Schwangerschaft, Alter, Wachstum oder Sport, in denen die über die Nahrung aufgenommen Mikronährstoffe nicht ausreichend sind:

Aktuelle Ernährungsberichte und Verzehrserhebungen stellen latente Mikronährstoffdefizite bei nahezu allen Personengruppen fest. Schulkinder, berufstätige Frauen und Männer,

Tab. 16: Faktoren, die einen Mikronährstoffmangel bzw. erhöhten Bedarf verursachen können

Faktor	Gefahr der Unterversorgung für
Ernährung	
✔ Kalorienreiche mikronährststoff-arme Kost	alle Mikronährstoffe
✔ Vegetarische Ernährung	Omega-3-Fettsäuren, Vitamin A, Vitamin B_{12}, Selen, Jod, Zink
✔ Schlankheitskuren	alle Mikronährstoffe
Genussgifte	
✔ Alkohol	Magnesium, B-Vitamine, Zink, Selen
✔ Zigaretten	Vitamin C, Folsäure, Calcium, Selen
Umweltgifte	
✔ Autoabgase, Schwermetalle	Selen, Zink, Vitamin C, Calcium
Risikogruppen	
✔ Jugendliche, Heranwachsende	Calcium, B-Vitamine, Jod, Zink, Omega-3-Fettsäuren
✔ Schwangere, Stillende	Folsäure, Jod, Selen, Eisen, Omega-3-Fettsäuren, Calcium, Magnesium
✔ Frauen im gebärfähigen Alter	Folsäure, Vitamin B_6, Jod, Magnesium
✔ Ältere Menschen	Vitamin D, Vitamin B_{12}, Folsäure, Calcium, Selen, Zink
✔ Stressgeplagte	Magnesium, Vitamin C, Vitamin-B-Komplex
✔ Raucher	Vitamin C, Vitamin E, Selen
✔ Sportler	Magnesium, Kalium, Eisen, Vitamin C, Vitamin E, Zink, Selen, B-Vitamine, Omega-3-Fettsäuren
Chronische Erkrankungen	
✔ Arthrose	Glucosamin, Chondroitin, Vitamin E, Nicotinamid, Kupfer
✔ Herz-Kreislauf-Erkrankungen	Omega-3-Fettsäuren, Magnesium, Coenzym Q_{10}, Vitamin-B-Komplex, Vitamin C, Selen
✔ Diabetes mellitus	Vitamin B_1, Vitamin C, Zink, Chrom, Folsäure, Magnesium
✔ Magen-Darm-Erkrankungen	alle Mikronährstoffe (v.a. Folsäure, Vitamin B_{12}, Vitamin D)
✔ Makuladegeneration	Lutein, Zeaxanthin, Vitamin C, Vitamin E, Zink, Kupfer
✔ Osteoporose	Vitamin D, Vitamin K, Calcium, Magnesium, Zink, Kupfer
✔ Rheuma	Omega-3-Fettsäuren, Vitamin E, Vitamin C, Selen, Zink
✔ Krebs	alle Mikronährstoffe (v. a. Antioxidanzien wie Selen)
Medikamente	
✔ Abführmittel (Laxanzien)	Folsäure, Kalium, Magnesium, Zink
✔ Analgetika (Schmerzmittel)	Vitamin C, Eisen
✔ Antibabypille (Kontrazeptiva)	Vitamin B_6, Folsäure, Vitamin B_2, Magnesium, Vitamin C
✔ Antibiotika	Vitamin C, Vitamin K, B-Vitamine (z.B. Biotin)
✔ Antidiabetika (Metformin)	Vitamin B_{12}, Folsäure
✔ Antirheumatika (Methotrexat)	Folsäure
✔ Blutfettsenker (Statine)	Coenzym Q_{10}, Omega-3-Fettsäuren, Selen
✔ Cortison-Präparate	Vitamin D, Calcium, Vitamin C, Zink
✔ Harntreibende Mittel (Diuretika)	Magnesium, Kalium, Folsäure, Vitamin B_1, Zink
✔ Säurepuffer (Antazida)	Vitamin B_{12}, Zink, Eisen, Folsäure

Schwangere, Sportler, ältere Menschen sowie Personen mit Resorptionsstörungen oder regelmäßiger Medikation sind häufig betroffen. Multimorbidität bedingt vor allem im Alter einen erhöhten Medikamentenkonsum, der die Resorption und Verwertung von Mikronährstoffen erheblich beeinträchtigen kann. Dabei wird zum einen der Immunstatus geschwächt, was zu einem erhöhten Auftreten von Infektionskrankheiten führt. Zum anderen steigt die Anfälligkeit für chronisch degenerative Krankheiten, da die körperliche und geistige Entwicklung sowie die allgemeine Leistungsfähigkeit deutlich vermindert werden.

Mikronährstoffe sind auch im Rahmen von Regulations- und Reparationsprozessen im Krankheitsfalle eng an die Wiederherstellung der Gesundheit geknüpft. Renommierte US-amerikanische Wissenschaftler empfehlen daher bereits als kostengünstige Präventivmaßnahme zum Ausgleich einer möglichen Unterversorgung täglich ein Multivitamin-Mineralstoff-Präparat zu ergänzen (15, 16).

In der Präventivmedizin hat die labordiagnostische Beurteilung des individuellen Mikronährstoffstatus einen bedeutenden Stellenwert, da ein optimaler Versorgungsstatus vielen Krankheiten vorbeugt.

Metabolic Tuning

Mikronährstoffe bestimmen die Stoffwechselaktivität

Vitamine, Mineralstoffe und Aminosäuren üben an vielen Schaltstellen im Energie- und Immunstoffwechsel eine regulierende Funktion aus. In unserem Körper gibt es daher kaum einen Stoffwechselschritt, an dem nicht ein Mikronährstoff beteiligt ist.

Dazu zählen unter anderem:

- ✔ die Aktivierung von Enzymen (→ Stoffwechselaktivität)
- ✔ die Abwehrleistung des Immunsystems (→ Immunstoffwechsel)
- ✔ die Energieproduktion in den Kraftwerken unserer Zellen, den so genannten Mitochondrien (→ Energiestoffwechsel)
- ✔ die Leistungsfähigkeit des Herzmuskels
- ✔ die Kontraktion der Skelettmuskulatur
- ✔ die Impulsübertragung in und der Informationsaustausch zwischen den Nervenzellen (→ Nerven- und Gehirnstoffwechsel)

Alle in unserem Körper vorkommenden Stoffwechselreaktionen gehorchen den Gesetzen der Biochemie. Ohne Enzyme, den so genannten Stoffwechselkatalysatoren, würden diese Reaktionen aber gar nicht erst in Gang kommen. Enzyme managen fast jede biochemische Reaktion und sind dadurch für die Aufrechterhaltung eines effizienten und geordneten Stoffwechsels verantwortlich.
Die meisten Enzyme können ihre Stoffwechselarbeit allerdings nur mit Hilfe von Mikronährstoffen erfüllen (siehe Tab. 17). Je besser unser Körper mit Vitaminen und Mineral-

Enzyme (Biokatalysatoren) steuern jede biochemische Reaktion unseres Stoffwechsels. Sie werden durch Vitamine, Mineralstoffe und andere Mikronährstoffe (Enzymaktivatoren) aktiviert und leistungsfähig.

stoffen versorgt ist, umso harmonischer und leistungsfähiger läuft deshalb der Stoffwechsel – oder anders gesagt: Da Mikronährstoffe als Enzymaktivatoren an Tausenden von Stoffwechselprozessen beteiligt sind, kann ein leichter Mikronährstoffmangel bereits die zelluläre Energieproduktion verringern und die Schlagkraft des Immunsystems schwächen (siehe Abb. 5, 6). Unser Stoffwechsel läuft dann nur noch auf halber Kraft, denn Mikronährstoffe aktivieren, beschleunigen und regulieren jeden enzymatischen Arbeitschritt in der gigantischen Chemiefabrik unseres Körpers. Bei einem Leistungssportler können derartige Stoffwechselschwächen über Sieg und Niederlage entscheiden!

Stoffwechsel-Optimierung mit Mikronährstoffen: Metabolic Tuning (MT)

Die Aufrechterhaltung und Funktion sämtlicher Stoffwechselprozesse in unserem Körper sowie der Aufbau und der Ersatz körpereigener Substanzen sind an eine gute Versorgung mit Vitaminen, Mineralstoffen und anderen Mikronährstoffen gebunden. Ein guter Mikronährstoffstatus bildet daher die Basis für die Vorbeugung von chronisch-degenerativen Erkrankungen und für eine optimale physische und mentale Leistungsfähigkeit.

Dosis-Wirkungs-Beziehungen spielen im Rahmen des Metabolic Tuning eine zentrale Rolle. Jeder einzelne Mikronährstoff übernimmt eine hoch spezialisierte Aufgabe im Stoffwechsel. Um den Mikronährstoffbedarf und die notwendige Dosierung für eine optimale Stoffwechselfunktion abzuschätzen eignen sich u.a. Methoden wie

- ✔ die Messung von Blutspiegeln, die eine gute Aktivität des Immunsystems widerspiegeln (z. B. Vitamin C-Plasmaspiegel) oder
- ✔ die Messung der Aktvität mikronährstoffabhängiger Enzyme (z. B. selenabhängige Glutathion-Peroxidase).

Das bedeutet allerdings auch, dass die Supplementierung von Mikronährstoffen häufig individuell, d. h. gezielt und nicht immer von der Stange erfolgen kann.

In der Mikronährstoffdiagnostik nimmt die Messung von Enzymaktivitäten und zellulären Mikronährstoffkonzentrationen (z. B. Magnesium im Volblut oder roten Blutkörperchen)

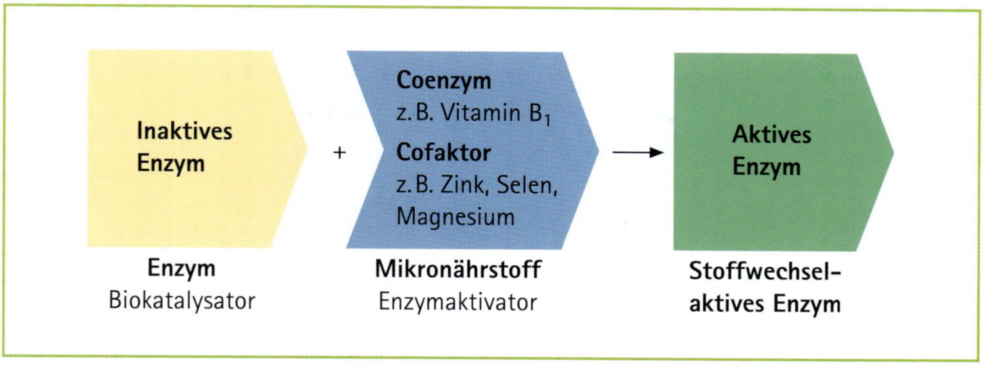

***Abb. 5:** Aktivierung von Enzymen durch Mikronährstoffe*

einen breiten Raum ein, da aus ihnen Rückschlüsse auf den tatsächlichen Mikronährstoffstatus einer Person gezogen werden können. Am Beispiel von Vitamin C und Selen soll dies veranschaulicht werden.

Metabolic Tuning mit Vitamin C: Vitamin-C-Blutspiegel

Der Mensch verfügt über keine Speicher für Vitamin C. Deshalb müssen wir das Vitamin regelmäßig mit der Nahrung zuführen. Besonders reich an Vitamin C sind frisches Obst und Gemüse wie Zitrusfrüchte, Paprika, Brokkoli, Hagebutten und schwarze Johannisbeeren. Ernährungsgesellschaften empfehlen für eine gute Versorgung mit Vitamin C täglich mindestens fünf Portionen Obst und Gemüse zu essen. Stress, Sport, chronische Erkrankungen, einige Medikamente und Rauchen können den Vitamin-C-Bedarf in die Höhe schnellen lassen. Bei Krankheiten wie Diabetes mellitus oder hohen körperlichen Belastungen im Leistungssport ist es daher oft schwierig den täglichen Vitamin-C-Bedarf ausreichend über die Ernährung abzudecken.

***Tab. 17:** Beispiele von Enzymen und den jeweiligen Enzymaktivatoren (Coenzymen, Cofaktoren)*

Enzym	Enzymaktivator (Mikronährstoff)	
	Cofaktor	Coenzym
Glutathion-Peroxidase (GSH-Px)	Selen	
Superoxiddismutase (SOD)	Mangan (Mitochondrium) Zink, Kupfer (Zytosol)	
Katalase (CAT)	Eisen	
Transketolase		Vitamin B_1 (Thiamin)
Glutathion-Reduktase		Vitamin B_2 (Riboflavin)

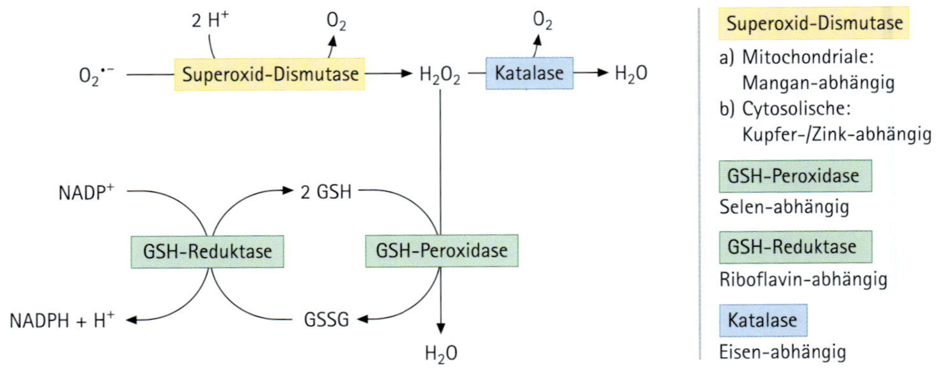

***Abb. 6:** Antioxidative Enzyme und ihre Cofaktoren*

Ein ausgeprägter Vitamin-C-Mangel, auch aus alten Seefahrerberichten als Skorbut bekannt, ist gekennzeichnet von einem Abfall der Vitamin-C-Blutspiegel unter 10 µmol/l. Unspezifische Frühsymptome eines Vitamin-C-Mangels wie eine verminderte körperliche Leistungsfähigkeit, erhöhte Erschöpfbarkeit und Reizbarkeit treten bereits bei Blutspiegeln um 20 µmol/l auf. Eine anhaltende Unterversorgung mit Vitamin C führt zur erhöhten Brüchigkeit der kleinen Blutgefäße (z. B. Schleimhautblutungen), erhöhter Infektanfälligkeit und Zahnfleischentzündungen.

Ein gesunder Mensch, der nicht raucht kann mit dem täglichen Verzehr von 5 bis 9 Portionen frischem Obst und Gemüse – was in in etwa der regelmäßigen Einnahme von 200 bis 300 mg Vitamin C pro Tag entspricht – einen guten (präventiven) Vitamin C-Spiegel im Blut zwischen 60 bis 80 µmol/l erreichen (siehe Abb. 7). Ein Blutspiegel von 70 µmol/l (MT-Spiegel) sorgt beispielsweise dafür, dass unsere Immunzellen gut mit Vitamin C versorgt und damit auch leistungsfähig sind.

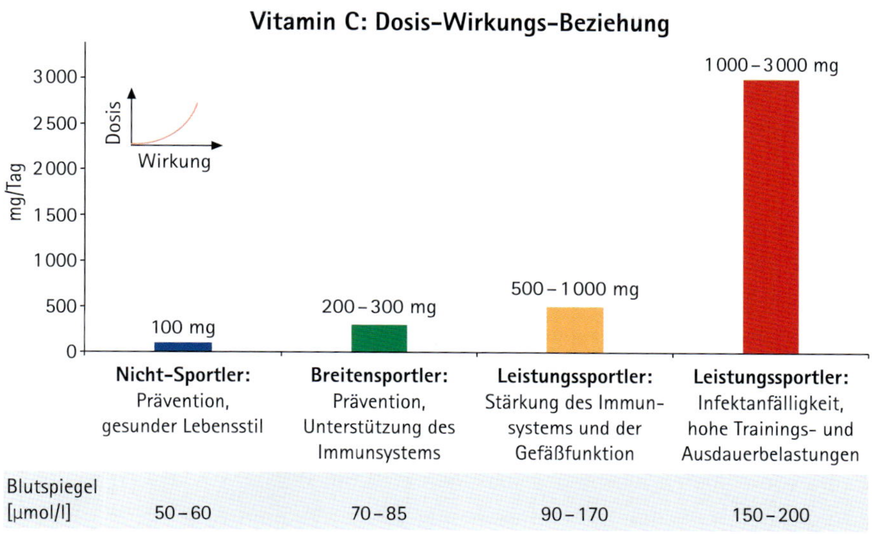

Abb. 7: Metabolic Tuning mit Vitamin C

Zur Vermeidung der Vitamin-C-Mangelkrankheit Skorbut würde täglich die Aufnahme von 10 mg Vitamin C reichen. Metabolic Tuning verfolgt allerdings nicht das Ziel der Vorbeugung von echten Vitaminmangelkrankheiten wie Skorbut, sondern der Stoffwechsel-Optimierung mit Vitaminen und anderen Mikronährstoffen (Tab. 18). Studien haben gezeigt, dass Vitamin-C-Blutspiegel von 90 µmol/l die Verfügbarkeit des gasförmigen Nervenbotenstoffes Stickstoffmonoxid (NO) erhöhen. NO wirkt gefäßerweiternd, verbessert die Fließeigenschaften des Blutes und hat zusätzlich günstige Effekte auf das Immunsystem – Faktoren, die nicht nur für einen Herz-Kreislauf-Patienten, sondern auch für einen Sportler von Bedeutung sind. Die antioxidativen Eigenschaften des Vitamin C wirken belastungsinduziertem Stress entgegen. Bei einem Leistungssportler mit intensiver Trainingsbelastung und/oder Neigung zu Infekten kann die regelmäßige Einnahme von Vitamin C in höherer Dosierung (z.B. 2 x 500 mg täglich) die Abwehrkräfte stärken und die Infektanfälligkeit verringern.

Tab. 18: MT-Zufuhrempfehlungen für Vitamin C

	Vitamin C pro Tag (oral)	Vitamin C (intravenös)
Breitensportler	200-500 mg (z.B. 2 x 200 mg/d)	
✔ bei Infektanfälligkeit	500-1000 mg (z.B. 2 x 500 mg/d)	Infusionen mit 7,5 bis 15 g Vitamin C/Infusion, z.B. 2-3 x / Woche für 2 Wochen
Leistungssportler	500-1000 mg (z.B. 2 x 500 mg/d)	
✔ bei Infektanfälligkeit	1000-3000 mg (z.B. 3 x 1000 mg/d)	Infusionen mit 7,5 bis 30 g Vitamin C/Infusion, z.B. 2-3 x / Woche für 2 Wochen

Ein echter „Booster" für das Immunsystem ist eine Vitamin-C-Infusion. Mit Hilfe einer Infusion von 7,5 g Vitamin C werden im Blut Vitamin-C-Konzentrationen erreicht, die selbst durch die Einnahme sehr hoher Vitamin-C-Dosen von über 10 000 mg nicht erreicht werden können. Der Vorteil gegenüber der oralen Vitamin-C-Einnahme ist die sehr starke Aktivierung von Immunzellen (z.B. Phagozyten) und Vermeidung von Magen-Darm-Störungen. Im Leistungssport werden Vitamin-C-Infusionen zunehmend zur Verminderung der Infektanfälligkeit und Förderung der Regeneration (z.B. nach Sportverletzungen) ausgenutzt. Eine Reihe von Athleten macht über das Jahr (z.B. im Winter, vor der Wettkampfsaison) regelmäßig Kuren mit Vitamin-C-Infusionen (z.B. 15 g Vitamin C, 2-3 x pro Woche für 2 Wochen) zur Optimierung des Immunsystems.

Kurzinfo

Definition: Metabolic Tuning (MT)

Metabolic Tuning ist eine Optimierung des Stoffwechsels durch die gezielte und labordiagnostisch validierte Supplementierung von Mikronährstoffen (Gröber U 2007).

Metabolic Tuning mit Selen: Selen-Blutspiegel und Enzymaktivität

Selen kommt in allen Körperzellen und -flüssigkeiten vor. Die höchsten Konzentrationen finden sich in der Schilddrüse, den Nieren, der Leber, der Milz, dem Herz und der Prostata. Dieses Spurenelement ist funktioneller Bestandteil vieler Proteine und Enzyme. In unserem Körper wird die Anzahl der Selen-abhängigen Enzyme, auch Selenoenzyme genannt, derzeit auf 30 bis 50 geschätzt. Zu den wichtigsten zählen die Glutathionperoxidase (GSH-Px) in den roten Blutkörperchen und die Dejodasen in der Schilddrüse. Die Glutathionperoxidase (GSH-Px) macht mit Hilfe von Selen giftige Peroxide unschädlich und verhindert, dass unsere Zellen (z.B. Immunzellen), Erbsubstanz (DNA) und Gefäße durch aggressive freie Radikale geschädigt werden.

Kurzinfo

Selenzufuhr und Selenstatus

Eine gute Zufuhr zur Prävention dürfte bei etwa 1,5-2 µg Selen pro Kilogramm Körpergewicht pro Tag liegen. Der individuelle Selenstatus lässt sich einfach anhand einer Bestimmung der Selenspiegel im Vollblut (gute Versorgung: 130-170 µg/l) ermitteln. Da Vollblut auch die zellulären Selenkonzentrationen erfasst, ist es aussagekräftiger als die Messung im Serum (17).

Die Schilddrüse hat einen sehr großen Einfluss auf den Energiehaushalt unseres Körpers. Für eine reibungslose Stoffwechselarbeit benötigt die Schilddrüse Selen. Nur mit Hilfe der selenabhängigen Dejodasen kann die Schilddrüse das aktive Schilddrüsenhormon Trijodthyronin (T3) bilden. Eine Störung der Schilddrüse kann daher nicht nur durch einen Jodmangel, sondern auch durch eine Unterversorgung mit Selen verursacht werden.

Kurzinfo

Sichere Selen-Einnahme

Eine langfristige hochdosierte Einnahme von Selen (> 300 µg/Tag) darf nur unter ärztlicher Kontrolle erfolgen!

Deutschland zählt wie viele andere Staaten zu den selenarmen Gebieten in Europa (siehe Abb. 8). Auch bei ausgewogener Ernährung erhält ein Erwachsener kaum mehr als 45 µg Selen pro Tag, da unsere Lebensmittel in der Regel nur wenig Selen enthalten. Gute Selenquellen sind Seefisch, Innereien und Paranüsse. Um die vor Krebs schützenden Wirkungen des Selens voll zu nutzen, braucht man aber nach Herrn Professor Schrauzer, einem der weltweit führenden Selenforscher, bis zu 200 µg Selen am Tag (zum Teil auch mehr). Die Deutsche Gesellschaft für Ernährung (DGE) gibt als tägliche Zufuhrempfehlung für Selen allerdings nur 30 bis 70 µg an. Wie kam man auf diese viel niedrigeren Zahlen?

Die von der DGE empfohlene Tagesdosis berücksichtigt die präventiven Wirkungen des Selens nicht. Sie basiert im Wesentlichen auf Messungen der Aktivität eines einzigen Enzyms, der Glutathion-Peroxidase (GSH-Px). Eine tägliche Aufnahme von 70 bis 100 µg Selen (z. B. Natriumselenit) kann bei einem gesunden Menschen zu Selenspiegeln im Serum von 95 bis 100 µg/l (entspricht 113 µg/l im Vollblut) führen, bei denen das selenabhängige Enzym GSH-Px bereits eine maximale Aktivität erreicht. Inzwischen wurden aber mehrere neue Selenoenzyme (z. B Selenprotein P, Thioredoxin-Reduktase) entdeckt, und die Aktivität von mindestens einem davon erreicht das Aktivitätsmaximum erst bei wesentlich höheren Selen-

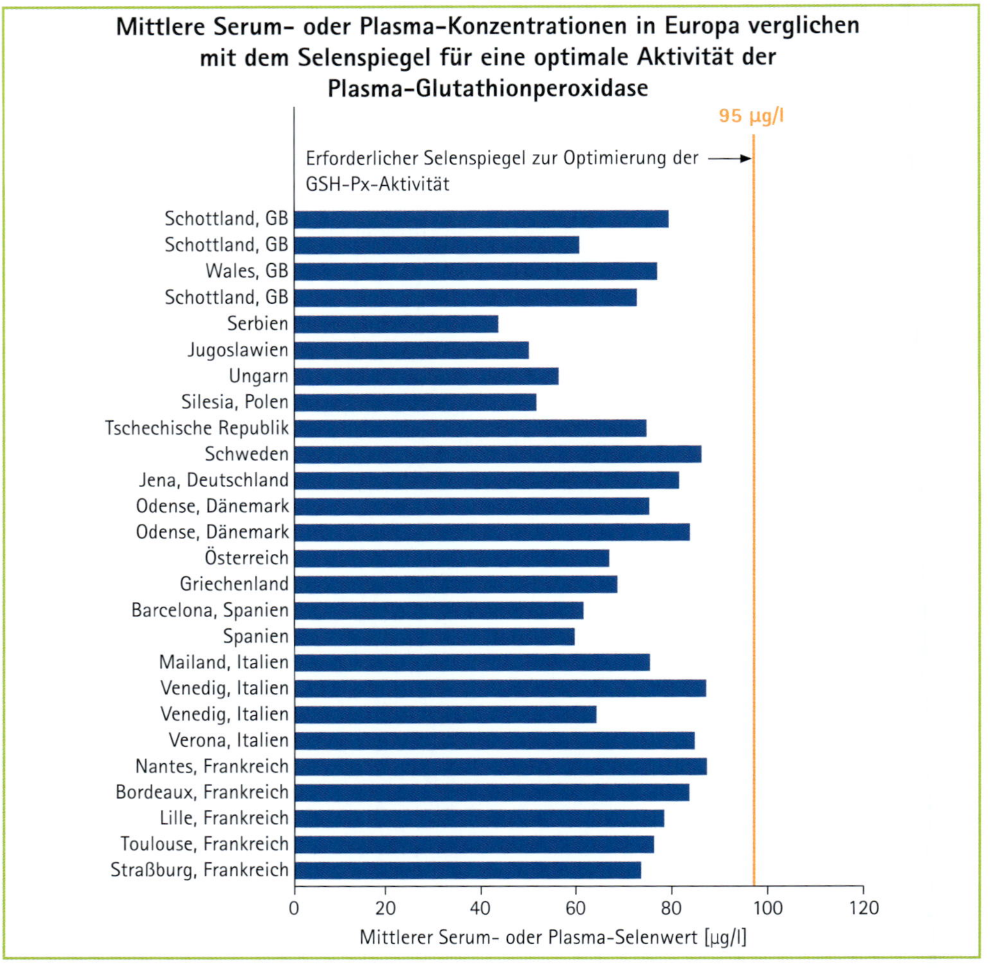

Abb. 8: *Selenblutspiegel in Europa*

einnahmen. Bei unzureichender Selenversorgung wird Selen nur noch in einige bevorzugte Selenoenzyme eingebaut, so dass manche Proteine relativ schnell an Aktivität verlieren und ihre Stoffwechselleistung eingeschränkt wird. Selenspiegel im Vollblut (MT-Spiegel) für eine optimale Stoffwechselfunktion liegen zwischen 130 bis 170 µg/l (Tab. 19, 20).

Metabolic-Tuning statt Doping

Die Versuche des Menschen, durch seine Ernährung das sportliches Leistungspotential zu steigern, sind keine Erscheinung unseres modernen, auf Leistungsstreben ausgerichteten

Tab. 19: Selenstatus und Selenzufuhr (als Natriumselenit)

Selenstatus	Serumspiegel	Vollblutspiegel	Selenzufuhr (ungefähr)
Erniedrigt (unzureichend)	< 90 µg/l	< 110 µg/l	60 – 80 µg/Tag
Gut (optimal: MT-Spiegel)	110-145 µg/l	130-170 µg/l	150 – 300 µg/Tag
Zu hoch (Kontrolle!)	> 190 µg/l	> 230 µg/l	> 400 µg/Tag

Zeitalters, sondern bereits Jahrtausende alt. Schon bei den Olympischen Spielen in der Antike verzehrten die Athleten bevorzugt das Fleisch von wildlebenden Tieren, die ein Sinnbild für Ausdauer, Kraft und Schnelligkeit (z.B. Antilope, Stier, Gepard) darstellten. Der Zweck dieser sportartspezifischen Ernährung war damals wie heute von dem Wunsch des Sportlers geprägt, seine körperliche Leistungsfähigkeit durch Nahrungsinhaltsstoffe zu verbessern. Allerdings ist unter physiologischen und rechtlichen Aspekten eine direkte Steigerung der sportlichen Leistung durch die Einnahme von Aminosäuren, Mineralstoffen und anderen bioaktiven Nährstoffen nicht die Aufgabe der Sporternährung, sondern eher das Ziel der medikamentösen Leistungsmanipulation mit verbotenen Dopingsubstanzen.

Eine gesunde Ernährung und Stoffwechsel-Optimierung mit Mikronährstoffen ist für den Sportler ein wesentlicher Baustein für den Erhalt seiner Gesundheit und die Sicherung seiner Leistungs- und Regenerationsfähigkeit (siehe Tab. 21). Eine echte Leistungssteigerung durch Nahrungsinhaltstoffe ist jedoch nur ein Nebeneffekt, der sich überwiegend in einer physiologischen Größenordnung bewegt. Im Hinblick auf die leistungssteigernden Effekte ist daher die extrem hohe Erwartungshaltung bemerkenswert, die man allgemein an den Einsatz von Nahrungsergänzungsmitteln im Sport stellt. Werden diese Erwartungen nicht erfüllt, neigen Sportler und selbsternannte Experten sehr schnell dazu, von der Sinnlosigkeit derartiger Produkte zu sprechen, ohne auch nur einmal über die vitale Bedeutung von Mikronährstoffen in der großen biochemischen Fabrik unseres Stoffwechsels nachzudenken.
Sportliche Aktivität führt zu einer Steigerung des Energiestoffwechsels und ist daher mit einem erhöhten Umsatz und Bedarf an Vitaminen und anderen Mikronährstoffen verbunden.

Tab. 20: MT-Zufuhrempfehlungen für Selen (Natriumselenit,- selenat)

	Selen pro Tag (oral)
Breitensportler	70-200 µg (z.B. 100 µg/d, etwa 1,5-2 µg Selen pro kg Körpergewicht)
✔ bei Störungen der Schilddrüse, Krebs oder Infektanfälligkeit	Labordiagnostische Kontrolle des Selenstatus (Vollblut) und Ausgleich durch individuelle Supplementierung von Selen (Na-selenit)
Leistungssportler	100-300 µg (z.B. 200 µg Selen/d)
✔ bei Infektanfälligkeit oder Störungen der Schilddrüse	Labordiagnostische Kontrolle des Selenstatus (Vollblut) und Ausgleich durch individuelle Supplementierung von Selen (Na-selenit)

Kurzinfo

Metabolic Tuning statt Doping

Eine Stoffwechsel-Optimierung mit Mikronährstoffen und bedarfsgerechte Ernährung sind immer noch der bessere Weg zum sportlichen Erfolg als die Verwendung von verbotenen und gesundheitsschädlichen Dopingmitteln (siehe auch Tab. 21).

Zahlreiche Stoffwechselfunktionen müssen mit Hilfe dieser Biokatalysatoren hoch reguliert und möglichst über die Dauer der körperlichen Belastung auf einem optimalen Niveau aufrecht erhalten werden. Enzymaktivitäten und andere metabolische Parameter erlauben dadurch Rückschlüsse auf die individuelle Belastbarkeit und das Leistungsvermögen des Körpers. Eine Optimierung dieser Parameter spiegelt insbesondere eine gute Mikronährstoffversorgung und verbesserte Leistungsfähigkeit des Stoffwechsels wider, lange bevor eine direkte Steigerung der körperlichen und mentalen Leistung sichtbar wird. Während man bei der Einnahme von Dopingmitteln immer von einem erhöhten Risiko für gesundheitliche Schäden ausgehen muss, beinhaltet die Optimierung des Stoffwechsels mit Hilfe von Vitaminen und anderen Mikronährstoffen immer das Risiko „dass es einem besser geht"!

Kurzinfo

Kommentar von Karsten Wagner (Bodybuilding Weltmeister 1994) zu Nahrungsergänzungsmitteln

„Auch in einem durch Doping stark belasteten Sport wie Bodybuilding kommt man ohne Doping aus, wenn man seine Ernährung extrem anpasst und hart trainiert. Zusätzlich stehen ja auch legale und sichere Nahrungsergänzungen wie Aminosäuren, Kreatin, Glutamin und L-Carnitin zur Verfügung, da ist Doping dann kein Thema mehr" (18).

Die Supplementierung von Mikronährstoffen im Sport erfolgt daher vor allem unter einem präventiven Gesichtspunkt. Sie dient in erster Linie der Stoffwechsel-Optimierung und dem Erhalt der Gesundheit des Sportlers. Der Einfluss des Mikronährstoffstatus auf das Immunsystem spielt dabei eine zentrale Rolle. Darüber hinaus kann ein Stoffwechsel-Tuning mit Mikronährstoffen natürlich auch die mentale und physiche Leistungsfähigkeit steigern, das Risiko für Sportverletzungen (z. B. Muskelschäden) deutlich verringern und die Regenerationsfähigkeit des Sportlers fördern.

Tab. 21: Metabolic Tuning statt Doping

	Doping	Metabolic Tuning (MT)
Definition	Unphysiologische und gesundheitsschädliche Steigerung der körperlichen Leistungsfähigkeit im Sport mit verbotenen Wirkstoffen	Physiologische Optimierung der Stoffwechselfunktionen, inklusive der psychischen und physischen Leistungsfähigkeit mit Mikronährstoffen
Ziele	Leistungssteigerung durch unphysiologische Körpermanipulation (Wirtschaftlicher Ansatz, Profitgier)	Erhalt der Gesundheit, Leistungsverbesserung durch physiologische Stoffwechsel-Optimierung (Präventiver Ansatz)
	———	Stabilisierung und Stärkung des Immunsystems
	Steigerung der Erythrozytenmasse und damit der Sauerstofftransportkapazität (z. B. EPO, Blutdoping)	Physiologische Verbesserung der Sauerstofftransportkapazität (z. B. Eisen, L-Carnitin)
	Steigerung der Muskelmasse und Muskelkraft	Förderung des Muskelaufbaus (durch eiweißreiche Ernährung) und der Muskelkraft
	Beeinflussung des Längenwachstums	Reduktion von Verletzungen, Unterstützung des Knochenstoffwechsels
	Verbesserung der Regenerationsfähigkeit	Verbesserung der Regenerationsfähigkeit
	Verminderte Ermüdbarkeit	Verminderte Ermüdbarkeit
	Verbesserte Koordination	Verbesserte Koordination
Wirkstoffe	Unphysiologische und physiologische Substanzen (z. B. Erythropoetin, Eigenblut, anabole Steroide)	Physiologische, im Körper natürlich vorkommende Mikronährstoffe (z. B. Eisen, L-Carnitin)
Wirkstoffgruppen	Anabolika, Peptidhormone, Stimulanzien, Beta-2-Agonisten, Diuretika	Vitamine, Vitaminoide, Mineralstoffe, Spurenelemente, essentielle Fettsäuren, Aminosäuren
Wirkmechanismus	Pharmakologisch und physiologisch	Physiologisch: Mikronährstoff erfüllt seine natürliche Stoffwechselfunktion (z. B. Enzymaktivierung)
Wirkungseintritt	In der Regel schnell	Langsam und schrittweise (über Wochen bis Monate): Mikronährstoffe müssen sich in den Körperzellen anreichern (z. B. Magnesium, Omega-3-Fettsäuren)
Nebenwirkungen, Toxizität	Hohes Risiko für Nebenwirkungen (z. B. Blutverdickung, Virilisierung) und irreversible gesundheitliche Schäden (z. B. Herzinsuffizienz, Riesenwachstum) mit zum Teil lebensbedrohlichen Folgen (z. B. plötzlicher Herztod)	Keine Nebenwirkungen in physiologischer Dosierung, auch in hoher, supranutritiver Dosierung geringe Nebenwirkungen bei Berücksichtigung wichtiger Ausnahmen (z. B. Vitamin A, Vitamin D, Selen)

Teil 2

Mikronährstoffe im Sport

Einleitung

Die Idee des Menschen, seine körperliche Leistungsfähigkeit durch den Verzehr leistungsfördernder Substanzen zu verbessern, ist so alt wie der Sport selbst. Schon in der Antike versuchten die griechischen Athleten ihre sportliche Leistung durch die Einnahme von bestimmten Kräutern, Pilzen oder tierischen Geschlechtsorganen wie Stierhoden zu steigern. Heutzutage gibt es im Spitzensport kaum noch Athleten, die nicht regelmäßig ihren Stoffwechsel mit Mikronährstoffen zur Optimierung der körperlichen und mentalen Leistungsfähigkeit „tunen" (Abb. 9). Erhöhte Trainingsintensitäten und -umfänge sowie verschärfte Dopingkontrollen sind die Hauptgründe, warum Nahrungsergänzungsmittel im Sport in immer stärkerem Umfang eingesetzt werden (Tab. 22).

Auch im Breitensport werden derartige Supplemente immer häufiger eingenommen. Aus präventivmedizinischer Sicht ist dies durchaus zu begrüßen. Denn auch Breitensportler zählen zu den Bevölkerungsgruppen, die ohnehin nicht immer eine optimale Versorgungslage mit Mikronährstoffen wie Eisen, Selen, Jod, Magnesium und B-Vitaminen aufweisen. Gleichzeitig werden trainingsphysiologische Gesichtspunkte, Ruhe- und Regenerationsphasen im Breitensport oft zu wenig beachtet, was nicht selten in Überlastung, Funktions- und Gesundheitsstörungen mündet. Auch in diesem Zusammenhang ist eine optimale Versorgung mit Vitaminen, Mineralstoffen und anderen Mikronährstoffen wichtig (siehe Tab. 24).

✔ Steigerung der Leistungsfähigkeit
✔ Verringerung der Infektanfälligkeit und Stärkung des Immunsystems
✔ Reduktion des Risikos für Sportverletzungen
✔ Verbesserung der Regenerationsfähigkeit
✔ Erhaltung der Gesundheit trotz hoher körperlicher Belastung

***Tab. 22:** Einnahme von Mikronährstoffen – Gründe und Motivation (Auswahl)*

Sport – Risiken durch Mikronährstoffdefizite

In Deutschland passieren pro Jahr über 2 Millionen Sportunfälle. Neben Frakturen, Bänderrissen, Luxationen, Muskel- und Kapselbandverletzungen zählen vor allem Muskelverhärtungen und -zerrungen zu den häufigsten Sportverletzungen. Häufig diagnostizieren die betreuenden Sportärzte bei Sportlern auch Erschöpfungszustände, die sich zum Beispiel durch eine gestei-

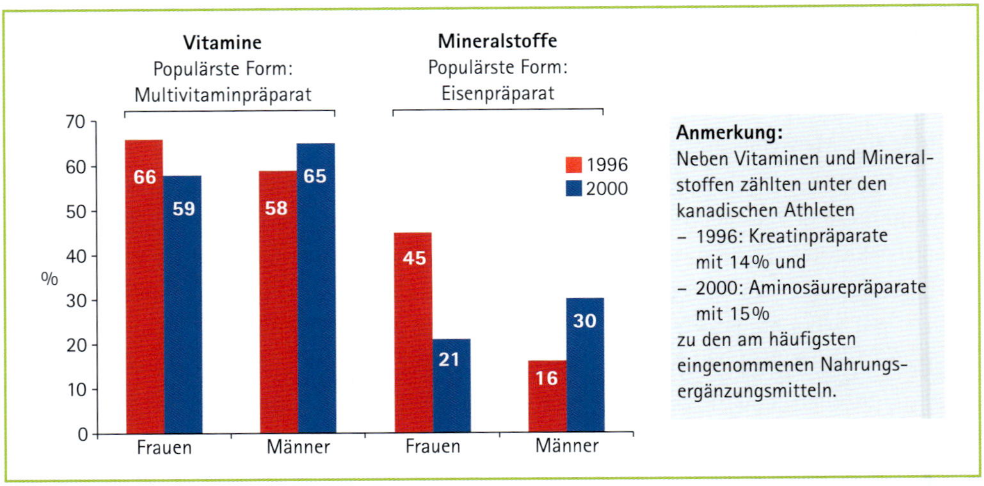

***Abb. 9:** Einnahme von Nahrungsergänzungsmitteln von kanadischen Athleten während der Olympischen Spiele 1996 in Atlanta und 2000 in Sydney (Lit. 19).*

gerte Infektanfälligkeit äußern, so dass kein regelmäßiges Training möglich ist. Die Verletzungsanfälligkeit ist dabei ebenfalls erhöht, mit der Folge einer schnellen Übermüdung und deutlich niedrigerer Spitzenleistung. Die Prävention ist deshalb bei der medizinischen Betreuung von Spitzensportlern wie auch bei der Beratung von Breitensportlern von hohem Stellenwert.

Eine unzureichende Versorgung mit Mikronährstoffen äußert sich beim sportlich Aktiven vor allem in einer geringeren Leistungs- und Regenerationsfähigkeit sowie einer erhöhten Infektanfälligkeit (Tab. 23). Zahlreiche Athleten fallen sogar häufiger aufgrund von Krankheiten und Infekten aus als aufgrund von Verletzungen. Sportler verlieren durch den hohen Energieumsatz, die vermehrte Schweißsekretion und Ausscheidung über die Nieren zum Teil erhebliche Mengen an Elektrolyten (v.a. Natrium) und Spurenelementen. Bereits breitensportliche Belastungen mit einer Schweißproduktion von etwa einem Liter pro Stunde führen zu merklichen Verlusten an Jod, Kupfer, Zink und Eisen. Nach intensivem Training oder nach Wettkämpfen kann es auch noch Tage später zu einer vermehrten Ausscheidung kommen. Körperliche Anstrengungen, Schweißverluste und oxidativer Stress können daher schnell in einem Mikronährstoffengpass münden.

Aufgrund ihres erhöhten Energieumsatzes weisen vor allem Leistungssportler einen gesteigerten Bedarf an Mikronährstoffen auf, der jedoch in der Regel nicht ausreichend über die Ernährung abgedeckt wird (20, 21). Im Leistungssport besteht zudem die Gefahr, dass Mikronährstoffmängel durch die intensive physische und psychische Belastung noch verstärkt und verschleppt werden. Besonders häufig wird eine mangelhafte Zufuhr an Vitaminen und Mineralstoffen in Sportarten beobachtet, bei denen ein niedriges Körpergewicht eine wichtige Voraussetzung für eine hohe Leistungsfähigkeit darstellt. Dazu zählen unter anderem Ballett, Eiskunstlauf, Langstreckenlauf, Skispringen und Turnen.

Tab. 23: Rationale für den Einsatz von Mikronährstoffen im Sport

Anwendungsrationale: Stoffwechsel-Optimierung (Metabolic Tuning)	Mikronährstoffe (Auswahl)
Unterstützung des Elektrolyt-, Flüssigkeit- und Wärmehaushaltes	**Elektrolyte:** ✔ Natrium, Kalium, Magnesium, Calcium
Optimierung des Energie- und Substratstoffwechsels	**Ergogene und mitochondriale Substanzen:** ✔ Kreatin-Monohydrat, Coenzym Q_{10}, L-Carnitin, Magnesium, Eisen **Aminosäuren:** ✔ Leucin, Isoleucin, Valin (VKAS), Glutamin **Vitamine:** ✔ Vitamin-B-Komplex
Stärkung des Immunsystems	**Vitamine:** ✔ Vitamin C, Vitamin-B-Komplex, Vitamin A, Vitamin D, Vitamin E **Vitaminoide:** ✔ Alpha-Liponsäure, L-Carnitin, Coenzym Q_{10} **Spurenelemente:** ✔ Zink, Selen, Eisen, Kupfer **Fettsäuren:** ✔ Omega-3-Fettsäuren (EPA/DHA) **Aminosäuren:** ✔ Arginin, Cystein (NAC), Glutamin, Glutathion, Taurin
Optimierung des Körperfettanteils	L-Carnitin, Kreatin-Monohydrat, CLA, Pyruvat
Unterstützung des Muskelmasseaufbaus und Proteinstoffwechsels	**Aminosäuren:** ✔ Arginin, Glutamin, Ornithin, VKAS **Antikatabole Substanzen:** ✔ Kreatin-Monohydrat, VKAS, CLA, Magnesium, Chrom **Hormonmodulatoren (z.B. Cortisol, Testosteron, Thyroxin):** ✔ Vitamin C, Phosphatidylserin, Zink, Selen **Optimierung des zellulärem Hydratationsstatus:** ✔ Glutamin, Taurin, Kreatin-Monohydrat **Proteinmischungen:** ✔ Proteinhydrolysate auf der Basis von Milch oder Molke (Whey), Proteinisolate (CFM-Molkeprotein)
Verringerung von Entzündungsprozessen und oxidativem Stress	**Antioxidanzien:** ✔ Vitamin C, Tocopherole/-trienole, Coenzym Q_{10}, Alpha-Liponsäure, Selen, Pycnogenol **Fettsäuren:** ✔ Omega-3-Fettsäuren (EPA/DHA) **Aminosäuren:** ✔ Cystein (NAC), Glutathion, Taurin
Regeneration nach und Schutz körpereigener Strukturen bei hohen Belastungen sowie Verringerung des Verletzungsrisikos	**Knorpel (Gelenk)- und Knochenstoffwechsel:** ✔ Glucosaminsulfat, Chrondoitinsulfat, MSM, Vitamin D, Calcium, Magnesium, Zink, Antioxidanzien, Omega-3-Fettsäuren, Arginin, Lysin
Unterstützung des Neurotransmitterstoffwechsels (z.B. Dopamin, Serotonin)	**Aminosäuren:** ✔ Tryptophan, 5-HTP, Tyrosin, Glutamin, Taurin **Vitamine:** ✔ Vitamin B_1, Vitamin B_6, Vitamin B_{12}, B-Komplex, Cholin
Ausgleich des Säure-Basen-Haushaltes	Magnesiumcitrat, Natriumbicarbonat, Kalium-, Natriumcitrat

In Sportarten mit unterschiedlichen Gewichtsklassen, zum Beispiel in Kampfsportarten, ist eine Reduktion des Körpergewichtes vor einem Wettkampf üblich und weit verbreitet. Dadurch wird der Start in einer niedrigeren Gewichtsklasse ermöglicht, was mit vermeintlich größeren Erfolgsaussichten verbunden ist. Allerdings besteht bei derartigen Gewichtsmanipulationen immer das Risiko einer unzureichenden Nährstoffversorgung. Neben den zu erwartenden Problemen im Flüssigkeits- und Elektrolythaushalt werden bei diesen Sportarten immer wieder Defizite im Bereich von Magnesium, Eisen, Jod, Zink, B-Vitaminen und Antioxidanzien wie Vitamin E festgestellt. Aber auch in anderen leistungsorientierten Disziplinen wie Schwimmen, Leichtathletik, Marathonlauf und im Fußball ist eine mangelhafte Versorgung mit Mikronährstoffen häufig (22, 23, 24).

✔ Leistungsabfall
✔ Infektanfälligkeit
✔ Motivationsverlust
✔ Schmerzhafte Muskelkrämpfe
✔ Ausbleibende Trainingsfortschritte
✔ Verzögerte Regeneration
✔ Chronische Müdigkeit
✔ Erhöhtes Verletzungsrisiko
✔ Oxidativer Stress

Tab. 24: Mikronährstoffdefizite und ihre Folgen

Sport und Mikronährstoffbedarf

Jede intensivere körperliche Aktivität, ob Breiten- oder Leistungssport, führt nicht nur zu einem erhöhten Bedarf an Energie liefernden Makronährstoffen (z.B. Kohlenhydrate), sondern auch an den Katalysatoren unseres Stoffwechsels, den Mineralstoffen, Spurenelementen und Vitaminen (24a).

Mikronährstoffe spielen bei zahlreichen katabolen (z.B. Glucoseoxidation zur ATP-Gewinnung) und anabolen Stoffwechselprozessen (z.B. Muskelaufbau, Speicherung von Muskelglykogen) eine zentrale Rolle (Abb. 10). Daneben sind sie an der Regulierung der Herzmuskelfunktion, der Muskelkontraktion, der Nervenreizleitung, der Koordination und des Säure-Basen-Gleichgewichtes beteiligt. Gerade bei sportlichen Aktivitäten verbraucht der Körper mehr Energie als normal. Körperliche Anstrengungen, Schweißverlust, Essstörungen sowie eine erhöhte oxidative Belastung können daher schnell zu einem Mehrbedarf an Mikronährstoffen führen (Tab. 28).

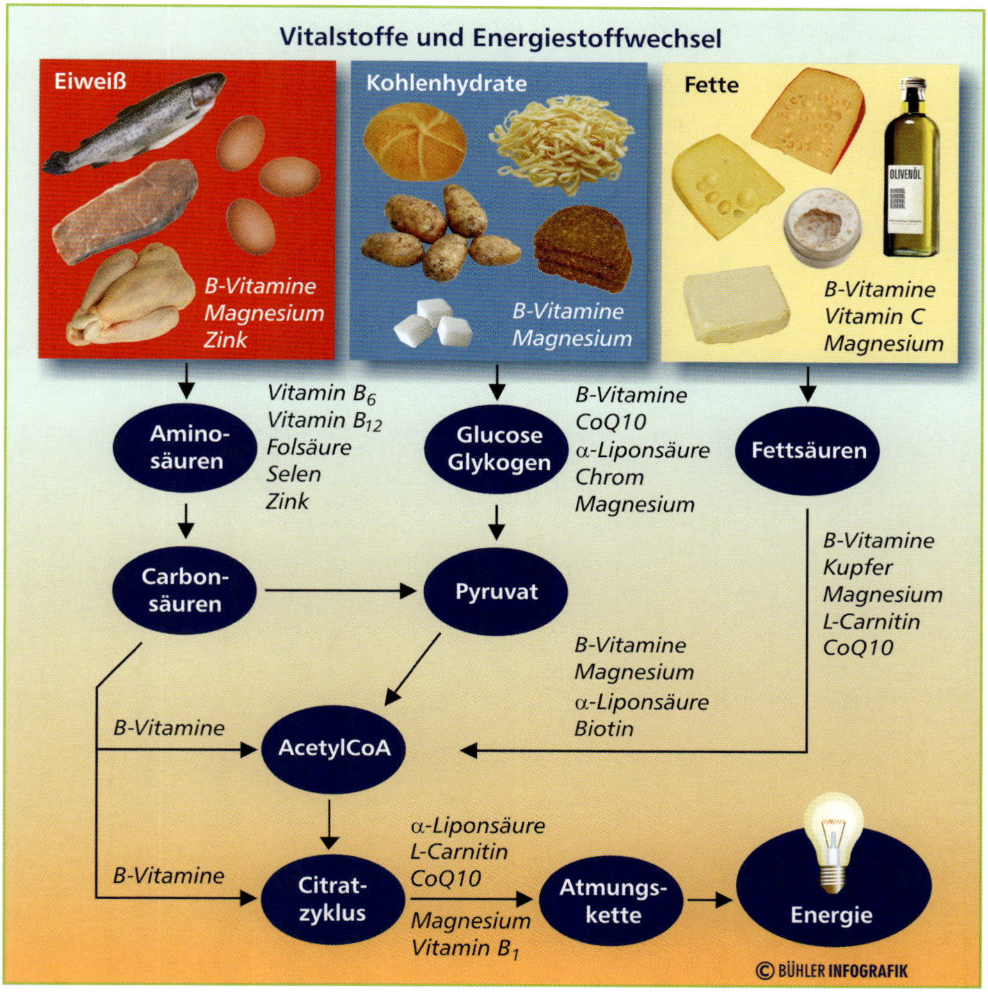

***Abb. 10:** Mikronährstoffe und Energiestoffwechsel*

Eine geringe Unterversorgung mit Mikronährstoffen kann bereits zu einer Beeinträchtigung der psychischen und physischen Leistungsfähigkeit führen. Das gilt insbesondere für Personen, die regelmäßig und intensiv trainieren. Im Hinblick auf eine optimale Stoffwechselfunktion und körperliche Fitness sind Sportler deshalb noch stärker als Nichtsportler auf eine gute Versorgung mit Mikronährstoffen angewiesen.

Ursachen für einen erhöhten Bedarf und/oder unzureichende Zufuhr von Mikronährstoffen

Mikronährstoffverluste über den Schweiß, Stuhl und Urin

Mikronährstoffe, vor allem die Mineralien und Elektrolyte, werden je nach Art, Dauer und Intensität der körperlichen Belastung vermehrt über den Stuhl, den Urin und vor allem über den Schweiß ausgeschieden (25, 26, 27, 28). Die mittleren Flüssigkeitsverluste bei Langzeitbelastungen in milden Umgebungsbedingungen liegen bei etwa 1 Liter pro Stunde (29). Die Schwankungsbreiten der Schweißraten bewegen sich hierbei unter vergleichbaren Bedingungen zwischen 0,5 und 1,7 Liter pro Stunde. Unter extremen Umständen (z. B. große Hitze, hohe Luftfeuchtigkeit) und bei sehr leistungsstarken Athleten können stündliche Schweißraten von bis zu 3 Litern und mehr auftreten (30, 31, 32, 33). Die Flüssigkeitsverluste während eines Fußball- oder Hockeyspiels können bei hohen Temperaturen 4 bis 5 Liter erreichen.

Pro Liter Schweiß verliert der Körper um die 1000 mg Natrium sowie kleinere Mengen an Kalium, Calcium, Magnesium, Zink, Iod (30-50 µg/l), Eisen und Kupfer (siehe Tab. 25). Davon können auch die wasserlösliche Vitamine (z. B. Vitamin B_1) und einige Aminosäuren betroffen sein. Eine genaue Kalkulation der Mineralstoff- und Spurenelementverluste über den Schweiß ist jedoch schwierig, da diese durch individuelle Adaptationsphänomene als auch die Intensität und Art der Belastung beeinflusst werden.

Mineralstoff	Konzentration im Schweiß (mg/l)	Absorptionsrate (%)
Natrium	700 – 2000	100
Kalium	200 – 480	90 – 95
Magnesium	20 – 50	30 – 50
Calcium	20 – 70	20 – 40
Iod	0,03 – 0,05	90 – 100
Zink	0,5 – 1,0	15 – 30
Kupfer	0,5 – 0,9	30 – 40
Eisen	0,3 – 0,7	10 – 15

Tab. 25: Elektrolyt- und Spurenelementverluste über den Schweiß (Durchschnittswerte)

Tab. 26: Mikronährstoffdefizite durch restriktive Nahrungsaufnahme (Ess-Störungen) - Symptome (Auswahl)

Mikronährstoffmangel	Folgen/Symptom
Magnesium, Kalium, Natrium	Elektrolytstörungen, Herz-Kreislauf-Probleme
Eisen, Kupfer	Blutarmut, Infektanfälligkeit, Kälteempfindlichkeit
Calcium, Vitamin D, Zink	Verlust an Knochenmasse und Knochenstruktur, Risiko für Osteoporose
Eisen, Zink, B-Vitamine	Haarausfall, Hautveränderungen, brüchige Nägel
Jod, Selen	Störungen des Schilddrüsenhormonstoffwechsels, Infektanfälligkeit
Vitamin C, Zink	Verzögerte Wundheilung

Der erhöhte Sympathikustonus während der körperlichen Belastung geht mit einer verminderten Durchblutung des Magen-Darm-Traktes einher. Das kann vor allem bei Ausdauerbelastungen im Hinblick auf die intakte Schleimhautfunktion problematisch werden. Bei einem nicht unerheblichen Anteil von Ausdauersportlern ist nach Wettkämpfen Blut im Stuhl nachweisbar. Von Marathonläufern wird beispielsweise häufig über blutige Durchfälle berichtet. Danach ist unter intensiven Ausdauerbelastungen mit einem ausgeprägten Verlust von Mineralstoffen und Spurenelementen – vor allem Eisen – über die Schleimhäute zu rechnen. Bei Langstreckenläufern konnte eine deutlich beschleunigte Eisenkinetik mit einer Verdoppelung des Eisenumsatzes beobachtet werden (33b). Auch die resorptive Funktion der Darmschleimhaut kann noch Tage nach einer intensiven Ausdauerbelastung beeinträchtigt sein, so dass die Aufnahme und Verfügbarkeit von Mineralstoffen gestört wird.

Intensive Ausdauerbelastungen führen, insbesondere wenn sie mit einer ausgeprägten Übersäuerung einhergehen, zu einer Umverteilung der Mineralstoffe und Spurenelemente zwischen den einzelnen Körperkompartimenten. Dadurch werden beispielsweise Kalium und Magnesium von intrazellulär nach extrazellulär verlagert. Die Folge ist ein erhöhter Verlust dieser beiden Elektrolyte über den Urin. Neben der belastungsbedingten pH-Wert-Verschiebung kann sich auch eine verminderte Nierendurchblutung ungünstig auf den Mineralstoff- und Spurenelementhaushalt auswirken (33c).

Essstörungen und Mikronährstoffdefizite

Im Leistungs- wie auch im Breitensport sind Ess-Störungen wie Anorexia nervosa (Magersucht), Bulimie (Ess-Brechsucht) und Anorexia athletica häufig. Vor allem Sportarten, die sich durch einen direkten Zusammenhang zwischen Leistung und Körpergewicht auszeichnen (z. B. Eiskunstlauf, Marathonlauf, Skispringen) können zu einem restriktiven Essverhalten führen, das in vielen Fällen in einer Essstörung mit mangelhafter Aufnahme von Mikronährstoffen mündet.

Zu den Hauptursachen zählen neben der individuellen Leistungsorientierung vor allem die Bedeutung des Körpergewichts unter ästhetischen Aspekten sowie die Einteilung in Gewichtsklassen bei verschiedenen Sportdisziplinen (34, 36). Die Gewichtsabnahme ist selbst verursacht und wird über eine restriktive kalorische Nahrungsaufnahme und Methoden, wie selbstausgelöstes Erbrechen, Gebrauch von Abführ- oder Entwässerungsmitteln, Appetitzüglern und/oder übertriebene körperliche Aktivität erreicht. Wer langfristig ein zu geringes Körpergewicht konserviert, geht eine hohes Risiko für gesundheitlichen Störungen (z. B. erhöhte Infekt-, Verletzungsanfälligkeit) und einen starken Abfall der sportlichen Leistungsfähigkeit ein (Tab. 26).
Eine besondere Gefährdung geht von den ästhetischen Sportarten mit ausgeprägten Schlankheitsidealen wie Turnen, rhythmischer Sportgymnastik, Eiskunstlauf oder Tanzen aus. Sportlerinnen sind dabei wesentlich stärker gefährdet als Sportler (Tab. 27). Obwohl auch Männer Ess-Störungen entwickeln, bleiben sie in erster Linie eine frauenspezifische Erkrankung. In Kombination mit Menstruationsstörungen und Osteoporose werden Ess-Störungen bei Frauen auch als „Triade der sporttreibenden Frau“ beschrieben, die bis zu 66 % der Spitzensportlerinnen betreffen kann (34, 35, 37).

***Tab. 27:** Sportarten mit erhöhtem Risiko für Ess-Störungen (Auswahl)*

Ästhetische Sportarten	Eis- und Rollkunstlauf, Tanzen, Turnen, Synchronschwimmen, rhythmische Sportgymnastik, Wasserspringen
Ausdauer-Sportarten	Marathon, Skilanglauf, Biathlon, Radrennen
Ballspiel-Sportarten	Badminton, Fußball, Tennis, Unterwasserrugby, Volleyball
Gewichtsklasse-Sportarten	Boxen, Ringen, Rudern, Gewichtheben, Kampfsport, Pferderennsport
Technische Sportarten	Ski alpin, Skispringen, Reiten, Segeln, Fallschirmspringen, Leichtathletik.

Sauerstoffumsatz und mitochondriale Radikalbildung (Oxidativer Stress)

Die mitochondriale Energieproduktion (Abb. 32) ist direkt mit der Bildung von aggressiven Sauerstoff- und Stickstoffradikalen gekoppelt. Unter normalen und Trainingsbedingungen werden etwa 2–5 % des aufgenommenen Sauerstoffs in den Mitochondrien nicht zu Wasser, sondern zu Superoxid-Radikalen umgewandelt (37a). In Abhängigkeit von der Intensität der körperlichen Belastung dürfte es einen Schwellenwert geben, bei dessen Überschreiten eine dramatische Erhöhung des oxidativen Stresses auftritt (Abb. 12). Dieser Schwellenwert wird wahrscheinlich wesentlich vom Trainings- und Gesundheitsstatus beeinflusst (37b). Es

Kurzinfo

Oxidativer Stress bei 50-minütiger ruderergometrischer Belastung

In einer Studie an 29 Sportstudenten führte eine 50-minütige Belastung auf dem Ruderergometer im oberen Ausdauerbereich, entsprechend einer Ausdauertrainingseinheit, zu einem signifikanten Anstieg der Lipidperoxidation sowie zu einer Abnahme der antioxidativen Kapazität. Obwohl messbare Veränderungen der Vitaminspiegel bei dieser Belastung nicht nachweisbar waren, sollte dennoch vor dem Hintergrund dieser Ergebnisse und insbesondere bei einer hohen Trainingsfrequenz auf eine antioxidanzienreiche Ernährung auch im Freizeitsport geachtet werden (39).

wird angenommen, dass regelmäßiges moderates Training über eine Stärkung der körpereigenen antioxidativen Schutzmechanismen und eine verringerte Produktion von freien Radikalen, zu einer verbesserten Toleranz für oxidativen Stress führt. Aufgrund des gesteigerten Sauerstoffumsatzes kommt es vor allem unter intensiver sportlicher Ausdauerbelastung zu einer erhöhten Belastung des Organismus mit freien Sauerstoffradikalen (Abb. 11), die allgemein als oxidativer Stress bezeichnet wird (37c, 38).

Vitamin E verringert oxidative Membranschäden der Muskelzellen!

Die übermäßige Produktion von freien Radikalen bei extremer körperlicher Belastung fördert oxidative Gewebeschäden, vor allem in der Skelett- und Herzmuskulatur. Weiterhin kann eine Anhäufung von freien Radikalen Schäden an der DNA (Erbsubstanz), Proteinen, Lipiden und vor allem an den an mehrfach ungesättigten Fettsäuren reichen Zellmembranen auslösen. Eine Schädigung der mitochondrialen DNA durch reaktive Sauerstoffspezies mündet in einer zunehmenden Störung der mitochondrialen Atmungskette mit einer verringerten ATP-Produktion. Bemerkenswert ist, dass es im Hinblick auf die Fähigkeit, freie Radikale abzufangen geschlechtsspezifische Unterschiede zugeben scheint, die auf eine höhere weibliche antioxidative Kapazität, aufgrund der antioxidativen Wirkung der Östrogene hinweisen.

Freie Radikale können Muskelzellen schädigen, Entzündungen auslösen, das Immunsystem schwächen und die Regeneration nach einer sportlichen Belastung verlangsamen. Besonders Fußballer, Handballer und Schwerkraftsportler, die häufig in den anaeroben Bereich gehen müssen oder Ausdauerathleten, die Höhentraining betreiben, sollten ihren antioxidativen Schutz vor freien Radikalen mit Vitamin C und Vitamin E (mg-Verhältnis 2:1 bzw. 3:1), Coenzym Q_{10} und Selen stärken.

Endogen (im Körper)		Exogen (durch äußere Einflüsse)
Psychische Belastungen ▶		◀ Intensive physische Belastungen
Chronische Entzündungen ▶		◀ Zigarettenrauch
Atmungskette (Mitochondrien) ▶		◀ Arzneimittel (Chemotherapie/Antibiotika)
Zellen des Immunsystems (Phagozyten) ▶	**Freie Radikale**	◀ Hitze
Oxi-Hämoglobin ▶		◀ Pestizide
Oxidative Enzyme ▶		◀ Infektionen
Hormonstoffwechsel (z. B. Schilddrüse) ▶		◀ Strahlung, Ultraschall
Verzuckerungsprodukte (AGEs) ▶		◀ Sauerstoffmangel, Leistungssport
		◀ Luftverschmutzung (NO_x, O_3)

Abb. 11: *Entstehung freier Radikale*

Eine erhöhte Oxidation von Lipiden (Fettsäuren) durch freie Sauerstoffradikale kann bei intensiver Belastung zu Membranschäden der Muskelzelle führen, was durch einen vermehrten Ausstrom muskulärer Enzyme gekennzeichnet ist. Eine japanische Arbeitsgruppe stellte nach einem 6-tägigen plötzlich auf 48,3 km/Tag gesteigerten Lauftraining einen Anstieg der Creatin-Kinase-Aktivität im Serum auf 1000 U/L fest. Bei vorheriger 4-wöchiger Einnahme von täglich 800 mg α-Tocopherol fiel dieser Anstieg – wie auch der Anstieg der Laktat-Dehydrogenase – deutlich geringer aus. Als Zeichen einer verminderten Lipidperoxidation (Fettsäureoxidation) war die Konzentration von Lipidperoxidationsprodukten (z. B. Thiobarbitursäure-reaktive Substanzen) nach Gabe von α-Tocopherol bereits vor Aufnahme des intensivierten Trainings gegenüber Plazebo erniedrigt. Die Ergebnisse bestätigen so den mehrfach in der Praxis beobachteten positiven Effekt einer Vitamin-E-Substitution auf die Muskelzellmembran bei intensivem Training (40).

Enzymaktivität und Stoffwechselleistung

Bei körperlicher Belastung müssen viele Stoffwechselfunktionen gesteigert und optimal über die Dauer der Belastung aufrechterhalten werden. Höhere Enzymaktivitäten durch einen erhöhten Energieumsatz führen immer auch zu einem Mehrbedarf an Vitaminen, Mineralstoffen und Spurenelementen, die als Cofaktoren oder Coenzyme für die eigentliche Enzymleistung verantwortlich sind (41).

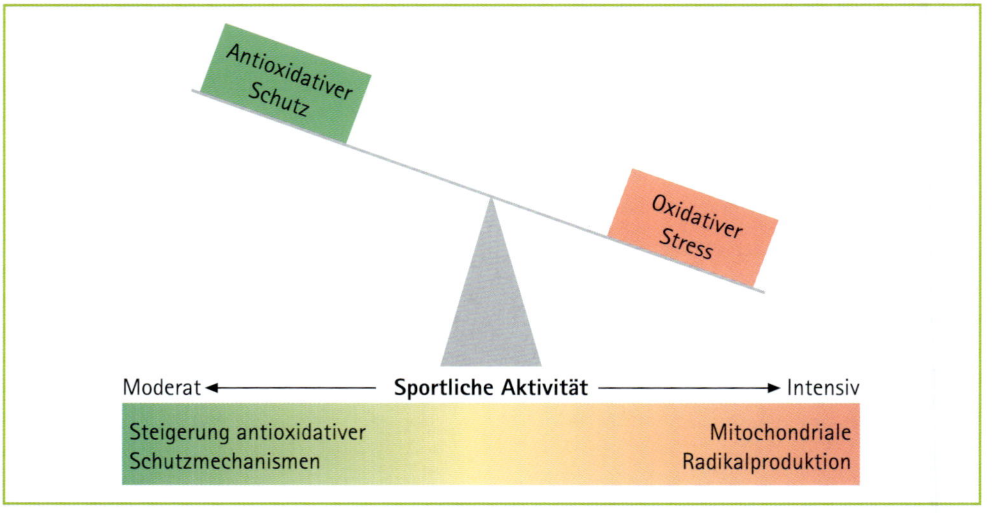

Abb. 12: *Oxidativer Stress in Abhängigkeit der Intensität der sportlichen Aktivität*

B-Vitamine üben an zahlreichen Schaltstellen im Energiestoffwechsel coenzymatische Funktionen aus, ohne die eine Umwandlung der Kohlenhydrate, Fette und Eiweiße in verwertbare Stoffwechselenergie nicht möglich wäre (siehe Abb. 10). Der hohe Energie- und insbesondere Kohlenhydratumsatz ist beim Sportler mit einem erhöhten Vitamin B_1-Bedarf (Thiamin) verbunden. Auch der Bedarf an anderen B-Vitaminen wie zum Beispiel den mitochondrialen Substanzen Riboflavin und Vitamin B_3 ist erhöht. Untersuchungen an Sportlern zeigen anhand entsprechender Blutparameter (z. B. Vitamin B_1 im Vollblut) häufig eine suboptimale Versorgung mit B-Vitaminen. Neben einer unzureichenden Versorgung mit Folsäure und Vitamin B_{12} kann es nach intensiver Ausdauerbelastung auch durch einen Mangel an der Aminosäure Serin infolge einer vermehrten Aminosäurenverwertung zu einem Anstieg der Homocysteinwerte im Blut kommen (42).

Tab. 28: Faktoren, die zu einem Mehrbedarf an Vitaminen, Mineralstoffen und Spurenelementen bei Sportlern führen

Faktor	Mikronährstoff	Folgen
Fehlernährung (z.B. Fast food, viel Kaffee, Alkohol, wenig frisches Obst und Gemüse, Vollkornprodukte)	Alle Mikronährstoffe	Infektanfälligkeit, lange Regeneration, erhöhtes Verletzungsrisiko, Krämpfe, Muskel-, Leistungsschwäche
• Verzicht auf Milchprodukte	Calcium	Schmerzhafte Muskelkrämpfe, Übererregbarkeit, Knochenabbau, Osteoporose, Herzrhythmusstörungen
• Vegetarier	Eisen, Vitamin B_{12}, Vitamin A, Zink, Jod	Anämie, Homocysteinämie, Infektanfälligkeit, Schilddrüsenstörungen
• Wenig grünes Gemüse	Folsäure	Homocysteinämie
Reduktionskost (Gewichtsklasse-Sportarten)	Alle Mikronährstoffe	Infektanfälligkeit, Müdigkeit, lange Regeneration, Schwindel, erhöhtes Verletzungsrisiko, Krämpfe, Menstruationsunregelmäßigkeiten
Essstörungen (z.B. Anorexia athletica bei ästhetischen Sportarten wie Eiskunstlauf, rhythmische Sportgymnastik)	Alle Mikronährstoffe	Anämie, Elektrolytstörungen, Infekte, hormonelle Störungen (z.B. Schilddrüse), Verlust an Knochenmasse, Kälteempfindlichkeit, Triade der sporttreibenden Frau: Zyklusstörungen, Osteoporose und Essstörungen
Schwitzen	Natrium (NaCl)	Muskelschwäche, Schwindel, Durst, erhöhte Krampfneigung
	Kalium	Muskelschwäche, schlechte Ausdauer, lange Regeneration
	Magnesium	Schmerzhafte Wadenkrämpfe, Müdigkeit, Muskelschwäche, Muskelzuckungen an Augen und Mundwinkeln, nervöses Zittern, Herzrhythmusstörungen
	Zink	Infektanfälligkeit, Wundheilung
	Jod	Störungen der Schilddrüsenfunktion
Oxidativer Stress	Antioxidanzien (z.B. Vit. A, C, E, Selen, CoQ_{10})	Entzündliche Prozesse, Gewebe- und oxidative Muskelschäden
Blutungen im Magen-Darm-Trakt	Eisen	Anämie, Müdigkeit, schlechte Ausdauer, Infektanfälligkeit
Ausscheidung mit dem Urin	Chrom, Zink, Vitamin B_1	Störungen im Kohlenhydrat-, Protein- und Fettstoffwechsel
Zerstörung roter Blutkörperchen unter der Fußsohle (Laufen)	Eisen	Anämie (Blutarmut), Müdigkeit, oxidativer Stress

Wasserhaushalt und Elektrolyte

Flüssigkeitsverlust und Leistung

Ein weitgehend ausgeglichener Flüssigkeitshaushalt sichert bei Langzeitbelastungen die Aufrechterhaltung der mentalen und physischen Leistungsfähigkeit. Historisch ist überliefert, dass der Sieger im ersten olympischen Marathonlauf, der Grieche Spiridou Louis, nur durch entsprechende Nahrungs- und Flüssigkeitsaufnahme die letzten Kilometer stabil durchlaufen konnte. Körperliche Aktivität führt in Abhängigkeit der Art und Intensität der sportlichen Belastung, der Umgebungstemperatur und des Trainingszustandes pro Stunde zu einem Flüssigkeitsverlust über den Schweiß von bis zu 3 Litern und mehr (Abb. 13). Schweiß ist hypoton und besteht zu 99 % aus Wasser.

Schwitzen bei körperlicher Aktivität schützt vor lebensgefährlicher Überhitzung (Hyperthermie) (45). Kein Nährstoffverlust wirkt sich jedoch so schnell leistungsmindernd aus wie ein Wassermangel (Dehydratation), da unsere Muskelzellen nicht mehr ausreichend mit Sauerstoff und Nährstoffen versorgt werden (Tab. 29). Schwindel, Muskelkrämpfe und Durchblutungsstörungen sind die Folge. Deshalb muss der Sportler vor, während und vor allem nach dem Sport ausreichend trinken.

Flüssigkeitsaufnahme

Allgemein wird empfohlen bei länger als 45 Minuten dauernden Belastungen oder intervallartigen (Spiel-)Sportarten alle 15 bis 20 Minuten etwa 100 bis 200 ml Flüssigkeit in Form von Mineralwässern oder leicht hypotonen bzw. isotonen kohlenhydrathaltigen Elektrolytgetränken zu trinken. Bei Langdistanz-Wettbewerben (z. B. Ironman, Triathlon) wird Athleten üblicherweise pro Stunde eine Flüssigkeitsaufnahme von 500 bis 1000 ml (etwa

Tab. 29: Flüssigkeitsverlust und Leistungsfähigkeit

Leistungsfähigkeit und Symptome	Abnahme vom Ausgangsgewicht (%)	Massenverlust (bezogen auf 70 kg Körpergewicht)
Volle Leistungsfähigkeit, Durstgefühl	1 %	0,7 kg
Leistungserhalt bei großer Anstrengung	2 %	1,4 kg
Beginnender Leistungsabfall, zunehmende Müdigkeit	3 %	2,1 kg
Starker Leistungsabfall, zum Teil Belastungsabbruch	4 %	2,8 kg

Kurzinfo

Wasser!

Unter den Bestandteilen des Körpers nimmt Wasser mit 50 bis 66 % des gesamten Körpergewichtes den größten Anteil ein. Wasser ist für alle im Organismus ablaufenden Stoffwechselprozesse ein unentbehrlicher Stoff. Wasser bildet das zentrale Milieu für biochemische Reaktionen, dient als Lösungs- und Transportmittel für essentielle Stoffwechselprodukte und Mikronährstoffe, stabilisiert die Zellmembranen, reguliert die Körpertemperatur, den osmotischen Druck und den Säure-Basen-Haushalt. Eine negative Wasserbilanz infolge einer mangelhaften Wasserzufuhr, Durchfall, Erbrechen oder Blutverlust führt zu erheblichen Beeinträchtigungen zahlreicher Körperfunktionen bis hin zum Tod.

750 ml/h) empfohlen. In der letzten Stunde vor dem Start sollten bei Wettkämpfen von über 1 h Dauer 250 bis 500 ml getrunken werden.

Während der Belastung ist es nicht notwendig, den Flüssigkeitsverlust vollständig auszugleichen. Allerdings sollte der Nettoflüssigkeitsverlust während der Belastung nicht mehr als 1 % des Ausgangsgewichtes betragen. Ein übermäßiges Trinken während der Belastung ist wegen der Gefahr einer Hyponatriämie infolge einer zu starken Flüssigkeitsansammlung zu vermeiden. Nach der Belastung ist es zum Erreichen einer kompletten Rehydration erforderlich, etwa 150 % der zuvor verlorenen Flüssigkeit zu ersetzen.

Ein Natriumzusatz von 500 bis 1000 mg pro Liter Sportgetränk begünstigt die Flüssigkeitsresorption und ist vor allem bei längeren Ausdauerbelastungen von über 4 Stunden Dauer zur Vorbeugung einer Hyponatriämie (Natriummangel im Blut) sinnvoll. Eine Überladung des Sportgetränkes mit osmotisch wirksamen aber während der Belastung wenig relevanten Inhaltsstoffen sollte vermieden werden. Leicht hypotone bzw. isotone Getränke sorgen dagegen für einen schnellen Flüssgkeitsersatz bei gleichzeitig guter Magen-Darm-Verträglichkeit (43) (44).

Kohlenhydrathaltige Sportgetränke

Kohlenhydrate finden sich in Sportgetränken in Form von Mono- (Glucose, Fruktose), Di- (Saccharose) und Polysacchariden (Oligosaccharide wie Maltodextrine) wieder. Ein Vorteil der Oligosaccharide ist, dass sie im Vergleich zu Monosacchariden bei gleicher Energiedichte eine geringere osmotische Aktivität aufweisen und somit in einer höheren Konzentration verabreicht werden können ohne dass dadurch die Flüssigkeitsaufnahme im Dünndarm behindert wird.

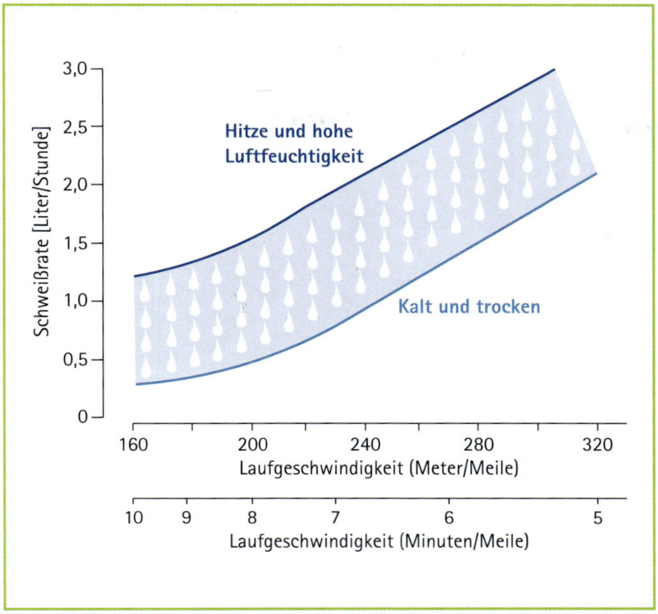

Abb. 13: Schweißbildungsrate (l/h) in Abhängigkeit von Klima und Laufgegschwindigkeit

Die bessere Verfügbarkeit von Kohlenhydraten verbessert zum einen die Ausdauerleistung bei Belastungen, die länger als 1 bis 2 Stunden dauern (43). Zum anderen wird die bei intensiven und längeren Ausdauerbelastungen zu beobachtende Stressreaktion auf das Immunsystem abgemildert. Da bei Belastungen unter Hitzebedingungen vermehrt auf Kohlenhydrate als Energiesubstrat zurückgegriffen wird, sollte auch unter diesen Bedingungen das Sportgetränk einen Kohlenhydratanteil aufweisen.

Im Hinblick auf die Zusammensetzung des Sportgetränkes hat sich ein Kohlenhydratanteil von 4 % bis 8 % (entspricht 40 bis 80 g Kohlenhydrate pro Liter) als günstig erwiesen, da mit dieser Konzentration eine kurze Verweildauer im Magen und eine rasche Weiterleitung in den Dünndarm erreicht werden kann. Einen entsprechenden Kohlenhydratanteil erreichen auch mit Mineralwasser verdünnte Fruchtsäfte (Verhältnis Fruchtsaft zu Mineralwasser 1:2), sie stellen wegen ihrem Fruchtsäure- und Kaliumgehalt während Ausdauerwettkämpfen jedoch nicht die optimale Lösung dar.

Getränke mit höherem Kohlenhydratanteil von > 8 % eignen sich vor allem zur Wiederauffüllung der Glykogenspeicher des Organismus nach der sportlichen Belastung. Im Zeitraum bis zu 60 Minuten nach der sportlichen Belastung ist die Rate der muskulären Glykogensynthese am höchsten.

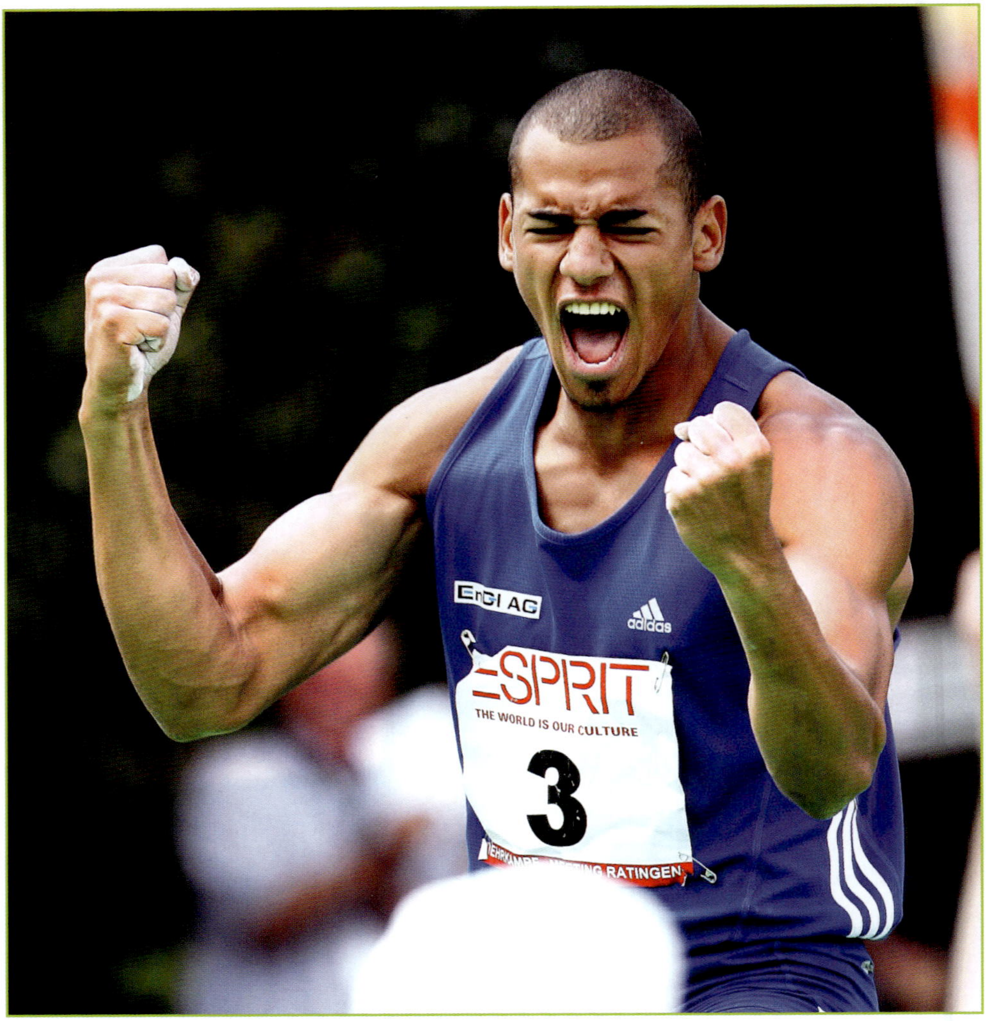

Abb. 14: *Norman Müller beim Zehnkampf-Meeting in Ratingen*

Elektrolyte und Mineralstoffe

Die Elektrolyte Natrium, Kalium, Magnesium und Chlorid sind von elementarer Bedeutung für die Muskelarbeit, den Energiestoffwechsel, die Wärmeregulation und den Flüssigkeitshaushalt. Je nach Umgebungstemperatur, Art und Intensität der Belastung – vor allem im Ausdauerbereich – können Wasserverluste von bis zu 3 Litern pro Stunde und mehr auftreten. Bei schweißtreibender sportlicher Aktivität ist eine leistungsgerechte Elektrolytversorgung deshalb besonders wichtig.

Natrium und Chlorid

Natrium ist ein lebensnotwendiger Mineralstoff mit vielfältigen physiologischen Aufgaben. Zusammen mit Kalium reguliert Natrium den Wasserhaushalt und den osmotischen Druck im Körper. Natrium fördert dabei die Wasseraufnahme im Darm und bindet Wasser in den Geweben. Die Natriumkonzentration in den Geweben und im Blut beeinflusst den Blutdruck, die Übertragung und Weiterleitung von Nervenimpulsen, die muskuläre und nervale Erregbarkeit, den Säure-Basen-Haushalt sowie das osmotische Gleichgewicht. Natrium ist zudem unerlässlich für die Aufnahme und den Transport von Glucose, Aminosäuren und anderen Nährstoffen. Chlorid ist für die Bildung der Salzsäure im Magen wichtig.

In unserer Nahrung kommt Natrium überwiegend als Kochsalz (Natriumchlorid) vor. 1 g Kochsalz (NaCl) enthält etwa 0,4 g Natrium. Andere häufige Salzformen sind Hydrogencarbonat (Bicarbonat), Ascorbat oder Citrat.
Im Sport verliert der Körper mit dem Schweiß größere Mengen an Natrium (durchschnittlich etwa 2,5 g NaCl/Liter), das er für die Muskelkontraktion und die Regulation des Wasserhaushaltes unbedingt braucht. Der Natriumverlust unterliegt allerdings selbst bei vergleichbaren äußeren Bedingungen großen interindividuellen Schwankungen. Hitzeungewohnte Personen können bis zu 4,5 g NaCl pro Liter Schweiß (= 1,8 g Natrium/l) und mehr verlieren.

Tab. 30: Natrium – wichtige Aufgaben und Funktionen

Wasserhaushalt	Häufigstes Elektrolyt außerhalb der Zelle, zieht Wasser an und transportiert es in die Zellen (Gewebe), Regulation des Säure-Basen-Haushaltes und des osmotischen Drucks
Nerven-/Muskelfunktion	Erregungs- und Weiterleitung von Nervenimpulsen, Muskelkontraktion
Resorption	Resorption und Transport von Nährstoffen (z.B. Glucose, Aminosäuren), fördert die Wasseraufnahme und Bindung im Gewebe
Enzyme	Aktivierung verschiedener Enzyme

Kurzinfo

Muskelkrämpfe durch Natriummangel

Was häufig übersehen wird: Nicht nur eine unzureichende Versorgung mit Magnesium, sondern auch mit Natrium kann die Neigung zu Muskelkrämpfen erhöhen!

Bei Extremausdauerbelastungen können über den Schweiß bei einem Wettkampf bis zu 10 g Natrium ausgeschieden werden (Abb. 15).

Die Natriumkonzentration im Blut beträgt 135 bis 145 mmol/l. Ein Abfall des Natriumblutspiegels unter 135 mmol/l wird als Hyponatriämie bezeichnet. Eine Hyponatriämie (< 135 mmol/l) ist eine häufige und ernstzunehmende Komplikation bei ultralangen Belastungen. So wird bei Finishern des Neuseeland-Marathons und des Hawai-Ironman-Triathlons die Häufigkeit einer belastungsbedingten Hyponatriämie mit 23 bzw. 29 % angegeben (46, 47,48, 49).

Zu den unspezifischen Symptomen einer leichten Hyponatriämie (130-134 mmol/l) zählen:

- ✔ Erschöpfung
- ✔ Muskelkrämpfe, -schwäche
- ✔ Unwohlsein
- ✔ Erbrechen
- ✔ Kopfschmerzen
- ✔ Müdigkeit

Eine ausgeprägten Hyponatriämie (< 130 mmol/l) kann sich durch Symptome wie Koordinations- und Bewusstseinsstörungen, epileptische Krampfanfälle, Kollaps bis hin zum Koma äußern. Neben den hohen Salz- und Wasserverlusten über den Schweiß zählen im Sport eine zu hohe Wasseraufnahme, eine belastungsbedingte Erniedrigung der Urinproduktion (Überschreitung der Ausscheidungskapazität der Niere), Zunahme der extrazellulären Flüssigkeit (Verdünnungsseffekt) und weibliches Geschlecht zu den wesentlichen Risikofaktoren für eine Hyponatriämie.

Der Ersatz des verlorengegangenen Natriums ist neben der Flüssigkeitszufuhr zur Aufrechterhaltung der körperlichen Leistungsfähigkeit und zur Vermeidung gesundheitlicher Störungen im Sinne einer Hyponatriämie oder Thermoregulationsstörung von zentraler Bedeutung. Ohne Natrium ist der Sportler nicht in der Lage, die Flüssigkeit und die frische Energie durch leicht verfügbare Kohlenhydrate in optimaler Geschwindigkeit zu verwerten. Deshalb sollte gerade bei Langzeitbelastungen (z. B. Marathon, Triathlon) an eine ausreichende Natriumzufuhr von 0,75 bis 2 g Natriumchlorid (= 0,3 bis 0,8 g Natrium) pro Liter Sportgetränk gedacht werden.

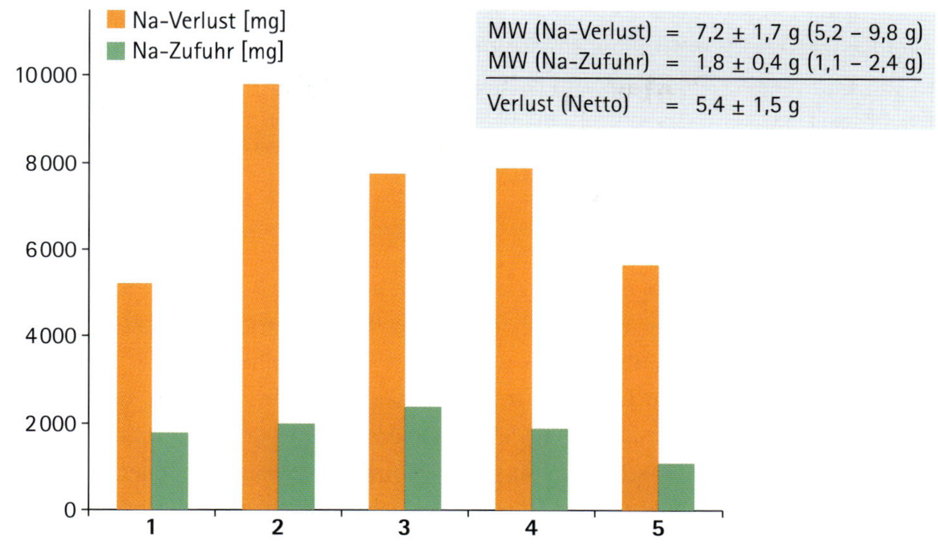

Abb. 15: Natriumzufuhr und -verluste bei 5 Teilnehmern eines Ironman-Wettkampfes 1997 in Roth (MW=Mittelwert)

Kurzinfo

Frauen sind häufiger von Hyponatriämie betroffen

In einer Studie an Triathleten hatten 45 % der Frauen, die den Neuseeland-Ironman-Triathlon absolvierten, eine Hyponatriämie entwickelt im Vergleich zu 14 % der Männer.

Kalium

Kalium ist der wichtigste intrazelluläre Mineralstoff unseres Körpers. Mit etwa 60 % enthalten die Muskelzellen am meisten Kalium. Als Gegenspieler von Natrium reguliert Kalium den Wasserhaushalt, das Säure-Basen-Gleichgewicht, die Nervenreizleitung, die Muskelkontraktionen sowie das Membranpotential, die elektrische Spannung der Zellmembranen. Kalium ist vor allem für die Aufrechterhaltung der Spannkraft (Tonisierung) der Skelettmuskulatur, der Herz- und Gefäßmuskulatur sowie der Muskulatur des Verdauungstraktes, der Blase und der abführenden Harnwege verantwortlich. Die muskuläre Kraftleistung dieser Organe wird von Kalium gesteuert.

Kurzinfo

Der Kalium-Haushalt ist von Magnesium abhängig

Häufig wird vergessen, dass die zelluläre Verwertung von Kalium magnesiumabhängig ist. Kalium wird mit Hilfe des magnesiumabhängigen Enzyms Na+/K+-ATPase in die Zellen gepumpt. Bei einem Magnesiummangel leckt Kalium daher wie aus einem löchrigen Eimer aus den Zellen und geht mit dem Urin verloren!

Kalium spielt wie Magnesium eine zentrale Rolle im Energiehaushalt. Elementare Funktion unseres Stoffwechsels ist die Produktion des körpereigenen Treibstoffs Adenosintriphosphat (ATP). Kalium ist am Aufbau dieser universellen Energieeinheit beteiligt. Damit unser Körper Glucose in Form von Glykogen in den Muskeln und der Leber als Energiereserve speichern kann, brauchen wir Kalium. Kein Wunder, das Kalium- und Magnesiummangel zu den häufigsten Ursachen für schlechte Ausdauerleistungen und lange Regenerationsphasen im Sport zählen. Der Aufbau und die Regeneration geschädigter muskulärer Strukturen ist von einer guten Verfügbarkeit von Kalium abhängig.

Herauszustellen ist die Funktion von Kalium bei der Übertragung von Impulsen zwischen Nerven und Muskeln und der Muskelkontraktion. Auch Herzschlag und Herzrhythmus werden dadurch gesteuert. Darüber hinaus ist Kalium wichtig für die Aufrechterhaltung des Zellvolumens, die Funktion vieler Enzyme und die Kontrolle des Wasser- und Säure-Basen-Haushaltes (pH-Wert des Blutes). Basische Mikronährstoffe wie Kalium und Magnesium neutralisieren saure Stoffwechselprodukte und entschlacken dabei unseren Körper. Eine kalium- und magnesiumreiche Ernährung bildet somit die Basis für einen reibungslosen Stoffwechselablauf. Täglich sollten durch eine obst- und gemüsereiche Ernährung 2000 bis 3000 mg Kalium aufgenommen werden.

Sportler haben gegenüber nicht Sport treibenden Menschen einen erhöhten Kaliumbedarf, da mit dem Schweiß nennenswerte Mengen an Kalium (um die 300 mg pro Liter) verloren gehen. Unter der körperlichen Belastung kommt es zu einer Verschiebung der Kaliumionen von intrazellulär nach extrazellulär, d.h. die Kaliumkonzentration im Blut steigt an. Zusätzlich wird reichlich Kalium beim Abbau von Glykogen in der Muskulatur freigesetzt. In der Belastungs- und Nachbelastungsphase verliert der Sportler dadurch vermehrt Kalium über die Niere. Ein Magnesiummangel führt ebenfalls zu erhöhten Kaliumverlusten im Urin. Eine Unterversorgung mit Kalium kann sich beim Sportler durch eine verminderte körperliche Belastbarkeit, Schwächegefühle, schlechte Ausdauerleistung und verzögerte Regeneration äußern.

Tab. 31: Kalium – wichtige Aufgaben und Funktionen

Energiestoffwechsel	Energiegewinnung und -speicherung (ATP), zelluläre Aufnahme von Glucose und Aufbau von Muskelglykogen
Herz-Kreislauf-System	Stabilisierung der Herzkraft und des Herzrhythmus, Blutdruckregulation
Wasserhaushalt	Kontrolle des Säure-Basen-Gleichgewichtes und des zellulären Flüssigkeitsvolumens
Muskulatur	Aufrechterhaltung der Spannkraft der Gefäß- und der Skelettmuskulatur, Kontraktion und Reizbarkeit der Muskelzellen
Zellen	Aktivierung von Zellen, Stabilisierung der Zellmembranen
Nervenzellen	Regulierung der Erregungs- und Weiterleitung von Nervenimpulsen
Stress	Zusammen mit Magnesium Stoßdämpfer gegen Stress
Enzyme	Aktivierung verschiedener Enzyme

Kalium wird zusammen mit Glykogen in die Muskulatur eingelagert (pro g Glykogen etwa 19,5 mg Kalium) und deshalb vor allem in der Regenerationsphase zur Glykogenspeicherung benötigt. Der Kaliumanteil in Sportgetränken sollte bei etwa 100 bis 250 mg pro Liter Getränk liegen (50). Auch Apfelsaftschorle ist relativ kaliumreich. Da während der Belastung der Kaliumspiegel im Blut ansteigt, sollte in dieser Phase nicht zu viel Kalium (> 300 mg/l Sportgetränk) ergänzt werden. Ein zu hoher Kaliumspiegel (Hyperkaliämie) beeinträchtigt die körperliche Leistungsfähigkeit und ist mit einem erhöhten Risiko für Herzrhythmusstörungen verbunden. Nach der Belastung sollten kaliumreiche Lebensmittel wie Kartoffeln, Gemüse und Reis verzehrt werden.

Magnesium – das Hochleistungsmineral

Magnesium ist Aktivator von mehr als 300 Enzymen, darunter alle Enzymsysteme, an denen die Energiespeichersubstanz Adenosintriphosphat (ATP) als Substrat beteiligt ist. Dadurch ist der Energiestoffwechsel jeder einzelnen Körperzelle von einem guten Magnesiumstatus abhängig. Mit Magnesium kommt die Energieproduktion in Form von ATP in den Kraftwerken unserer Muskeln auf Hochtouren. Das winzige Energiespeichermolekül ATP liefert die lebensnotwendige Energie für die Arbeit all unserer Nerven- und Muskelzellen.

Magnesium spielt eine zentrale Rolle bei der Regulation der Herzmuskelfunktion, der Muskelkontraktion, der Erregungsleitung in Nerven- und Muskelzellen und bei der Stabilisierung von Zellmembranen. Das Hochleistungsmineral macht uns widerstandsfähiger gegen Stress und beugt einer zu schnellen Erschöpfung der zellulären Energiedepots und der Elektrolytreserven vor. Ein Magnesiummangel erhöht die Durchlässigkeit von Kalium durch K^+-Kanäle, was die zelluläre Kaliumauffüllung stört und negative Auswirkungen auf die körperliche Leistungsfähigkeit und die Schlagfrequenz des Herzmuskels hat. Seine antagonistische Wirkung gegenüber Calcium schützt die Herzmuskelzelle vor einer Calciumüberla-

Kurzinfo

Magnesiumeinnahme immer langfristig!

Um die körpereignen Zelldepots an Magnesium wieder aufzufüllen, muss über mehrere Monate bis zu einem 3/4 Jahr täglich Magnesium ergänzt werden. Erst danach steigt der Magnesiumblutspiegel wieder an. Halbherzige Magnesiumkuren à 30 Tage sind sinnlos!

dung. Aufgrund dieser Eigenschaften ökonomisiert Magnesium die Bioenergetik des Herzmuskels, insbesondere bei hohen Belastungen, und beugt Herzrhythmusstörungen vor.

Magnesiummangel im Sport

Die Häufigkeit eines Magnesiumangels bei Sportlern wird nach den Ergebnissen verschiedener Studien auf bis zu 65% geschätzt (51). Vorzeitige Ermüdung, Muskelschwäche, geringe Belastbarkeit, Neigung zu schmerzhaften Muskel- und Wadenkrämpfen, Muskelverhärtungen, Lidzucken, verschlechterte Regeneration und Trainingsanpassung sind typische Symptome eines Magnesiummangels. Ist es erst einmal zu einem Magnesiummangelsyndrom gekommen, kann es längere Zeit in Anspruch nehmen, bis der zelluläre Magnesiumstatus wieder ausgeglichen ist. Für Leistungssportler kann das im Extremfall das Ende der Wettkampfsaison bedeuten.

Die hohen physischen und psychischen Belastungen, denen Sportler unterliegen, fördern die Entwicklung eines Magnesiummangels. Zu den Hauptursachen für einen unzureichenden Magnesiumstatus beim Sportler zählen vor allem ein erhöhter Bedarf, eine zu geringe Magnesiumaufnahme mit der Nahrung sowie ein gesteigerter Magnesiumverlust über den Schweiß und den Urin. Die hohe Stoffwechselaktivität im Sport ist mit einem erhöhten Magensiumbedarf verbunden, da Anpassungsreaktionen des Körpers auf die erhöhte Belastung sowie Reparatur- und Regenerationsprozesse den Magnesiumhaushalt stark beanspruchen. An Magnesium sollte vor allem bei Ausdauer- und Schnellkraftausdauersportarten, wie Schwimmen, Rudern, Radfahren oder Triathlon gedacht werden. Ohne Magnesium ist eine gute Ausdauerleistung und Fitness überhaupt nicht möglich. Magnesiummangel führt zu Übererregbarkeitszuständen, die sich klinisch als Muskelkrämpfe äußern können. Viele Athleten, die zu Muskelkrämpfen neigen profitieren von der zusätzlichen Einnahme von Magnesium.

Eine gute Magnesiumquelle sind magnesiumreiche Mineralwässer mit einem Gehalt von mindestens 100 mg, besser 150 bis 200 mg Magnesium pro Liter. Zur Supplementierung eigenen sich aufgrund ihrer besseren Verfügbarkeit Magnesiumpräparate mit organischen Magnesiumsalzen wie Magnesiumorotat, -taurat, -citrat, -gluconat und -aspartat.

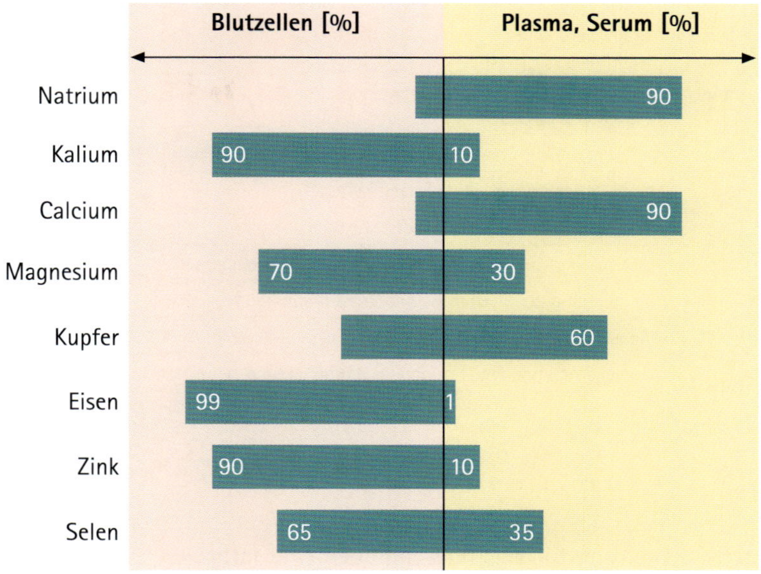

Abb. 16: *Verteilung von Mineralstoffen und Spurenelementen zwischen Blutzellen und Plasma bzw. Serum*

Magnesium-Status: Verteilung von Mineralstoffen zwischen Blutzellen und Plasma

Im Wesentlichen gibt es zwei Möglichkeiten, die Magnesiumversorgung labordiagnostisch zu erfassen: die Serum-/Plasmaanalyse oder die Vollblutanalyse. Mineralstoffe wie Magnesium, Zink, Eisen oder Selen kommen überwiegend intrazellulär, d. h. in den Blutzellen vor (Abb. 16). Die Bestimmung des Mineralstoffstatus im Serum oder Plasma weist jedoch erhebliche Lücken auf, da zwischen der Serumkonzentration und der Konzentration in den Blutzellen (rote Blutkörperchen) keine Korrelation besteht (51a).

So haben verschiedene Studien gezeigt, dass ein noch im Normbereich liegender Magnesiumspiegel im Plasma einen zellulären Magnesiummangel nicht ausschließt. Da die Messung im Vollblut auch die zellulären Mineralstoffkonzentrationen mit erfasst, ist die Vollblutanalyse generell die aussagekräftigere Methode zur Beurteilung des Mineralstoffstatus.

Zum Ausgleich eines Magnesiummangels kann unter ärztlicher Betreuung initial (z. B. für 2-3 Wochen) eine intravenöse Magnesiumtherapie erfolgen, die begleitet wird durch die regelmäßige orale Zufuhr von Magnesium.

Tab. 32: Magnesium - Wichtige Aufgaben und Funktionen

Herz-Kreislauf-System	Stabilisierung der Herzkraft und des Herzrhythmus, Calcium-Antagonist, Stressabschirmung des Herzmuskels, Erweiterung der Arterien (Blutgefäße)
Energiestoffwechsel	Energiegewinnung und -bereitstellung (Mg-ATP-Komplexe), Verbrennung von Glucose, Fetten und Eiweißen
Vitamin B_1	Aktivierung von Thiamin in seine stoffwechselaktive Form (Thiaminkinase)
Stress	Stressabschirmung („Anti-Stress-Mineral")
Muskulatur	Kontraktion und Reizbarkeit der Muskelzellen
Zellen	Aktivierung von Zellen, Stabilisierung der Zellmembranen
Nervenzellen	Regulierung der Erregungs- und Weiterleitung in Nervenzellen
Knochen	Baustoff des Knochengerüstes, Vitamin-D-Stoffwechsel
Hormone	Speicherung und Freisetzung von Hormonen und Neurotransmittern

Magnesium und ATP für die Zellenergie

Von besonderer Bedeutung für Leistungseinbußen sind intrazelluläre Magnesiumverluste, die durch die enge Verknüpfung des Mineralstoffs mit dem Energiestoffwechsel bedingt sind: Etwa 80 % des zellulären ATPs sind komplex an Magnesium gebunden. Bei belastungsbedingtem ATP-Verbrauch verliert Magnesium seinen Bindungspartner. Es kommt zu einer intrazellulären Freisetzung des Magnesiums und zu Verlusten im Gewebe. Durch die Verschiebung vom Intra- in den Extrazellulärraum können die Magnesium-Serumspiegel vorübergehend trügerisch hoch sein, obwohl ein Defizit besteht. Die Niere reagiert auf die hohen Magnesiumspiegel mit einer vermehrten Ausscheidung und fördert so die Magnesiumverarmung des Körpers.

Beim Sport wird die Magnesiumfreisetzung aus dem Gewebe zudem durch Stressreaktionen verstärkt. Denn körperlicher und psychischer Stress in Belastungssituationen bewirken eine vermehrte Ausschüttung von Stresshormonen, die den ATP-Verbrauch und damit die Freisetzung des intrazellulären Magnesiums verstärken. Auch eine Laktatazidose, die bei intensiver Belastung im Grenzbereich der körperlichen Leistungsfähigkeit unter Beteiligung des anaeroben Stoffwechsels entsteht, fördert intrazelluläre Magnesiumverluste und damit auch die vermehrte Ausscheidung des Mineralstoffs über den Urin (52, 53). Wie tierexperimentelle Untersuchungen gezeigt haben, können durch die Gabe von Orotsäure zelluläre Stoffwechselprozesse gefördert, der Energiestoffwechsel verbessert und der ATP-Gehalt gesteigert werden. Dadurch wird auch die Voraussetzung für eine intrazelluläre Magnesium-Fixierung geschaffen und Magnesiumverlusten entgegen gewirkt.

Laborparameter	Gute Versorgung	Suboptimale Versorgung
Plasma/Serum	0,8-1,1 mmol/l	< 0,8 mmol/l
Vollblut	1,38-1,50 mmol/l	< 1,38 mmol/l
Erythrozyten	2,25-3,0 mmol/l	< 2,25 mmol/l

Tab. 33: Laborparameter zur Ermittlung des Magnesiumstatus

In einigen Studien an Sportlern konnte durch die Gabe von Magnesium in Form von Magnesiumorotat die Leistungsfähigkeit gesteigert werden. Bei Sportlern aus dem Kraftausdauerbereich hatte Magnesiumorotat (3000 – 6000 mg/Tag) einen günstigen Einfluss auf die körperliche Leistungsfähigkeit im submaximalen und maximalen Belastungsbereich. Auf der 150-Watt-Belastungsstufe lag die Herzfrequenz unter der Supplementierung von Magnesiumorotat im Mittel um 14,9 Schläge pro Minute niedriger als in der Ausgangsuntersuchung, was auf eine Zunahme des Schlagvolumens unter Belastung schließen lässt. Des Weiteren konnten die Sportler unter Verum die Dauer ihrer maximalen Belastbarkeit um durchschnittlich 30 % verlängern (53).

Die positiven Effekte des Magnesiumorotats auf die sportliche Leistungsfähigkeit scheinen durch synergistische Wirkungen von Magnesium und Orotsäure bedingt zu sein: Beide Substanzen haben einen aktivierenden Einfluss auf den Stoffwechsel, insbesondere auf den Energiestoffwechsel. Zusätzlich fungiert Orotsäure als Magnesium-Fixateur und kann so leistungsbegrenzenden Magnesiumverlusten entgegenwirken.

Tab. 34: MT-Zufuhrempfehlungen für Magnesium

	Magnesium pro Tag (oral)	Magnesium (intravenös)
Breitensportler	200-300 mg (z.B. 2 x 100 mg/d)	
	Bei hoher Belastung 300-500 mg (z.B. 2 x 200 mg/d)	Bei Magnesiummangel (Labor: Vollblut, Erythrozyten) 2048 mg $MgSO_4$ (= 201,9 mg Magnesium = 8,3 mmol) langsam i.v., z.B. 2-3 x /Woche über 2 Wochen
Leistungssportler	300-600(-1000) mg (z.B. 2 x 150 mg/d)	
	Bei hoher Belastung 400-600 (-1000) mg (z.B. 2 x 300 mg/d)	Bei Magnesiummangel (Labor: Vollblut, Erythrozyten) 2048-4095 mg $MgSO_4$ (= 201,9-403,8 mg Magnesium = 8,3-16,6 mmol) langsam i.v., z.B. 2-3 x /Woche über 3 Wochen

Kurzinfo

Die Giessener Triathlonstudie mit Magnesiumorotat

In der Gießener Triathlonstudie konnte der Einfluss von Magnesiumorotat auf die Leistungsfähigkeit eindrucksvoll belegt werden: 23 Triathleten erhielten in der doppelblinden, randomisierten Untersuchung über einen Zeitraum von einem Monat entweder Magnesiumorotat oder Plazebo. Die mit Magnesiumorotat behandelten Sportler konnten ihre Leistungsfähigkeit im Schwimmen (500 Meter), auf dem Fahrrad (20 Kilometer) und beim Laufen (5000 Meter) im Mittel um 12 % steigern. Der Energiestoffwechsel wurde positiv beeinflusst und die Stressreaktionen des Körpers reduziert. „Die Ergebnisse deuten darauf hin, dass die Gabe von Magnesiumorotat bei den Triathleten zu einer Adaptation des Energiestoffwechsels an eine verbesserte Energieausbeute führt", schlussfolgerte der Studienleiter Dr. Sighard Golf von der Justus-Liebig-Universität Giessen. Nach Magnesiumorotat-Gabe wurde die Glucose besser verwertet und dadurch weniger Insulin benötigt, mit der Konsequenz, dass für die aufzubringende Leistung weniger Sauerstoff benötigt wurde (54).

Interview

mit Kirsten Bruhn

Liebe Frau Bruhn, Sie haben in den vergangenen Jahren eine unvergleichliche Karriere als behinderte Athletin im Schwimmsport gemacht. Welchen Stellenwert hat der Sport, auch im Hinblick auf Ihre Behinderung, heute für Sie?

Es ist sicher eine Art Kompensation mit meinem kompletten Leben, also auch und ganz besonders mit meiner Behinderung. Es lenkt mich ab und im Wasser fühle ich mich nicht behindert und total funktionsfähig. Das genieße ich sehr und das baut mich auf. Mehr Bestätigung und Motivation kann ich aus keiner anderen Tätigkeit für mich persönlich ziehen.

Sie waren 2004 Goldmedaillengewinnerin über 100m Brust bei den Paralympics in Athen. Zur Sicherung der körperlichen Belastbarkeit und Regenerationsfähigkeit erfordert leistungssportliches Training eine gesunde Ernährung. Welche Bedeutung hat ihrer Einschätzung nach eine bedarfsgerechte Ernährung für die physische und mentale Leistungsfähigkeit eines Athleten?

Mit Sicherheit dient es sehr der physischen und auch mentalen Leistungsfähigkeit eines menschlichen Körpers, wenn dieser ausgewogen und speziell auf den Bedarf ernährt und versorgt wird. Hierbei muss man aber meiner Meinung wirklich ein Augenmerk auf das Wort „speziell" legen. Ein Beispiel zum näheren Verständnis: Ich bin absolut kein Frühstück-Mensch und so kann ich also auch nicht vorm Training oder Wettkampf etwas essen. Das ist für viele unverständlich und nicht gesund. Für mich wäre es nicht gesund, etwas zu essen, da ich meinen Körper dabei unnötig belasten würde, und ganz nebenbei, das Essen würde nicht lange in meinem Körper bleiben und dann auf unnatürliche und unangenehme Art den Weg nach draußen suchen.

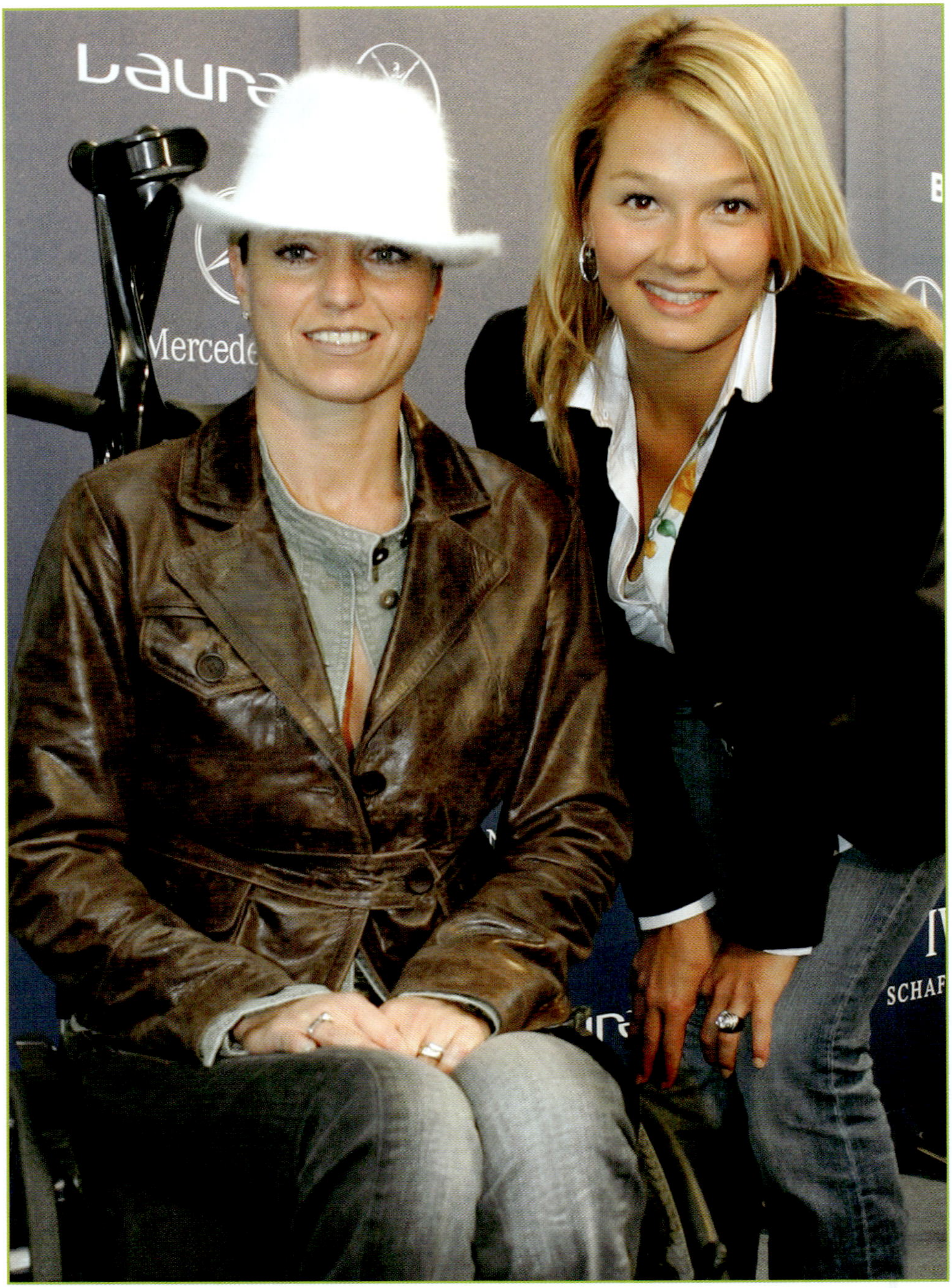

Abb. 17: Kirsten Bruhn mit Franziska van Almsick beim Laureus Sports Award 2006 in Barcelona

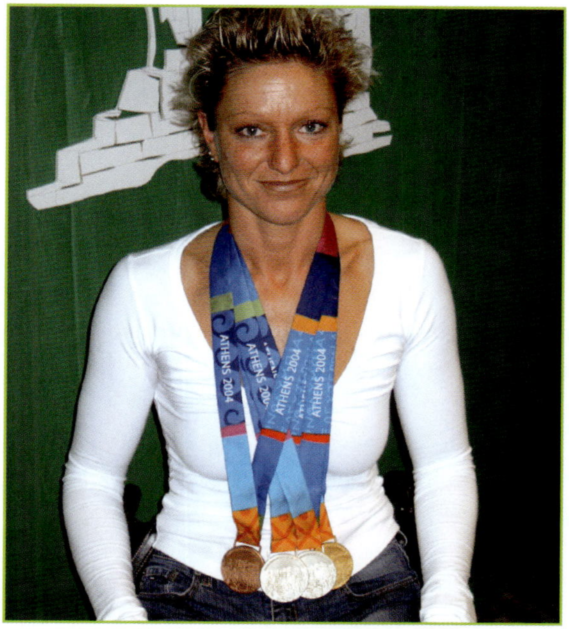

Abb. 18: *Kirsten Bruhn mit ihrer Medaillen-Ausbeute der Paralympics in Athen*

Ich kenne meinen Körper sehr gut und ich höre auch sehr genau auf ihn. Wenn er nach Nahrung verlangt, bekommt er auch welche, und dann entsprechend nahrhaft und gute Nahrung.

Der Bedarf an Vitaminen, Mineralstoffen und anderen bioaktiven Nährstoffen ist im Leistungssport erhöht. Ergänzen Sie Ihre diätetische Mikronährstoffversorgung von Zeit zu Zeit durch die Einnahme von Vitaminpräparaten und worauf achten Sie dabei?

Meinen Vitamin- und Mineralstoffbedarf ergänze ich zum Teil durch die Einnahme von Nahrungsergänzungsmitteln. Dabei achte ich darauf, dass diese Produkte entsprechend untersucht, durch kompetente Personen für gut befunden werden und vor allem nicht auf der Anti-Doping-Liste stehen! Zudem ist es wichtig, dass es ausgewogene Vitamin- oder Mineralstoff-Produkte sind, da häufig unsinnige Kombinationen angeboten werden. Im Hinblick auf die hohe Trainingsbelastung achte ich vor allem auf eine ausreichende Versorgung mit Magnesium und Calcium.

Sportethische Gründe haben Sportler in den vergangenen Jahren nicht vor unerlaubten Manipulationen zurückschrecken lassen, wie die aktuellen Doping-Skandale um die Telekom-Radprofis gezeigt haben. Ist Doping nach ihrer persönlichen Einschätzung auch ein Thema bei den kommenden Paralympics in Peking?

Wie es im Leistungssport und speziell im Hochleistungssport so schön immer heißt:

- Höher
- Weiter
- Schneller

... sind auch wir Paralympicsportler bestrebt, die besten in unserer Sportart zu sein und hierfür geben wir alles und mehr. An Doping denke ich dabei nicht und ich kann nur für mich sprechen!

Welche sportlichen Ziele haben Sie sich für die Paralympics in Peking gesetzt?

Bestzeiten in allen Starts die ich habe und somit hoffentlich auch die ein oder andere Medaille. (Vielleicht so 2 Goldmedaillen? ... und die ein oder andere mehr?)

Liebe Frau Bruhn, ich wünsche Ihnen viel Erfolg bei den Paralympics in Peking und bedanke mich ganz herzlich für das interessante Interview.

Kurzvita

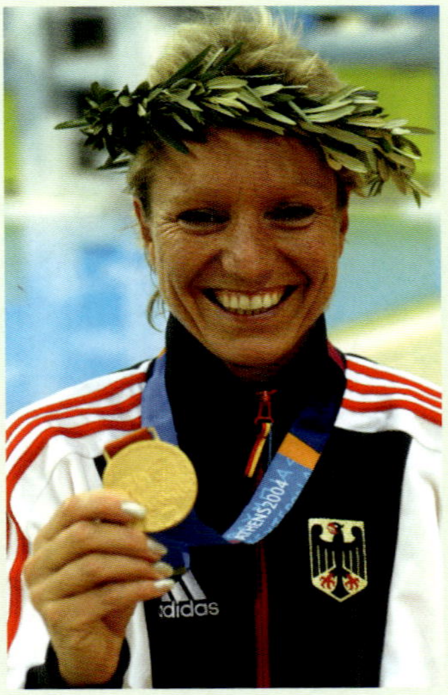

Kirsten Bruhn, geb. am 3.11.1969, ist seit einem Motorradunfall 1991 auf den Rollstuhl angewiesen. Erst 2001 startete sie eine unvergleichliche Schwimmkarriere.

Zu ihren größten Erfolgen zählen:

Goldmedaillengewinnerin bei den Paralympics 2004 in Athen (100 m Brust) und zweifache Weltmeisterin 2006 in Südafrika. Darüber hinaus etliche Weltrekorde und Titel bei internationalen Schwimm-Events, Behindertensportlerin der Jahre 2004 und 2005 sowie Nominierung zum Laureus World Sports Award 2006 in Barcelona.

Calcium – Muskelarbeit und Knochenaufbau

Calcium ist mengenmäßig das wichtigste Mineral in unserem Körper und ein bedeutsamer Baustein des Knochengewebes und der Zähne. Der Löwenanteil des Calciums, mit etwa 99 %, findet sich als Hydroxylapatit in den Knochen und nur 1 % in den Körperflüssigkeiten. Das Knochengewebe ist damit für den Organismus das wichtigste Calciumreservoir, auf das er immer bei Bedarf zurückgreift. Die Hauptmasse des Knochens, etwa 90 %, wird bis zum 20. Lebensjahr gebildet. Weitere 10 % bis zur maximal erreichbaren Knochenmasse („Peak bone mass“: Spitzenknochenmasse) werden bis zum 35. Lebensjahr aufgebaut. Danach nimmt die Knochenmasse kontinuierlich ab. Frauen weisen allgemein eine geringere Knochenmasse auf als Männer. Vitamin D_3 sorgt für die Calciumaufnahme aus dem Darm und den Calciumeinbau in die Knochen. Unnötige Calciumverluste über den Urin werden durch das Knochenvitamin verhindert. Vitamin D_3 ist sozusagen der Schlüssel, der Calcium die Tür zum Knochen öffnet.

Calcium ist für die Lebensfähigkeit jeder unserer Körperzellen unerlässlich. Neben seiner Funktion als Knochenbaustoff spielt Calcium eine wichtige Rolle bei der Stabilisierung der Zellmembranen, der Reizübertragung im Nervensystem, der Muskelkontraktion und der Blutgerinnung.

Der tägliche Calciumbedarf liegt bei 900 bis 1200 mg. Erhöhte Calciumverluste sind bei Sportlern vor allem durch den Schweißverlust (etwa 20-70 mg/l) zu erwarten, aber auch einseitige Ernährungsgewohnheiten wie eine calciumarme und sehr proteinreiche Ernährung stören den Calciumhaushalt. Ein hoher Eiweißkonsum fördert einen Säureüberschuss im Blut, der mit Hilfe von Calcium, das dazu verstärkt aus den Knochen herausgelöst wird, abgepuffert wird.

Tab. 35: Calcium – Wichtige Aufgaben und Funktionen

Knochen, Zähne	Hauptbaustoff des Knochengerüstes und der Zähne, Vorbeugung eines fortschreitenden Knochenverlustes und Osteoporose
Blut	Aktivierung der Blutgerinnung (Bildung von Blutgerinnungsfaktoren)
Muskulatur	Kontraktion von Muskelzellen
Zellen	Aktivierung von Zellen, Stabilisierung von Zellmembranen
Nervenzellen	Regulierung der Reizleitung in Nervenzellen, Freisetzung von Neurotransmittern
Hormone	Hormonausschüttung
Krebsvorbeugung	Neutralisierung von Gallen- und Fettsäuren im Dickdarm (Dickdarmkrebs)

Kurzinfo

Unterversorgung mit Calcium ist weit verbreitet

In Deutschland nimmt ein Großteil der Bevölkerung, darunter vor allem Kinder, Jugendliche, Sportler(innen), Schwangere und ältere Menschen, deren Knochen besonders viel Calcium brauchen, viel zu wenig dieses Knochenbaustoffes auf. Jedes dritte Kind, jeder vierte Jugendliche und jede fünfte Frau ist laut Ernährungsbericht mit Calcium unterversorgt. Die Nationale Verzehrsstudie mit 23 000 Teilnehmern hat gezeigt, dass 65% der Erwachsenen weniger als die täglich empfohlenen 1000 mg Calcium mit der Ernährung zu führen.

In den Phasen des Knochenaufbaus besteht generell ein erhöhter Calciumbedarf. Sporttreibende Kinder und Jugendliche sollten daher unbedingt auf eine calciumreiche Ernährung achten. Daneben sind auch alle Sportarten, die durch belastungsbedingte Adaptationsprozesse zu einer Kräftigung des Knochens führen, immer mit einem erhöhten Calciumbedarf verbunden. Eine unzureichende Versorgung mit Calcium kann sich beim Sportler - wie auch bei Magnesium – durch schmerzhafte Muskelkrämpfe (z. B. nächtliche Wadenkrämpfe) äußern. Von einer chronischen Unterversorgung mit Calcium und einem erhöhten Risiko für Störungen der Knochenmineralisation sind vor allem Sportlerinnen in ästhetischen, gewichtsbezogenen und Ausdauersportarten betroffen. Sportbedingte Zyklusstörungen und ein Östrogenmangel steigern den Calciumbedarf, da Östrogene die Calciumaufnahme im Darm fördern. Wird dieser nicht über eine hohe Calciumzufuhr kompensiert, was zum Beispiel häufig der Fall ist bei Essverhaltensstörungen (z. B. Anorexia athletica), kann dies zu einer vorzeitigen Entmineralisierung der Knochen und Osteoporose führen.

Die Störung des Knochenaufbaus ist vor allem bei jungen Sportlerinnen, deren Knochenaufbau noch nicht abgeschlossen ist, eine Ursache für das Auftreten von Ermüdungsbrüchen. Zu den wesentlichen Ursachen derartiger Stressfrakturen der unteren Extremitäten zählen Östrogenmangel und eine dauerhafte calciumarme Ernährung. Der Trainingsstress

Tab. 36: MT-Zufuhrempfehlungen für Calcium

	Calcium pro Tag (oral)
Breitensportler (vor allem Sportlerinnen)	Jugendliche (13-19 Jahre) 1200-1500 mg Calcium plus 400 bis 800 I.E. Vitamin D Erwachsene (> 19 Jahre) 1000-1500 mg Calcium plus 800 bis 1000 I.E. Vitamin D
Leistungssportler (vor allem Sportlerinnen)	Jugendliche (13-19 Jahre) 1200-1500 mg Calcium plus 400 bis 1000 I.E. Vitamin D Erwachsene (> 19 Jahre) 1000-1500 mg Calcium plus 1000 bis 2000 I.E. Vitamin D

Kurzinfo

Organisches Calcium kann der Körper besser verwerten

Die Gesamttagesdosis an Calcium sollte immer über den Tag verteilt werden, zum Beispiel: 1500 mg Calcium als Brausetablette in 1 Liter Wasser: a) über den Tag: 500 mg Calcium, b) am Nachmittag und Abend: 1000 mg Calcium).
Organisch gebundenes Calcium in Form von Calciumcitrat oder -gluconat wird vom Körper wesentlich besser verwertet als das anorganische Calciumcarbonat. Das trifft vor allem auf ältere Personen zu, die häufig altersbedingte Probleme mit der Magensäureproduktion haben. Das unlösliche Calciumcarbonat ist der Kalk, der sich in der Kaffee- oder Waschmaschine festsetzt! Vitamin D_3 fördert zusätzlich die Calciumverwertung!

kann bei jungen Sportlerinnen zu einer hypophysär-hypothalamischen Fehlregulation mit der Folge von Menstruationsunregelmäßigkeiten bis hin zum Ausbleiben der Regelblutung (Amenorrhö) führen. Studien belegen, dass in bestimmten Sportarten das Risiko einer „Triade der sporttreibenden Frau“, bestehend aus Essverhaltensstörungen, Zyklusstörungen und Osteoporose bis zu 66 % der Spitzensportlerinnen betreffen kann (55).

Eisen – Sauerstoff für die Zellen

Fühlen Sie sich häufig müde und schlapp, sind wenig belastbar und können sich nur schwer konzentrieren? Das könnte an einer schlechten Eisenversorgung liegen. Mit etwa 4 g ist Eisen das häufigste Spurenelement im Körper. Jede unserer Körperzelle braucht Eisen. Als elementarer Baustein des roten Blutfarbstoffs Hämoglobin ist es für den Sauerstofftransport im Blut und die Sauerstoffübertragung im zellulären Energiestoffwechsel (mitochondriale Atmungskette) unerlässlich. Ohne Sauerstoff können unsere Muskelzellen keine Energie produzieren. Eine gute Eisenversorgung ist deshalb beim Sportler die wichtigste Voraussetzung für eine optimale mentale und physische Leistungsfähigkeit sowie für eine gute Funktion des Immunsystems.

Kurzinfo

Eisenmangel limitiert die Ausdauerleistungsfähigkeit

Eine suboptimale Versorgung mit Eisen limitiert vor allem bei Ausdauersportarten die Leistungsfähigkeit! Ein latenter Eisenmangel äußert sich zunächst in einer Entleerung der körpereigenen Eisenspeicher – erkennbar an einer Erniedrigung des Ferritinwertes. Schon in diesem frühen Stadium des Eisenmangels sollte eine Eisensubstitution erfolgen, bevor eine Einschränkung der Bildung roter Blutkörperchen erkennbar wird.

Tab. 37: Eisen – Wichtige Aufgaben und Funktionen

Sauerstoffversorgung	Sauerstofftransport (Hämoglobin), Sauerstoffspeicherung im Muskel (Myoglobin)
Energiestoffwechsel	Energieproduktion in den Mitochondrien, Elektronentransport in der Atmungskette (ATP-Produktion)
Kollagensynthese	Regeneration von Knochen, Knorpel und Bindegewebe
Produktion von Hormonen und Neurotransmittern	Produktion von Nervenbotenstoffen und dem Schilddrüsenhormon Thyroxin
Entgiftungsprozesse	Entgiftung durch eisenhaltige Enzyme (z.B. freie Radikale durch die eisenabhängige Katalase)

Eisenmangel ist einer der häufigsten diagnostizierten Mineralstoffmängel in der sportmedizinischen Praxis. Aufgrund erhöhter Eisenverluste über den Magen-Darm-Trakt (intestinale Mikrohämorrhagien), mit dem Schweiß und Urin haben Sportler einen erhöhten Eisenbedarf, der nicht immer durch eine ausgewogene fleischhaltige Ernährung gedeckt wird. Neben vegetarisch sich ernährenden Sportlern haben insbesondere Ausdauersportlerinnen sowie jugendliche Sportler/innen menstruations- und wachstumsbedingt ein erhöhtes Risiko für die Entwicklung eines Eisenmangels. Mit der Menstruation gehen etwa 25 bis 60 ml Blut verloren, wodurch 12,5 bis 30 mg Eisen im Monat ausgeschieden werden.

Eine Unterversorgung mit Eisen beeinträchtigt die Funktion einer Reihe von energieliefernden Enzymen und schränkt darüber hinaus die Sauerstofftransportkapazität und Sauerstoffverwertung ein. Dadurch sinken vor allem die Trainingsanpassung und die Ausdauerleistungsfähigkeit. Das Spurenelement Kupfer ist durch seine Bedeutung für die oxidative Phosphorylierung und die Bildung neuer Blutkörperchen (Erythropoese) sehr eng mit dem Eisenstoffwechsel verbunden.

Bei Langstreckenläufern treten Eisenverluste vor allem über den Schweiß und belastungsbedingte Blutverluste im Gastrointestinaltrakt auf. 1 ml Blut enthält etwa 0,5 mg Eisen, so dass Blutverluste zu ausgeprägtem Eisenmangel führen. Der gastrointestinale Blutverlust wird durch die oft praktizierte Einnahme von Schmerzmitteln wie nichtsterioidalen Antirheumatika gefördert. Nach intensiven Ausdauerbelastungen sind auf diesem Weg Eisenverluste von bis zu 2 mg pro Tag möglich. Ferner verlieren Sportler Eisen mit dem Schweiß.

Kurzinfo

Einnahme-Hinweis

Eisenpräparate sollten Sie möglichst nüchtern (½ - 1 Stunde vor der Mahlzeit) und nur bei Magen-Darm-Beschwerden nach dem Essen einnehmen. Vitamin C (z. B. im Orangensaft) stabilisiert das oxidationsempfindliche Eisen und verbessert die Resorption. Eisen wird vor allem in Form von Eisen-II-glukonat und Eisen-II-fumarat gut verwertet.

Kurzinfo

Kombination bei Eisenmangel

Zur Verbesserung des Eisenstatus im Rahmen einer Anämie hat sich die kombinierte Supplementierung von Eisen mit Vitamin B_{12}, Folsäure, Vitamin B_6 und Vitamin C gegenüber einer Monotherapie bewährt.

Unter Belastung beträgt der Eisengehalt im Schweiß etwa 0,3 bis 0,7 mg/l. Durch starkes Schwitzen können auf diese Weise täglich 1 mg Eisen und mehr verloren gehen. Weitere zusätzliche Eisenverluste gibt es im Urin. Auch die nach hochintensiven Dauerläufen beobachtete mechanische Zerstörung roter Blutkörperchen unter der Fußsohle kann zum Eisenverlust beitragen (56, 57).

Eisenmangel führt beim Sportler zu vorzeitiger Erschöpfung, Blutarmut (Anämie), verstärkter Atmung unter Belastung, beeinträchtigter aerober Kapazität, erhöhtem Puls, chronischer Müdigkeit, erhöhten Laktatwerten, schlechter Ausdauerleistung und Infektanfälligkeit (z. B. häufige Infekte der oberen Atemwege) (57a). Die gezielte individuelle Supplementierung von Eisen nach Laboranalytik kann bei Sportlern mit unzureichendem Eisenstatus die Ausdauerkapazität deutlich verbessern (58, 59).

Kurzinfo

Eisensubstitution nur nach labordiagnostischer Kontrolle

Von einer hochdosierten Eiseneinnahme (z. B. 50–100 mg/Tag) ohne ärztliche Anleitung wird abgeraten. Zu viel Eisen kann die Belastung mit freien Radikalen steigern und ist deshalb kein Fall für die unkontrollierte Selbstmedikation!

Eisenstatus

Die Bestimmung des Eisens im Serum ist zur Diagnose eines Eisenmangels ungeeignet. Da der Ferritinspiegel im Serum gut mit dem Gewebeeisen korreliert, gehört er zum Standard der Beurteilung einer Eisenunterversorgung im Sport (1 µg/l Serumferritin entspricht etwa 8 bis 10 mg Speichereisen).

Eine Bestimmung des Eisenstatus (→ Ferritinbestimmung) ist vor allem bei Sportlerinnen, Ausdauersportlern und Sport treibenden Vegetariern sinnvoll.

Bei Frauen sind Serumferritinwerte < 40 µg/l bereits mit diffusem Haarausfall verbunden. Bei Ausdauersportlern sollten die Ferritinwerte bei Männern und Frauen um die 50 bis 100 µg/l liegen.

Laborparameter	Normalwerte	Unzureichende Versorgung
Serum-Ferritin (µg/l):		
- Frauen	25 - 150	< 30
- Männer	35 - 310	< 40

Tab. 38: Eisenstatus

Hohe Eisenspeicher (Serumferritin > 200 µg/l) werden mit einem erhöhten Risiko für verschiedene chronische degenerative Erkrankungen und einem erhöhten Krebsrisiko in Verbindung gebracht (60). Oxidativer Stress dürfte dabei eine zentrale Rolle spielen. Je mehr nicht resorbiertes Eisen in den Dickdarm gelangt, desto höher wird die Belastung mit freien Radikalen, die zu Schleimhautschäden führen können (61). 19 mg elementares Eisen pro Tag über zwei Wochen können die Konzentration von freiem Eisen in den Fäzes um den Faktor 5 und die freien Radikale um 40 % erhöhen (62).

Weitere Parameter zur Bestimmung des Eisenstatus: Transferrinsättigung, Hämoglobin, löslicher Transferrinrezeptor, Volumen und Hämoglobinkonzentration der Erythrozyten, freies Erythrozyten-Protoporphyrin.

Tab. 39: MT-Zufuhrempfehlungen für Eisen nach Laboruntersuchung

	2-wertiges Eisen pro Tag (oral)	3-wertiges Eisen (intravenös)
Breitensportler	50-200 mg in Kombination mit Vitamin C	Bei ausgeprägtem Eisenmangel
		Initial: Eiseninfusionstherapie
		Kommentar: je nach Höhe des Eisendefizits (z.B. 50-100 mg Eisen(III)-hydroxid-Dextran in 0,9%iger NaCl, 1-2 x/Woche, langsam i.v.); Wichtig: vor der Infusion sollten 25 mg Eisen langsam i.v. über einen Zeitraum von 15 Minuten gegeben werden.
Leistungssportler	50-200 mg in Kombination mit Vitamin C	Bei ausgeprägtem Eisenmangel
		Initial: Eiseninfusionstherapie
		Kommentar: je nach Höhe des Eisendefizits (z.B. 50-100 mg Eisen(III)-hydroxid-Dextran in 0,9%iger NaCl, 2-3x/Woche, langsam i.v.); Wichtig: vor der Infusion sollten 25 mg Eisen langsam i.v. über einen Zeitraum von 15 Minuten gegeben werden.

Bei schlechtem Eisenstatus kann es sinnvoll sein, neben der peroralen Eiseneinnahme (2-wertiges Eisen) initial eine Infusionstherapie mit Eisen (3-wertiges Eisen) zu machen, um das Eisendefizit relativ rasch zu kompensieren.

Kurzinfo

Tipp

Die langfristige regelmäßige Zufuhr von niedrig dosiertem Eisen (z. B. 60 mg/Tag) ist sinnvoller, da hochdosierte Eisenpräparate häufig gastrointestinale Störungen verursachen (z. B. Verstopfung, Durchfall, Übelkeit).

Interview

mit Prof. Dr. med. Thomas Wessinghage

Sehr geehrter Herr Professor Wessinghage, als ehemaliger Weltklasseläufer und heutiger Sportarzt für Orthopädie hat für Sie der gesundheitsfördernde Aspekt des Laufens einen ganz besonderen Stellenwert.

Welche Bedeutung hat regelmäßiger Ausdauersport in Form von Laufen für die Prävention moderner Zivilisationskrankheiten? Kann man Krankheiten wie Altersdiabetes oder Arteriosklerose sozusagen „davonlaufen"?

Krankheiten, die insbesondere aufgrund einer nicht angemessenen, man könnte auch sagen „unmenschlichen" Lebensweise entstehen, sorgen für einen dramatischen Anstieg der Anzahl chronisch kranker Menschen in den betroffenen Ländern. In Deutschland leben derzeit mehr als 6 Millionen Diabetiker. Die Deutsche Schlaganfallhilfe hat für 2014 die Zahl von 10 Millionen Diabetikern prognostiziert.
Der gewichtigste Faktor, mit dessen Hilfe das Auftreten derartiger Krankheiten verhindert bzw. ihr Verlauf gemildert werden kann, ist die Bewegung. Welcher Art diese Bewegung ist, ist dabei zweitrangig. Die Effizienz einer Maßnahme, regelmäßig durchgeführt, lässt sich vor allem am damit verbundenen Kalorienverbrauch messen. Bei der zeitlichen Effizienz, also dem Verhältnis von aufgewandter Zeit zu erzielter Wirkung, liegen allerdings die Ausdauersportarten wie Laufen, Walken, Skilanglaufen deutlich an der Spitze. Insofern ist die oben formulierte Frage, ob man Zivilisationskrankheiten davonlaufen kann, durchaus mit ja zu beantworten.

Wie häufig und in welcher Intensität sollte man in der Woche mindestens laufen, um von diesen positiven Effekten zu profitieren?

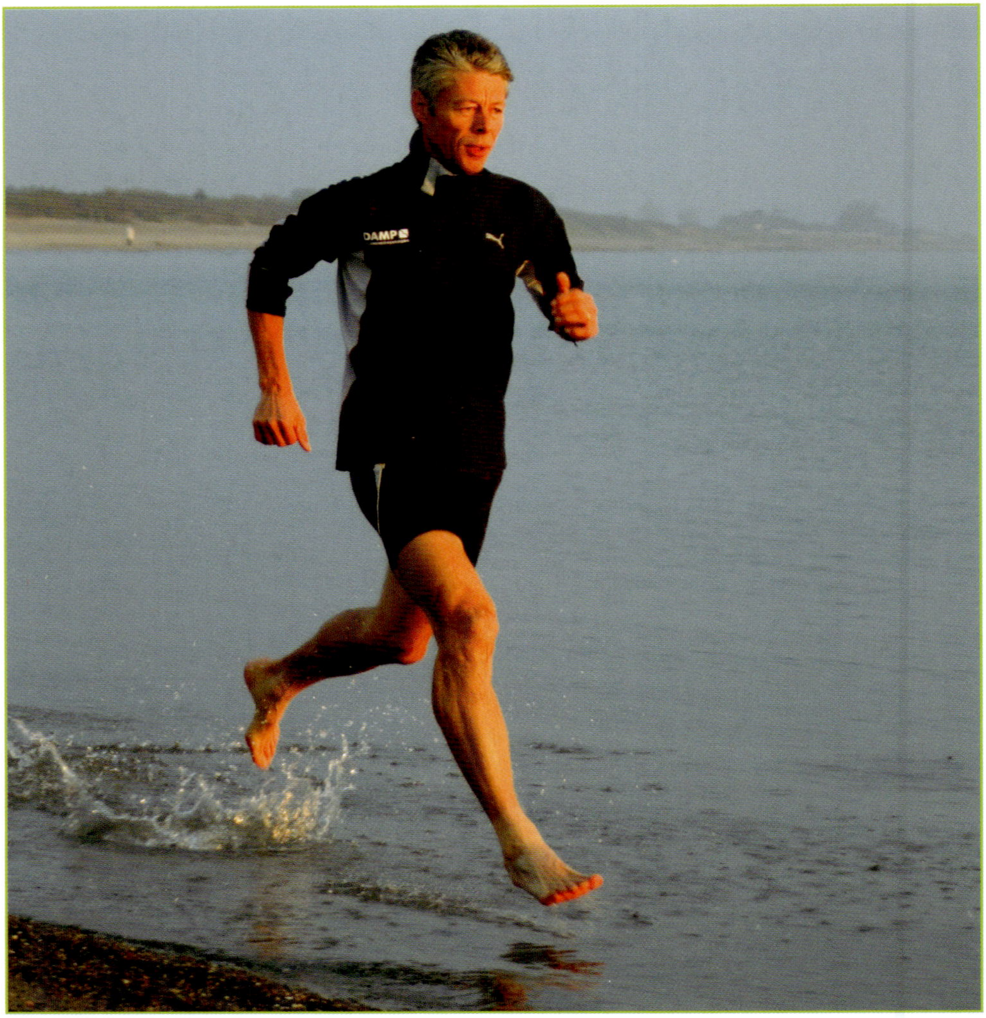

***Abb. 19**: Thomas Wessinghage im Wasser, Flugphase*

Bewegung beginnt nicht beim Sport, sondern viel früher. Im Rahmen einer umfangreichen wissenschaftlichen Untersuchung konnte erreicht werden, dass schon regelmäßiges Spazierengehen dazu ausreicht, wesentliche Risikofaktoren positiv und nachhaltig zu beeinflussen. Bei 5½ Stunden Spazierengehen pro Woche – werktäglich ½ Stunde und am Wochenende jeweils 1½ Stunden - lassen sich signifikante Effekte auf den oberen und unteren Blutdruckwert, auf das Gesamtcholesterin sowie das LDL-Cholesterin erzielen. Will man noch mehr erreichen, ist dafür ein Bewegungsaufwand von 2 bis 3½ Stunden pro Woche (Jogging) ausreichend.

Neben der körperlichen Aktivität spielt die Ernährung in der Prävention von Erkrankungen eine zentrale Rolle. Auch auf die körperliche und mentale Fitness hat die Ernährung einen wesentlichen Einfluss.

Wie sieht und sah die Ernährung eines ehemaligen Weltklasseläufers heute und zu seiner Zeit als aktiver Athlet aus?

Die Weltklasseathleten ernährten sich zu meiner aktiven Zeit im Wesentlichen wie jeder Normalbürger. Dies ließ sich relativ gut nachvollziehen, wenn der „Athletenzirkus" unterwegs war und alle in den Hotels die gleiche Nahrung vorgesetzt bekamen, nach zwei Wochen der eine oder andere aber einen Weltrekord aufstellte. Dieser Weltrekord war dann sicherlich nicht auf spezielle Ernährungsstrategien zurückzuführen.
Die Grundlagen gesunder Ernährung sind bekannt und gelten für Sportler wie für Nichtsportler gleichermaßen: abwechslungsreiche, möglichst naturbelassene, vollwertige Ernährung. Für den Ausdauersport liegt die Betonung auf kohlenhydrat- und eiweißreicher Kost. Ausreichend und regelmäßig trinken ist ganz wichtig!

Das Spurenelement Eisen ist aufgrund seiner funktionellen Bedeutung im Hämoglobin und Myoglobin für den Sauerstofftransport im Blut und die Sauerstoffspeicherung in der Muskulatur essentiell. Darüber hinaus ist Eisen an einer Reihe von Stoffwechselprozessen bei der Energiebildung in der Muskelzelle beteiligt.

Wie äußert sich eine Unterversorgung mit Eisen beim Ausdauersportler und gibt es Risikogruppen unter Sportlern bzw. Sportlerinnen, die häufig von einem Eisenmangel betroffen sind?

Eisen ist in der Tat ein Problem-Spurenelement, da es offensichtlich bei Sportlern – Ausdauersportlern im Besonderen – zu Verlusten kommt. Ein Eisenmangel kann sich zum Beispiel durch allgemeine und muskuläre Müdigkeit sowie einen Abfall in der Ausdauerleistung äußern.
Einer eigenen Studie zu Folge, die vor einigen Jahren in Schleswig-Holstein durchgeführt wurde, hatten von 50 untersuchten Nichtsportlerinnen zwei einen Eisenmangel, bei 50 Läuferinnen waren es 32. Durch konsequente und gezielte Substitution mit einem geeigneten Eisenpräparat konnten die Werte nahezu aller Sportlerinnen auf Normalniveau angehoben werden, senkten sich aber wieder, wenn die Substitution beendet wurde. Daraus lässt sich ableiten, dass insbesondere (Marathon-) Läuferinnen gefährdet oder von Eisenmangel betroffen sind. Besonders gravierend erscheint die Kombination mit der Female athlete triade: Anorexie, Hormonstörungen und Osteoporose.

Welcher labordiagnostische Messparameter wird zur Erfassung des Eisenstatus in der Regel herangezogen?

In der sportmedizinischen Praxis zählt Eisenmangel zu den am häufigsten diagnostizierten Mineralstoffmängeln. Der Eisenstatus lässt sich leicht durch Messung von Eisen im Serum, Serumferritin und Transferrinsättigung charakterisieren.

Abschließend noch eine Frage zum Spitzensport und zu den kommenden olympischen Spielen in Peking. Steht uns in Peking ein Doping-Zirkus bevor und ist es heute im Mittel- und Langstreckenbereich überhaupt noch möglich, ohne Doping Olympiasieger zu werden?

Die Doping-Problematik ist aus der Welt des heutigen Spitzensports derzeit offenbar kaum wegzudenken. Inwieweit diese Problematik den Ablauf der olympischen Spiele in Peking beeinflussen wird, ist schwer zu beurteilen. Es ist zu hoffen, dass die ergriffenen Maßnahmen von Sportverbänden aber auch vieler nationaler Regierungen zur Eindämmung des Doping-Missbrauchs Erfolg haben werden. Aber es ist zu befürchten, dass das nicht der Fall sein wird!

Sehr geehrter Herr Professor Wessinghage, ich bedanke mich ganz herzlich für das interessante Interview.

Kurzvita

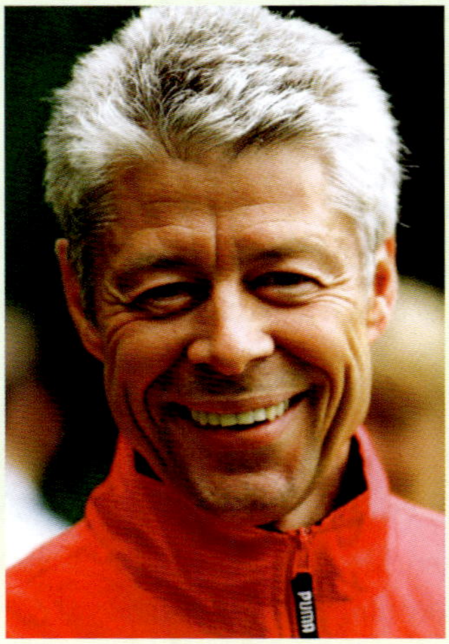

Prof. Dr. med. **Thomas Wessinghage** geb. am 22.02.1952. Facharzt für Orthopädie, Ärztlicher Direktor der Rehakliniken der Medical Park AG im Tegerneseer Tal, Bad Wiessee.

Sportliche Erfolge:

4 x Nominierung deutsche Olympiamannschaft (1972 – 1984), Teilnahme 1972, 1976

1982	Europameister 5000 m Athen
1979	Weltcupsieger 1500 m Montreal
1975	Europacupsieger 1500 m Nizza
1983	Europacupsieger 5000 m London
1975, 1980, 1981, 1983	Hallen-Europameister 1500 m
Aktuelle deutsche Rekorde:	1500 m – 3:31,58', 2000 m – 4:52,20' (Stand Nov. 2005)
Persönliche Bestleistungen:	1 Meile – 3:49,98 min, 3000 m – 7:36,75 min, 5000 m – 13:12,78 min.

Insgesamt 22 x Deutscher Meister (u. a. 7 x 1500 m, 2 x 5000 m)

Kupfer

Das Spurenelement Kupfer ist Cofaktor bei vielen enzymatischen Reaktionen, die auch unter dem Aspekt der sportlichen Aktvität interessant sind. Kupfer ist maßgeblich an der Kollagensynthese beteiligt, einem wichtigen Baustein für gesunde Knochen, Haut und ein festes Bindegewebe. Der Strukturumbau in der Muskulatur und im Sehnengewebe benötigt daher Kupfer. Eine große Rolle spielt das Spurenelement bei der Bildung der roten Blutkörperchen (Erythropoese) und der physiologischen Eisenverwertung in unserem Körper. Kupfer wird nämlich benötigt, um Eisen aus der Nahrung in den sauerstofftransportierenden roten Blutfarbstoff (Hämoglobin) einzubauen. Kupfermangel kann deshalb eine Anämie (Blutarmut) hervorrufen.

Tab. 40: Kupfer – Wichtige Aufgaben und Funktionen

Superoxid-Dismutase (SOD)	Kupfer ist als Bestandteil der SOD zusammen mit Zink am Abbau von Superoxid-Radikalen unter Bildung von Wasserstoffperoxid beteiligt.
Coeruloplasmin (Ferrioxidase)	Kupfer ist Bestandteil des Proteins Coeruloplasmin, das für die Überführung von Ferritin (Speichereisen) zu Transferrin (Transporteisen) verantwortlich ist (Eisenstoffwechsel)
Kollagensynthese, Knochen-Matrix	Quervernetzung des Bindegewebes mittels kupferabhängiger Lysyl-Oxidase (Bedeutung für Knochenmatrix)
Melaninsynthese	Kupfer ist als Cofaktor der Tyrosinase für die Pigmentierung der Haut und Haare wichtig
Energiestoffwechsel (Mitochondrien)	Kupfer ist als Cofaktor der Cytochrom-C-Oxidase für den mitochondrialen Energeistoffwechsel (Atmungskette → ATP-Produktion) wichtig

Kupfer ist auch für die Pigmentierung der Haut und Haare essentiell, da es die Synthese des Pigmentstoffs Melanin reguliert. Außerdem stärkt Kupfer das Immunsystem (z. B. Aktivität der natürlichen Killerzellen) und ist an der Regulation des mitochondrialen Energiestoffwechsels beteiligt. Die kupfer- und zinkabhängige Superoxiddismutase (SOD) zählt zu den wirksamsten antioxidativen Schutzmechanismen gegen freier Radikale in unserem Körper.

Die Zufuhrempfehlung für Jugendliche und Erwachsene liegt bei 1 bis 1,5 mg Kupfer pro Tag. Im Leistungssport kann es zu einem erhöhten Bedarf an Kupfer kommen, da mit dem Schweiß nennenswerte Mengen verlorengehen, denn ein Liter Schweiß enthält bis zu 0,9 mg Kupfer. Das entspricht nahezu der täglichen empfohlenen Kupferzufuhr von 1 mg. Bei Ausdauersportlern ist zudem ein Mehrbedarf an Kupfer durch Blutverluste mit dem Stuhl zu erwarten.

	Kupfer pro Tag (oral)
Breitensportler	0,5-2 mg
Leistungssportler	1-4 mg

Tab. 41: MT-Zufuhrempfehlungen für Kupfer

Zink

Zink übernimmt als Aktivator (Cofaktor) bzw. Bestandteil von über 300 enzymatischen Reaktionen des Kohlenhydrat-, Eiweiß-, Fett- und Nukleinsäurestoffwechsels (Erbinformation, DNA-Synthese) eine zentrale Funktion in unserem Organismus. Enzyme (Biokatalysatoren) bringen unseren Stoffwechsel erst in Gang und bewahren uns dann vor überschießenden Reaktionen. Ohne Zink wäre die Aktivität vieler Enzyme, die mit der Sauerstoffversorgung zu tun haben, nicht möglich.

Eine optimale Versorgung mit Zink spielt eine wichtige Rolle für die Funktions- und Leistungsfähigkeit des Immunsystems, insbesondere für die Aktivität der T-Helferzellen und T-Lymphozyten. Über das Peptidhormon Thymulin ist Zink an der Produktion und Spezialisierung von Abwehrzellen (T-Lymphozyten) in der Thymusdrüse beteiligt. Daneben ist Zink für die Zellteilung und Stabilisierung der Zellwände von zentraler Bedeutung. Vor allem schnellwachsende Gewebe wie die Schleimhäute sind auf eine gute Zinkzufuhr angewiesen. Beim Heranwachsen des Fötus im Mutterleib, dem Wachstum von Haut- und Haarzellen sowie bei der Wundheilung ist Zink unerlässlich. Auch bei anabolen Adaptationsprozessen auf Trainingsreize ist Zink wichtig.

Die Hormonproduktion (z. B. Wachstumshormon, Sexualhormone) und die Speicherung des Insulins in der Bauchspeicheldrüse wird durch Zink gesteuert. Zink ist mitverantwortlich für die Entwicklung der Geschlechtsorgane, der Spermien und der befruchtungsfähigen Eier der Frau. Für die Bildung und Speicherung des Insulins ist Zink besonders wichtig. Die

Tab. 42: Zink – Wichtige Aufgaben und Funktionen

Immunsystem	Stärkung des Abwehrsystems, Produktion von Abwehrzellen, hemmt Virusvermehrung (z.B. Erkältungsviren)
Glucose-/Insulinstoffwechsel	Speicherung von Insulin, Glucoseverwertung (wichtig für Diabetiker)
Zellwachstum und -entwicklung	Übertragung der Erbinformation, Stabilisierung der DNA, Proteinsynthese, Körperwachstum, Schleimhautschutz, Knochenaufbau
Fortpflanzung	Fruchtbarkeit, Entwicklung männlicher Geschlechtsorgane
Alkoholentgiftung	Alkoholdehydrogenase
Vitamin-A-Stoffwechsel	Vitamin-A-Speicherung und -verwertung, Sehvorgang
Haut, Haare, Nägel	Wundheilung, Aufbau der gesunden Haut-, Haarstruktur, kräftige Nägel
Zellschutz	Aktivierung von Zellen, Stabilisierung von Zellmembranen, Zellschutz vor freien Radikalen (SOD)
Hormone	Hormonproduktion (z.B. Testosteron, Wachstumshormon, Insulin)
Schwermetallentgiftung	Bindung von Schwermetallen und Ausleitung aus dem Körper
Säure-Basen-Haushalt	Bildung von Kohlensäure (Carboanhydrase)

Kurzinfo

Interaktion zwischen Zink und Kupfer

Die langfristige Einnahme hochdosierter Zinkpräparate kann durch eine Wechselwirkung bei der Resorption den Kupfer- und Eisenstoffwechsel stören. Über längere Zeiträume sollten man deshalb nicht mehr als 30 mg Zink pro Tag einnehmen, ohne auch auf den Kupfer- und Eisenhaushalt zu achten!

Speicherung und Verteilung von Vitamin A im Körper ist an Zink gebunden. Zinkmangel beeinträchtigt daher genauso wie ein Mangel an Vitamin A den Sehvorgang. Zink schützt zudem als Cofaktor des antioxidativen Schutzenzyms Superoxiddismutase (SOD) unsere Zellen vor der Schädigung durch freie Radikale.

Zink und Sport

In Deutschland wird für Männer eine tägliche Zinkzufuhr von 10 mg und für Frauen von 7 mg empfohlen. Im Sport besteht ein erhöhter Zinkbedarf, da Zink in relativ großen Mengen mit dem Schweiß (etwa 1 mg Zink pro Liter) ausgeschieden wird (63). Mehrere Liter Schweiß enthalten so viel Zink, dass es einige Tage dauern kann, bis mit der normalen Ernährung die sportbedingten Verluste ausgeglichen werden. Eine Unterversorgung kann vor allem bei Sportarten mit Gewichtsklassen auftreten, bei denen zum Zwecke der Gewichtsreduktion große Schweißmengen (z. B. durch Saunagänge) produziert werden. Bei Ausdauerbelastungen ist zusätzlich mit erheblichen Zinkverlusten durch Mikroblutungen im Darm zu rechnen.

Darüber hinaus ist die Ernährung von Sportlern häufig einseitig kohlenhydratbetont. Die Bioverfügbarkeit von Zink aus pflanzlichen Nahrungsmittteln ist durch die Bindung an Phytinsäure aber gering. Gute Zinklieferanten sind tierische Nahrungsmittel wie Fleisch und Innereien. Frische Austern sind mit bis zu 160 mg Zink pro 100 g echte Zink-Bomben.

Tab. 43: MT-Zufuhrempfehlungen für Zink

	Zink pro Tag (oral)
Breitensportler	10-20 mg Zink (plus 0,5-2 mg Kupfer)
	Bei den ersten Symptomen eines grippalen Infektes (z.B. Halsschmerzen) 5-6 x 10 mg Zink/Tag als Lutschtablette, Dauer: 5-7 Tage
Leistungssportler	10-30 mg (plus 1-3 mg Kupfer)
	Bei den ersten Symptomen eines grippalen Infektes (z.B. Halsschmerzen) 5-6 x 10 mg Zink/Tag als Lutschtablette, Dauer: 5-7 Tage

Ein leichter Zinkmangel kann sich durch Appetitlosigkeit, erhöhter Infektanfälligkeit, Müdigkeit mit eingeschränkter Leistungs- und Regenerationsfähigkeit, Gewichtsverlust, schlecht heilende Wunden, Schleimhautentzündungen und Störungen des Geruchs- und Geschmackssinns äußern.

Jod

Deutschland ist ein endemisches Jodmangelgebiet. Statt der empfohlenen Zufuhr von 200 µg Jod werden über Lebensmittel einschließlich jodiertem Speisesalz im Durchschnitt nur 100 µg pro Tag aufgenommen (64). Das Spurenelement Jod ist lebensnotwendiger Bestandteil der Schilddrüsenhormone Thyroxin (T4) und Trijodthyronin (T3) und damit für den gesamten Stoffwechsel von überragender Bedeutung. Das jodhaltige Vorläuferhormon Thyroxin (T4) der Schilddrüse wird selenabhängig zum aktiven Schilddrüsenhormon Trijodthyronin (T3) umgewandelt. Die Schilddrüsenhormone steuern Teilung und Wachstum aller Zellen, den Kohlenhydrat-, Eiweiß- und Fettstoffwechsel, die Regulation der Körpertemperatur und den Energiestoffwechsel.

Die kleinste Störung in der Produktion der Schilddrüsenhormone wirkt sich auf den Grundumsatz des gesamten Organismus aus. Die so genannte Unterfunktion der Schilddrüse senkt, die Überfunktion der Schilddrüse erhöht ihn. Fehlfunktionen der Schilddrüse beeinträchtigen die körperliche und geistige Entwicklung, die Leistungsfähigkeit und die Psyche.

Eine unzureichende Jodversorgung führt zu einem Abfall der Schilddrüsenhormonspiegel im Blut. Die Schilddrüse reagiert darauf mit vermehrtem Wachstum und vergrößert sich. Sie versucht durch eine höhere Produktion den Mangel an Schilddrüsenhormonen auszugleichen. Sichtbares Zeichen ist der Kropf am Hals, auch Struma genannt.

Bei Heranwachsenden und Schulkindern äußert sich Jodmangel durch Lern- und Konzentrationsstörungen. Unter einem Mangel an Schilddrüsenhormonen können sich Wachstums-

Tab. 44: *Jod – Wichtige Aufgaben und Funktionen*

Schilddrüsenfunktion	Bildung der Schilddrüsenhormone T4 und T3
Energiestoffwechsel	Steuerung des Grundumsatzes (Schilddrüsenüberfunktion = Erhöhung, Schilddrüsenunterfunktion = Erniedrigung des Grundumsatzes)
Wachstum, Organentwicklung	Schilddrüsenhormone steuern das gesamte Körperwachstums (v. a. Entwicklung des Gehirns und der Knochen), Zellteilung, Zelldifferenzierung
Wärmehaushalt	Regulierung des Wärmehaushaltes des Körpers
Kohlenhydrat-, Eiweiß-, Fettstoffwechsel	Körperliche Verwertung energieliefernder Nährstoffe
Antioxidanz	Entgiftung von freien Radikalen

Wichtige Funktionen der Schilddrüsenhormone:

- ✔ Hormonelle Absicherung des Grundumsatzes
- ✔ Aktivierung der Proteinbiosynthese in Leber, Muskel, Gehirn und anderen Organen
- ✔ Regulation des Energieumsatzes im Kohlenhydrat- und Fettstoffwechsel
- ✔ Förderung einer anabolen Stoffwechsellage mit positiver Stickstoffbilanz
- ✔ Stimulierung der Zellteilung und -differenzierung

verzögerungen, Intelligenzdefekte, eine verzögerte Sexualentwicklung und Fruchtbarkeitsstörungen einstellen. Wer ständig müde, antriebsschwach, kälteempfindlich ist und geringe Abwehrkräfte hat, sollte seine Jodversorgung überprüfen lassen.

Sportler haben potentiell einen erhöhten Jodbedarf, da sie erhebliche Mengen an Jod über den Schweiß verlieren. Eine unzureichende Jodversorgung ist unter sportlich Aktiven weit verbreitet. Über 70 % der Freizeit- und Leistungssportler liegt unter den Zufuhrempfehlungen für Jod. Bei chronischem Mangel kann es zu einer Schilddrüsenunterfunktion (Hypothyreose) und einer damit einhergehenden Störung des (Energie-) Stoffwechsels kommen. Ein Jodmangel kann bei Sportlerinnen zur Entwicklung von Zyklusstörungen beitragen.

Jugendlichen (ab 13 Jahren) und Erwachsenen wird eine tägliche Zufuhr von 200 µg Jod empfohlen. Schwangere und Stillende sollten 230 bzw. 260 µg Jod pro Tag aufnehmen. Die Weltgesundheitsorganisation (WHO) schlägt für Erwachsene eine Zufuhr von mindestens 2 µg pro kg Körpergewicht und Tag vor.

Erhöhte Jodverluste im Sport über den Schweiß

In einer Untersuchung an Fußballspielern und High-School-Studenten wurde der Verlust an Jod, Natrium, Kalium und Calcium mit dem Schweiß nach einer Stunde Spielzeit ermittelt. Der durchschnittliche Schweißverlust an Elektrolyten und Jod betrug dabei:

- ✔ 52 µg Jod
- ✔ 20 mg Calcium
- ✔ 248 mg Kalium
- ✔ 1896 mg Natrium

Die renale Jodausscheidung lag bei 38,5 % der Fußballspieler unter 50 µg/g Kreatinin. 46 % der Spieler hatten bereits einen leichten Jodmangelkropf (65). Die hohen Schweißverluste an Jod können bei Sportlern das Risiko für eine Schilddrüsenunterfunktion (Hypothyreose) deutlich erhöhen, insbesondere bei unzureichender diätetischen Jodversorgung.

Tab. 45: Jodstatus und Jodausscheidung im Urin

Laborparameter	Kein Mangel	Grad I	Grad II	Grad III
Jodurie bei Schulkindern und Erwachsenen (µg/l)	100-200	50-99	20-49	< 20
Jodurie bei Schulkindern und Erwachsenen (µg/g Kreatinin)	> 100	50-100	25-50	< 25

Jodstatus

Ein geeigneter Laborparameter zur Erfassung des Jodstatus ist die Jodausscheidung im Urin (Jodurie). Nach den neuen Kriterien der WHO sollte der Mittelwert der Jodurie bei Schulkindern und Erwachsenen bei einer optimalen Jodaufnahme zwischen 100-200 µg/l liegen.
Ein milder Jodmangel (Grad I) liegt vor, wenn die Jodaussscheidung zwischen 50-99 µg/l liegt. Ein moderater Jodmangel (Grad II) besteht im Bereich von 20-49 µg/l, während bei einem schweren Jodmangel (Grad III) weniger als <20 µg/l mit dem Urin ausgeschieden werden.
Zur Optimierung des Jodstatus sollte regelmäßig Meeresfisch (z. B. 2 x/Woche) gegessen werden und grundsätzlich jodiertes Speisesalz verwendet werden. Wenn hierdurch keine optimale Versorgung erreicht wird, ist die Supplementierung von Jod in der Größenordnung der täglichen Zufuhrempfehlungen sinnvoll.

Selen

Selen kommt in allen Körperzellen und -flüssigkeiten vor. Die höchsten Konzentrationen finden sich in der Schilddrüse, Niere, Leber, Milz, Herz und der Prostata. Selen ist funktioneller Bestandteil vieler Enzyme und Proteine (Selenoproteine). Das Schlüsselenzym der körpereigenen Radikalabwehr, die Glutathionperoxidase (GSH-Px), ist selenabhängig. Die Glutathionperoxidase macht mit Hilfe von Selen giftige Peroxide unschädlich (z. B. in der Schilddrüse) und verhindert, dass die Zellen, die Erbsubstanz (DNA) und Gefäße durch aggressive freie Radikale geschädigt werden. Das Antioxidanzien-Team aus Vitamin C, Vitamin E, Betacarotin und Coenzym Q_{10} wird durch Selen erst richtig fit.
Abgesehen vom Spurenelement Jod, dem zentralen Baustein der Schilddrüsenhormone, wird auch Selen für den reibungslosen Schilddrüsenhormonstoffwechsel benötigt. Fehlt Selen, so kann das aktive Schilddrüsenhormon Trijodthyronin (T3) nicht gebildet werden. Eine Unterfunktion der Schilddrüse kann daher nicht nur durch einen Jod-, sondern auch durch einen Selenmangel verursacht werden.
Selen reguliert das fein abgestimmte Zusammenspiel der Zellen unseres Immunsystems. Die Schlagkraft der Immunzellen (vor allem NK-Zellen) sowie die Fähigkeit, Krebszellen

	Jod pro Tag (oral)*
Breitensportler	50-200 µg Jod
Leistungssportler	100-200 µg Jod

* Insbesondere bei Sportarten mit hoher Schweißproduktion

Tab. 46: MT-Zufuhrempfehlungen für Jod nach labordiagnostischer Erfassung des Jodstatus

zu zerstören, sinkt bei Selenmangel. Krebspatienten haben häufig zu wenig Selen im Blut. Selen beeinflusst das Zellwachstum und wirkt einer unkontrollierten Vermehrung bösartiger Zellen entgegen. Zellschäden kann Selen über Reparaturenzyme ersetzen. Auch das Abfangen der aggressiven Radikale durch selenabhängige Enzyme bewahrt die Zellen vor der Entartung.

Selen wirkt entgiftend und fördert die Ausscheidung von Schwermetallen (z.B. Quecksilber). Vor allem Leberzellen werden durch Selen vor diesen Toxinen geschützt. Darüber hinaus ist Selen auch für die Entwicklung der Spermien und damit für die Zeugungsfähigkeit wichtig.

Deutschland zählt wie viele andere Staaten zu den selenarmen Gebieten in Europa (siehe Abb. 7). Auch bei ausgewogener Ernährung erhält ein Erwachsener kaum mehr als 45 µg Selen pro Tag, da unsere Lebensmittel in der Regel nur wenig Selen enthalten. Gute Selenquellen sind Seefisch, Innereien und Paranüsse. 100 g Paranüsse enthalten bis zu 1900 µg Selen. Mit einer Nuss könnte man demzufolge bereits den Tagesbedarf von etwa 90 µg Selen abdecken.

Sportler haben, insbesondere bei selenarmer Ernährung und hoher oxidativer Belastung, einen erhöhten Selenbedarf. Ein guter Selenstatus wirkt sich günstig auf die immunologische Stabilität, Regenerationsfähigkeit und Belastbarkeit aus. Für einen guten Selenstatus ist eine tägliche Zufuhr von etwa 1,5-2 µg Selen pro kg Körpergewicht erforderlich. Da verschiedene Belastungssituationen und Erkrankungszustände mit erhöhtem Selenverbrauch einhergehen, kann eine pauschale Empfehlung immer nur einen Kompromiss darstellen, niemals aber dem tatsächlichen Bedarf eines Einzelnen entsprechen. Wieviel Selen der Einzelne benötigt, hängt von seinem individuellen Selenstatus ab.

Kurzinfo

Jod und Selen

Neben Jod ist Selen essenziell für die Schilddrüsenhormonsynthese. Bei einem Jodmangel in der Schilddrüse werden vermehrt giftige Hydroperoxide gebildet, die durch die selenhaltige Glutathionperoxidase unschädlich gemacht werden. Denken Sie bei Störungen der Schilddrüse auch immer an Selen!

Tab. 47: Selen – Wichtige Aufgaben und Funktionen

Antioxidanz/Zellschutz	Cofaktor der GSH-Peroxidase, Schutz der Erbsubstanz (DNA), roten Blutkörperchen, Entgiftung von giftigen Peroxiden
Immunsystem	Stärkung des Abwehrsystems, Produktion von Abwehrzellen, hemmt Virusvermehrung (z.B. Erkältungsviren), wirkt entzündungshemmend
Schilddrüsenhormon-stoffwechsel	Aktivierung der Schilddrüsenhormone (Umwandlung von T4 in T3), Entgiftung von Peroxiden in der Schilddrüse
Krebsschutz	Zellschutz vor freien Radikalen (GSH-Px), kann programmierten Zelltod (Apoptose) von Krebszellen auslösen, Zellreparatur und -erneuerung
Schwermetallentgiftung	Bindung von Schwermetallen (z.B. Quecksilber), Ausleitung aus dem Körper
Leberschutz	Entgiftung der Leber und Leberzellschutz
Coenzym Q_{10}	Reduktion von Ubichinon zu Ubichinol durch die selenabhängige Thioredoxin-Reduktase-1
Fortpflanzung	Entwicklung der Spermien

Selenstatus

Der präventive Serumselenspiegel dürfte bei etwa 135 µg/l liegen. Wie Untersuchungen zeigen, spiegelt der Serumselenspiegel nicht immer ein realistisches Bild des Selenstatus wieder. So kann der Serumwert bereits als „normal" gemessen werden, während der Vollblutwert noch einen Mangel signalisiert.

Kurzinfo

Hinweis

Eine Bestimmung der Selenspiegel im Vollblut (Richtwert: 130-170 µg/l) ist generell – auch unter präventivmedizinischen Aspekten – für Sportler und Sportlerinnen sinnvoll! Die selenabhängige Thioredoxin-Reduktase-1 (Zytosol) ist die effektivste Coenzym-Q_{10}-Reduktase außerhalb der Mitochondrien, welches oxidativ verbrauchtes Coenzym Q_{10} regeneriert!

Über das Vollblut wird in jedem Fall auch der Selengehalt innerhalb der Blutzellen gemessen. Eine Selenbestimmung aus dem Vollblut ist deshalb einer Bestimmung aus dem Serum vorzuziehen. Der Selenspiegel im Vollblut (MT-Spiegel) für eine optimale Stoffwechselfunktion dürfte zwischen 130 bis 170 µg/l liegen.

Selenstatus	Serumspiegel	Vollblutspiegel
Erniedrigt (unzureichend)	< 90 µg/l	< 110 µg/l
Gut (optimal: MT-Spiegel)	110-145 µg/l	130-170 µg/l
Zu hoch (Kontrolle!)	> 190 µg/l	> 230 µg/l

Tab. 48: Selenstatus

Kurzinfo

Selenpräparate

- ✔ Organische Selenpräparate (Selenhefe, Selenomethionin) sind vor allem geeignet für den Gesunden zur Ergänzung seiner Ernährung (50 bis 150 µg/Tag). Eine höhere Dosierung von >200 µg/Tag ist hier auf Dauer nicht zu empfehlen, da sich Selen in dieser Form im Körper zu hoch anreichern kann.
- ✔ Anorganische Selenpräparate (Natriumselenit, Natriumselenat) können sowohl zur Supplementierung (Wichtig: Einnahme nüchtern; Natriumselenit im Zeitabstand von über 1 h zu Vitamin C) als auch in der Therapie von Selenmangelzuständen eingesetzt werden. Natriumselenit ist gut therapeutisch steuerbar und zeigt keine Tendenz, sich zu hoch im Körper anzureichern.

Chrom

Das Spurenelement Chrom ist funktioneller Bestandteil des Chromodulins, ein Chromabhängiges Protein, welches das Ansprechen der Körperzellen auf Insulin reguliert. Über die Insulinwirkung ist Chrom an der Regulation des Blutzuckerspiegels (Glucosetoleranz), der Glykogensynthese und der Aufnahme von Aminosäuren (z. B. verzweigtkettige Aminosäuren) in das Muskelgewebe beteiligt. Chrom hat zudem günstige Eigenschaften auf den Fettstoffwechsel, weil es das Gesamtcholesterin senkt und das Verhältnis zwischen gutem HDL-Cholesterin und schlechten LDL-Cholesterin verbessert. Ein Chrommangel kann zu einem Anstieg der zirkulierenden Insulinmenge und einer Insulinresistenz führen, die Stoffwechselstörungen wie Übergewicht, zu hohe Blutfette und Diabetes mellitus nach sich ziehen können.

Bei intensiver körperlicher Belastung kommt es zur erhöhten Chromausscheidung mit dem Urin und Verlusten über den Schweiß. Der Chrombedarf scheint insbesondere im Ausdauersport bei hohen Umsatzraten von Glucose und im Kraftsport für den Proteinaufbau erhöht zu sein (66). Nach einigen Untersuchungen soll Chrom die Ausdauerleistung bei Sportlern verbessern, in dem es einem schnellen Glykogenverlust der Muskulatur vorbeugt. Eine Erhöhung der Muskelkraft und Abnahme des Körperfetts durch Supplementierung von Chrom wird beschrieben.

Tab. 49: *MT-Zufuhrempfehlungen für Chrom*

	Chrom pro Tag (oral)
Breitensportler	50-200 µg Chrom, Insbesondere bei Ausdauer- und Kraftsportarten
Leistungssportler	100-500 µg Chrom, Insbesondere bei Ausdauer- und Kraftsportarten

Tab. 50: Weitere Spurenelemente – Wichtige Aufgaben und Funktionen

Spurenelement	wichtig für:
Mangan	Zuckerverwertung, Kollagenbildung, antioxidativer Zellschutz (SOD)
Fluor	Zahngesundheit (Schutz vor Karies), Knochenfestigkeit
Bor	Knochen- und Hormonstoffwechsel
Molybdän	Stoffwechsel schwefelhaltiger Aminosäuren, Zähne
Vanadium	Insulinstoffwechsel (z.B. Zuckerstoffwechsel, Aminosäurentransport)

Weitere Spurenelemente

Weitere Spurenelemente, die lebenswichtige Aufgaben (z. B. Aktvierung von Enzymsystemen) in unserem Körper erfüllen, sind Mangan, Fluor, Bor, Molybdän und Vanadium.

Tab. 51: Mineralstoffe: Leistungs- und belastungsorientierte Stoffwechselfunktionen im Sport

Mineralstoff	Wichtige Stoffwechselfunktion im Sport	Symptome einer Unterversorgung	Hinweise und Tipps zu Supplementierung
Natrium (Seite 79 ff.)	Erregung von Nerven- und Muskelzellen, Muskelkontraktion, Regulation des Salz-, Wasserhaushaltes und der Körpertemperatur (Thermoregulation)	Muskelkrämpfe, Ermüdung, Erschöpfung, Orientierungsstörungen, Schwäche	Ausdauersportarten mit hoher Schweißbildungsrate: Sportgetränke mit 0,3-0,8 g Natrium/l anreichern, Speisen salzen
Kalium (Seite 81 ff.)	Erregung von Nerven- und Muskelzellen, Muskelkontraktion, Reizleitung im Herzmuskel, Glykogenspeicherung, Regulation der Körpertemperatur, des Säure-Basen- und des Wasserhaushaltes	Schlechte Ausdauer, geringe Belastbarkeit und Leistungsfähigkeit, verzögerte Regeneration, Muskelkrämpfe, -schwäche	Ausdauersportarten: Sportgetränke mit 0,1-0,3 g Kalium/l, obst- und gemüsereiche Ernährung; nach der Belastung: 500-1000 mg Kalium als Kaliumcitrat
Magnesium (Seite 83 ff.)	Zellulärer Energiestoffwechsel (ATP-Produktion und -Speicherung), Muskelkontraktion, Reizleitung im Herzmuskel, Herzkraft, Nervenleitung, Stabilisierung von Zellmembranen, Knochenaufbau	Ermüdung der Muskulatur, Muskelzittern, Wadenkrämpfe, Lidzucken, geringe Belastbarkeit und Leistungsfähigkeit, verringerte Regenerationsfähigkeit	**Breitensportler:** 200-300 mg Magnesium pro Tag **Leistungssportler:** 300-600 mg Magnesium pro Tag in gut verfügbarer Form (z.B. Mg-orotat, Mg-taurat, Mg-citrat), über den Tag verteilt, immer langfristig! Magnesiumreiche Mineralwässer (> 100 mg/l)
Calcium (Seite 93 ff.)	Knochenaufbau, Muskelkontraktion, Erregung von Nerven- und Muskelzellen, Stabilisierung von Zellmembranen, Freisetzung von Glucose aus Glykogen	Schmerzhafte Muskelkrämpfe, Wadenkrämpfe in der Nacht, geringe Knochendichte, Anfälligkeit für Ermüdungsbrüche	Breiten- und Leistungssportler (v.a. Sportlerinnen): 1000-1500 mg pro Tag in gut verfügbarer Form (z.B. Ca-lactogluconat, Ca-citrat). Calciumreiche Lebensmittel (z.B. Milchprodukte)

Tab. 51: Mineralstoffe: Leistungs- und belastungsorientierte Stoffwechselfunktionen im Sport (Fortsetzung)

Mineralstoff	Wichtige Stoffwechselfunktion im Sport	Symptome einer Unterversorgung	Hinweise und Tipps zu Supplementierung
Eisen (Seite 95 ff.)	Sauerstoffversorgung der Muskeln und Organe, Blutbildung (Erythropoese), zellulärer Energiestoffwechsel (ATP-Produktion), Immunfunktion, Carnitinbiosynthese	Allgemeine und muskuläre Müdigkeit, verringerte Ausdauerleistungsfähigkeit, Stehvermögen, Infektanfälligkeit, Anämie	Breiten- und Leistungssportler (v.a. Sportlerinnen) nur bei Eisenmangel: 50-200 mg pro Tag in Kombi mit Vitamin C, z.T. intravenös
Kupfer (Seite 103 ff.)	Antioxidativer Zellschutz (z.B. SOD), zellulärer Energiestoffwechsel, Eisenverwertung, Immunstabilität, Blutbildung (Erythropoese), Regulation der Katecholamine	Störungen der Blutbildung, Anämie, allgemeine Müdigkeit, Infektanfälligkeit	**Breitensportler:** 0,5-2 mg pro Tag **Leistungssportler:** 1-4 mg pro Tag, in Form eines Mineralstoffpräparates
Zink (Seite 104 ff.)	Immunologische Stabilität, Produktion von Immunzellen, antioxidativer Zellschutz (z.B. SOD), Energiestoffwechsel, Proteinsynthese (anabole Adaptationsprozesse auf Trainingsreize), Zellregeneration, Wachstum, Insulinstoffwechsel	Infektanfälligkeit, Beeinträchtigung der Regeneration, schlechte Wundheilung nach Sportverletzungen	**Breitensportler:** 10-20 mg pro Tag **Leistungssportler:** 10-30 mg pro Tag, in gut verfügbarer Form (z.B. Zn-orotat, Zn-gluconat, Zn-histidin)
Jod (Seite 106 ff.)	Synthese der Schilddrüsenhormone, Wachstum, Stoffwechselregulation (z.B. Energiestoffwechsel), Körpertemperatur	Schilddrüsenunterfunktion (Hypothyreose), allgemeine Stoffwechselstörungen, Zyklusstörungen (?)	**Breitensportler:** 50-200 µg pro Tag **Leistungssportler:** 100-200 µg pro Tag, v.a. bei Sportarten mit hoher Schweißbildungsrate; jodiertes Speisesalz
Selen (Seite 52, 108 ff.)	Antioxidativer und antientzündlicher Zellschutz (z.B. GSH-Peroxidase), immunologische Stabilität, Aktivierung der Schilddrüsenhormone	Erhöhtes Risiko für oxidative Membran- und Muskelschäden, Infektanfälligkeit, Beeinträchtigung der Regeneration	**Breitensportler:** 70-200 µg pro Tag **Leistungssportler:** 100-300 µg pro Tag, etwa 1,5-2 µg pro kg KG pro Tag (z.B. Na-selenit, Na-selenat)
Chrom (Seite 111 ff.)	Steuerung der zellulären Insulinwirkung und der Kohlenhydratverwertung, Glykogenbildung, Protein- und Fettstoffwechsel, Verwertung von Aminosäuren (z.B. VKAS)	Störungen der Kohlenhydratverwertung und des Energiestoffwechsels	**Breitensportler:** 50-200 µg pro Tag **Leistungssportler:** 100-500 µg pro Tag, v.a. Ausdauer- und Kraftsportler in Form eines Mineralstoffpräparates

Vitamine

Der Vitaminbedarf ist im Sport aufgrund des gesteigerten Energieumsatzes erhöht. Das betrifft vor allem die für die Energieproduktion aus Kohlenhydraten so wichtigen B-Vitamine. Das bestätigen auch Untersuchungen an Sportlern, bei denen eine unzureichende Versorgung anhand von Blutparametern, insbesondere bei Thiamin und Vitamin B_6, festgestellt wurde. Infolge der geringen Speicherfähigkeit des Körpers für die wasserlöslichen Vitamine können bereits nach kurzer Zeit erste Mangelerscheinungen auftreten. Eine Unterversorgung mit Vitaminen äußert sich beim Sportler rasch durch unspezifische Symptome wie

- ✔ eingeschränkte Leistungsfähigkeit,
- ✔ verlängerten Regenerationszeiten,
- ✔ leichte Ermüdbarkeit,
- ✔ erhöhte Infektanfälligkeit,
- ✔ schlechte Trainingsanpassung.

Neben Vitamin B_1, Vitamin B_2, Niacin, Vitamin B_6, Folsäure und Vitamin B_{12} bestehen häufig Probleme in der Versorgung mit Vitamin D und E, insbesondere bei Sportlern mit niedrig-kalorischen Diäten (z. B. Ballett, Turnen). Kraftsportler sind oft nur unzureichend mit Vitamin B_6 (Mehrbedarf durch höhere Proteinzufuhr) und Ausdauersportler mit Vitamin B_1 (Verlust über den Schweiß) versorgt (24a, 67, 68, 69). Aufgrund des gesteigerten aeroben Stoffwechsels und der hohen Sauerstoffbelastung ist auch der Bedarf an antioxidativ wirksamen Vitaminen (z. B. Vitamin A, Vitamin C, Tocopherole und Tocotrienole) und Carotinoiden erhöht.

B-Vitamine

Acht der insgesamt dreizehn bekannten Vitamine werden als „die Gruppe der B-Vitamine“ oder „Vitamin-B-Komplex“ bezeichnet. Obwohl es sich hierbei um völlig verschiedene Substanzen handelt, arbeiten sie immer als erfolgreiches Team zusammen und sind für den Stoffwechsel nahezu jeder Körperzelle lebensnotwendig. Zusammen mit Vitamin C zählen die B-Vitamine zu den wasserlöslichen Vitaminen, die im Körper (Ausnahme: Vitamin B_{12}) nicht gespeichert werden können und daher regelmäßig über die Nahrung zugeführt werden müssen.

Die Aufgabenfülle der B-Vitamine in unserem Körper ist ungeheuer groß. Sie reicht von der Steuerung der Nerven- und Herzfunktion über die Blutbildung und Energiegewinnung in

Tab. 52: B-Vitamine – Steuermänner des Stoffwechsels

Energiegewinnung	Umwandlung von Kohlenhydraten (z.B. Glucose), Fetten und Eiweißen in Energie
Nervenstoffwechsel	Übertragung von Informationen und Signalen, Steuerung der geistigen Leistungsfähigkeit, Steigerung der Stresstoleranz („Stressvitamine")
Neurotransmitter (Nervenbotenstoffe)	Produktion von Neurotransmittern und Hormonen, die wichtig für einen gesunden Schlaf, eine ausgeglichene Psyche und die körperliche Aktivität sind, z.B. Serotonin (sorgt für innere Ruhe, Ausgeglichenheit), Melatonin (Schlaf-Hormon), Acetylcholin (für Gedächtnis- und Lernfunktionen)
Zellreparatur und Zellwachstum	Auf- und Abbau von Genen (Erbsubstanz, DNA) und Proteinen (z.B. Haare, Haut); Produktion der roten Blutkörperchen (Erythrozyten)
Homocysteinstoffwechsel	Entgiftung der toxischen Aminosäure Homocystein (Zellschutz)

unseren Körperzellen bis zur Abwehrfunktion und der Gesundheit von Haut und Haaren (siehe auch Tab. 52). Als Aktivitätsbestimmende Bestandteile von Enzymen, im Fachjargon Coenzyme, steuern die B-Vitamine den Stoffwechsel der Kohlenhydrate, Fette und Eiweiße. Da sie dabei Prozesse der Energiegewinnung beschleunigen (katalysieren) werden sie auch als Bio-Katalysatoren bezeichnet (Abb. 10).

Vitamin B_1 (Thiamin)

Abgeschlagen, geistig träge, müde oder reizbar? Das können die ersten Anzeichen einer schlechten Versorgung mit Vitamin B_1 sein, von dem die Leistungsfähigkeit der Nerven und des Gehirns abhängt. Ohne dieses Nervenvitamin versiegt der Energienachschub unserer Nervenzellen in Form von Glucose (Traubenzucker). Übrigens: Mit nur 4 bis 10 Tagen ist der „Vitaminspeicher" (Speicherkapazität) unseres Körpers an Vitamin B_1 der niedrigste aller Vitamine!

Seine Hauptaufgabe erfüllt Vitamin B_1 als Coenzym (Stoffwechselkatalysator) bei der Energiegewinnung aus Kohlenhydraten, damit unsere Nerven- und Muskelzellen reibungslos funktionieren. Thiaminmangel macht sich aus diesem Grund vor allem in Geweben, die besonders viel Glucose (Traubenzucker) als Energielieferant benötigen, bemerkbar. Dazu gehört das Gehirn- und Nervensystem sowie die Herz- und Skelettmuskulatur. Darüber hinaus ist Vitamin B_1 am Informationsaustausch der Nervenzellen und der Produktion von Nervenbotenstoffen (Neurotransmittern) wie Acetylcholin oder dem Glückshormon Serotonin beteiligt. Deshalb kann Thiamin auch bei Gedächtnisstörungen (z. B. bei Demenz) und depressiven Verstimmungen helfen.

Die empfohlene tägliche Zufuhr für nicht sporttreibende Jugendliche und Erwachsene liegt derzeit zwischen 1 bis 1,4 mg Vitamin B_1. Der hohe Energie- und Kohlenhydratumsatz von Sportlern ist mit einem erhöhten Bedarf an Vitamin B_1 verbunden. Die Zufuhrempfeh-

Kurzinfo

Vitamin-B-Komplex

Die Stoffwechselwege der einzelnen B-Vitamine sind wie unsere Verkehrswege eng miteinander vernetzt und kreuzen sich überall im Körper. Für die Aufgaben eines einzelnen B-Vitamins werden weitere B-Vitamine in Form ihrer Coenzyme benötigt. Diese enge Kooperation erklärt auch die Tatsache, warum isolierte Mangelzustände an B-Vitaminen kaum vorkommen und ein Vitamin-B-Mangel sich auf vielfältige Weise bemerkbar macht. Es ist daher in der Regel sinnlos, ein einzelnes B-Vitamin zu supplementieren, da diese Steuermänner unseres Stoffwechsels ihre lebenswichtigen Aufgaben nur im Team erfolgreich meistern können.

lungen für Vitamin B_1 beträgt 0,5 mg pro 1000 kcal. Unabhängig vom Energieumsatz kann eine erhöhte Zufuhr empfohlen werden, da Sportler Vitamin B_1 auch über den Urin und Schweiß verlieren.

Einseitige Ernährungsgewohnheiten und ein hoher Konsum von raffinierten Kohlenhydraten steigern zusätzlich den Bedarf an Vitamin B_1. Je nach Sportart und verwendetem Indikator wird ein unzureichender Thiaminstatus bei bis zu 17 % der untersuchten Sportler beschrieben (70). Auch sporttreibende Diabetiker sollte unbedingt auf eine optimale Versorgung mit Vitamin-B_1 (vor allem Benfotiamin) achten, da bei diabetischer Stoffwechellage der Vitamin B_1-Bedarf deutlich erhöht ist.

Ein leichter Thiaminmangel bleibt häufig unbemerkt, äußert sich aber schon durch Reizbarkeit, depressive Verstimmungen, Konzentrations-, Nerven- und Muskelschwäche. Schwerer Thiaminmangel ruft die klassische Vitamin-B_1-Mangelkrankheit Beriberi mit Muskelschwäche, Lähmungen bis hin zu schweren Nervenentzündungen und Herzschwäche (Herzinsuffizienz) hervor.

***Tab. 53:** Vitamin B_1 – Wichtige Aufgaben und Funktionen*

Energiestoffwechsel	Zusammen mit Magnesium wichtig für alle energieabhängigen Stoffwechselprozesse (Citrat-Zyklus) Energiegewinnung aus Glucose, dem Hauptenergielieferant unserer Nervenzellen (zusammen mit α-Liponsäure) Leistungsfähigkeit der Herzmuskelzellen (das Herz hat den höchsten Gehalt aller Organe an Vitamin B1)
Nervensystem	Regulation der geistigen Leistungsfähigkeit, Übertragung von Nervenimpulsen an das Gehirn und die peripheren Nervenzellen; Produktion und Freisetzung von Nervenbotenstoffen, wie Acetylcholin (Leitsubstanz des Nervensystems) und Serotonin (Glückshormon)
Eiweißaufbau	Kollagen in Haut, Knorpel und Knochen; Produktion von Nukleinsäuren (DNA, Erbsubstanz)

Tab.54: MT-Zufuhrempfehlungen für Vitamin B_1 und Benfotiamin

	Vitamin B_1 pro Tag (oral)	Benfotiamin pro Tag (oral)
Breitensportler	5-25 mg	
	Bei hoher Belastung 10-50 mg	In Phasen hoher Belastung, bei Diabetes mellitus, Nervenschmerzen und -entzündungen 100-300 mg
Leistungssportler	10-50 mg	
	Bei hoher Belastung 25-100 mg	In Phasen hoher Belastung, bei Diabetes mellitus, Nervenentzündungen und -schmerzen (z.B. Karpaltunnelsyndrom) 100-600 mg

Die orale Bioverfügbarkeit und Resorption von Thiamin ist relativ schlecht. So werden von 50 mg Thiamin bei gesunden Menschen nur etwa 5 % resorbiert. Dagegen ist die Bioverfügbarkeit des fettlöslichen Vitamin-B_1-Derivates Benfotiamin ausgezeichnet, da es dosisproportional resorbiert wird. Ein Stoffwechsel-Tuning durch die Gabe von Benfotiamin spiegelt sich auch in einer gesteigerten Aktivität thiaminabhängiger Enzyme (z. B. erythrozytäre Transketolase) wider. Eine Optimierung der sportlichen Leistungsfähigkeit ist daher vor allem durch die Gabe von Benfotiamin zu erwarten (71).

Vitamin B_2 (Riboflavin)

Vitamin B_2 spielt eine zentrale Rolle als Coenzym (Enzymaktivator) in der Atmungskette. Bei den hier ablaufenden Stoffwechselprozessen werden Makronährstoffe (Fette, Kohlenhydrate, Eiweiße) in den Energiekraftwerken unserer Zellen, den so genannten Mitochondrien, zur Herstellung purer Stoffwechselenergie in Form des Adenosintriphosphates (kurz:

Tab. 55: Vitamin B_2 – Wichtige Aufgaben und Funktionen

Energiestoffwechsel (Atmungskette)	Energiegewinnung in den körpereigenen Zellkraftwerken (Mitochondrien) bei der Verbrennung von Nährstoffen wie Glucose, Fett oder Eiweiß
Eiweißaufbau	Kollagen in Haut, Knorpel und Knochen; Produktion von Nukleinsäuren (DNA, Erbsubstanz)
Vitamin B_3 und B_6	Überführung von Vitamin B_3 und B_6 in ihre aktiven Formen
Eisen	Eisenverwertung
Antioxidanz	Coenzym (Enzymbestandteil) antioxidativer Enzyme, Schutz vor freien Radikalen und Regeneration von Glutathion (körpereigenes Antioxidanz)
Schilddrüse	Produktion der Schilddrüsenhormone
Augenlinse	Schutz vor freien Radikalen und Linsentrübungen (Katarakt)
Entgiftung	Arzneimittel, Homocystein und Umweltgifte

Tab. 56: MT-Zufuhrempfehlungen für Vitamin B_2

	Vitamin B_2 pro Tag (oral)
Breitensportler	5-25 mg
	Bei hoher Belastung, 10-50 mg, Migräneprophylaxe 400 mg (zusammen mit Magnesium und Q_{10})
Leistungssportler	10-50 mg
	Bei hoher Belastung, 25-100 mg, Migräneprophylaxe 400 mg (zusammen mit Magnesium und Q_{10})

ATP) verbrannt. ATP ist der Treibstoff für alle energieabhängigen Prozesse unseres Körpers. Als Antioxidanz ist Vitamin B_2 zudem ein wichtiger Zellschutzfaktor gegen aggressive freie Radikale.

Zusammen mit Eisen ist es an der Produktion der roten Blutkörperchen (Erythrozyten) beteiligt, welche alle Körperzellen mit Sauerstoff versorgen. Auch Vitamin K, Folsäure, Vitamine B_6 und Niacin sind in ihrer Funktion auf diesen Stoffwechselaktivator angewiesen. Die empfohlene tägliche Zufuhr für nicht sporttreibende Jugendliche und Erwachsene liegt derzeit zwischen 1,2 bis 1,5 mg Vitamin B_2. Sport erhöht den Bedarf an Vitamin B_2, da dieser in Abhängigkeit des Energieumsatzes steigt. Die auf den Energieumsatz bezogene Zufuhrempfehlung für Vitamin B_2 beträgt 0,6 mg pro 1000 kcal.

Vitamin B_2 ist auch in höheren Dosierungen gut verträglich. Bei Einnahme von Vitamin-B_2-haltigen Präparaten kann eine harmlose Gelbfärbung des Urins auftreten.

Kurzinfo

Vitamin B_2 und Migräne

Eine Störung im Energiestoffwechsel unserer Nervenzellen spielt auch bei migräneartigen Kopfschmerzen eine Rolle. Durch die Gabe von 400 mg Vitamin B_2 pro Tag konnte in klinischen Studien die Anzahl, Dauer und Schwere der Migräneattacken deutlich verringert werden. Auch der Bedarf an verschreibungspflichtigen Arzneimitteln konnte reduziert werden. Bei Migräne ist die Kombination von Vitamin B_2 mit Magensium und Coenzym Q_{10} sinnvoll.

Vitamin B_3 (Nikotinsäure und Nikotinamid)

Vitamin B_3 ist ein Sammelbegriff für zwei natürliche Formen, in denen dieses Vitamin in unserer Nahrung vorkommt:

- ✔ Niacin (Nikotinsäure) hauptsächlich in pflanzlichen Lebensmitteln und
- ✔ Niacinamid (Nikotinsäureamid) vor allem in tierischen Produkten.

Tab. 57: Vitamin B_3 – Wichtige Aufgaben und Funktionen

Energiegewinnung	Zellatmung und Zellenergie (Mitochondrien), Auf- und Umbau von Eiweiß, Fetten und Kohlenhydraten, Blutzuckerregulierung
Erbsubstanz	Reparatur der Erbsubstanz (DNA)
Antioxidanz	Zellschutz: Niacin ist einer der potentesten Radikalfänger unseres Körpers
Fette	Stoffwechsel der Blutfette vor allem der Triglyceride (HDL↑, TG↓)
Magen-Darm-Trakt	Funktion und Tätigkeit des Magen-Darm-Traktes
Hirnstoffwechsel	Serotonin- und Melatoninproduktion (Stimmungslage, gesunder Schlaf)

Vitamin B_3 leistet einen bedeutenden Beitrag im Stoffwechsel der energieliefernden Nährstoffe, den Fetten, Kohlenhydraten und Eiweißen. Neben Vitamin B_1 und B_2 ist es ein unverzichtbares Energievitamin und wichtig für eine gesunde Haut. Es ist außerdem für den Aufbau und die Reparatur von Eiweißstrukturen in den Zellen und der Erbsubstanz (DNA) zuständig. Über die Aminosäure Tryptophan ist Niacin am Stoffwechsel des Neurotransmitters Serotonin und des Schlafhormons Melatonin beteiligt.

Leichte Vitamin-B_3-Mangelzustände machen sich durch Appetitlosigkeit, depressive Verstimmungen, Schlaf- und Verdauungsstörungen (z. B. Durchfall) bemerkbar. Im weiteren Verlauf treten die charakteristischen Symptome der Vitamin-B_3-Mangelkrankheit Pellagra („raue Haut") auf, die sich vor allem durch Ausschläge an den Hautpartien, die dem Sonnenlicht ausgesetzt sind (Handrücken, Nacken und Gesicht) äußern. Die überwiegende Ernährung mit Mais, der wegen seines hohen Leucin- und niedrigen Tryptophangehaltes eine Pellagra fördernde Wirkung hat, war die Hauptursache der weiten Verbreitung der Pellagra in Südamerika Anfang des 20. Jahrhunderts.

Die empfohlene tägliche Zufuhr für nicht sporttreibende Jugendliche und Erwachsene liegt derzeit zwischen 13 bis 17 mg Vitamin B_3. Auch der Vitamin-B_3-Bedarf wird beim Sportler durch erhöhte Stoffwechselaktivität gesteigert. Die auf den Energieumsatz bezogene Zufuhrempfehlung für Vitamin B_3 beträgt 6,7 mg pro 1000 kcal. Die Natur hat dafür gesorgt,

Kurzinfo

Nikotinsäure und Nebenwirkungen

Vitamin B_3 sollte im Sport immer in Form des Nikotinsäureamids verwendet werden, da die Einnahme von Nikotinsäure (>50 mg/Tag) mit einer Reihe von Nebenwirkungen wie Flush, Hitzegefühl, Juckreiz und Hautrötung verbunden sein kann. Dagegen verursacht die Aufnahme von Nikotinamid, auch in hoher Dosierung, nur selten Nebenwirkungen.

	Vitamin B_3 pro Tag (oral)
Breitensportler	20-50 mg
	Bei hoher Belastung, 50-100 mg
Leistungssportler	50-100 mg
	Bei hoher Belastung, 100-500 mg

Tab. 58: MT-Zufuhrempfehlungen für Vitamin B_3

dass wir Vitamin B_3 zum Teil im eigenen Stoffwechsel selber herstellen können, und zwar aus der Aminosäure Tryptophan. Aus 60 mg Tryptophan kann der Stoffwechsel etwa 1 mg Vitamin B_3 herstellen.

Ein erhöhter Bedarf oder eine unzureichende Versorgung mit Vitamin B_3 kommt daher selten vor. Dennoch sollte dieses Vitamin, aufgrund seiner zentralen Stellung im mitochondrialen Energiestoffwechsel, in einem ausgewogenen Vitamin-B-Komplex für Sportler nicht fehlen.

Pantothensäure (Vitamin B_5)

Zu den wichtigsten Aufgaben der Pantothensäure gehören die Produktion von Eiweißen und Fetten, Cholesterin, Hämoglobin (roter Blutfarbstoff), Steroidhormonen (z. B. Cortisol) sowie der Vitamine A und D. Auch am Aufbau des Neurotransmitters Acetylcholin aus Cholin im Gehirn (stimmungsaufhellender und gute Laune schaffender Neurotransmitter) ist Vitamin B_5 beteiligt. Darüber hinaus nimmt es an Entgiftungsreaktionen der Leber teil, fördert Haarwuchs und Pigmentierung der Haare, sorgt für eine gesunde Haut und Schleimhautfunktion und regt die Darmperistaltik an.

Mangelerscheinungen sind aufgrund der weiten Verbreitung der Pantothensäure relativ selten. Sie äußern sich zunächst durch relativ unspezifische Symptome wie Kopfschmerzen, Müdigkeit, Magen-Darmstörungen, Herzklopfen sowie Nervenstörungen. Pantothensäuremangel tritt in der Regel nie isoliert sondern immer gemeinsam mit einem Mangel an anderen B-Vitaminen auf. Hohe körperliche und mentale Belastungen (z. B. Stress) können den Bedarf an Pantothensäure deutlich steigern.

Tab. 59: Pantothensäure – Wichtige Aufgaben und Funktionen

Energiestoffwechsel	Abbau und Synthese von Fetten, Kohlenhydraten und Eiweißen in allen Geweben
Vorstufe für Cholesterin	Bildung von Sexual- und Wachstumshormonen, Bildung von Vitamin A, D und Nervenbotenstoffen (z.B. Acetylcholin)
Haare, Haut	Wichtig für intakte Hautzellen, Wachstum und Pigmentierung der Haare
Blutbildung	Hämsynthese
Immunsystem	Antikörperproduktion
Taurin	Taurin-Synthese

Vitamin B_6 (Pyridoxin)

Vitamin B_6 ist als Coenzym von mehr als 100 enzymatischen Reaktionen für unseren gesamten Stoffwechsel von elementarer Bedeutung. Der reibungslose Aufbau von Eiweiß und die Produktion von Nervenbotenstoffen wie Serotonin – der Botenstoff für Ruhe und Ausgeglichenheit – ist ohne Vitamin B_6 nicht möglich. Leichter Vitamin-B_6-Mangel äußert sich daher schon in Konzentrationsstörungen, Schlaflosigkeit und Reizbarkeit. Eine ganz wichtige Aufgabe, die Vitamin B_6 zusammen mit Folsäure, Vitamin B_2 und Vitamin B_{12} erfüllt, ist die Entgiftung der gefäßtoxischen Aminosäure Homocystein. Ein schlagkräftiges Immunsystem braucht Vitamin B_6, denn ohne das Vitamin schrumpft das Hauptquartier unserer Immunabwehr, die Thymusdrüse. Das für die Produktion von natürlichen Killerzellen (NK-Zellen) und Antikörpern benötigte Eiweiß kann nicht nachgeliefert werden.

Vitamin B_6 hat auch seine Finger bei der Blutbildung sowie im Fett- und Kohlenhydratstoffwechsel im Spiel. Auch die Isolierschicht unserer Nerven ist auf eine ausreichende Versorgung mit Vitamin B_6 angewiesen. Produziert unser Körper den Kraftstoff Kreatin oder das Antioxidanz Taurin, so geht das nur mit Hilfe von Vitamin B_6.

Kurzinfo

Vitamin B_6 und Antibabypille

Die langfristige Einnahme der Antibabypille kann den Folsäure- und Vitamin-B_6-Haushalt erheblich beeinträchtigen. Daher sollten vor allem Sportlerinnen, wenn sie orale Kontrazeptiva einnehmen, auf eine gute Versorgung mit diesen Vitaminen achten.

Die empfohlene tägliche Zufuhr für nicht sporttreibende Jugendliche und Erwachsene liegt derzeit zwischen 1,2 bis 1,6 mg Vitamin B_6. Eine hohe Proteinzufuhr steigert allerdings den Vitamin-B_6-Bedarf. Für jedes Gramm Protein in der Nahrung sollten 0,02 mg Vitamin B_6 zugeführt werden. Für Kraftsportler und Bodybuilder ist dieses Vitamin daher das Schlüsselvitamin für die Proteinsynthese und den Muskelaufbau. In Untersuchungen waren bis zu 30 % der Sportler nicht ausreichend mit Vitamin B_6 versorgt. Die Bioverfügbarkeit von Vitamin B_6 aus pflanzlichen Nahrungsmitteln ist zum Teil sehr schlecht.

	Vitamin B_6 pro Tag (oral)
Breitensportler	5-25 mg
	Kraftsportarten (z.B. Bodybuilding), 10-50 mg
Leistungssportler	10-50 mg
	Kraftsportarten (z.B. Bodybuilding) 25-100 mg

Tab. 60: MT-Zufuhrempfehlungen für Vitamin B_6

Tab. 61: Vitamin B_6 – Wichtige Aufgaben und Funktionen

Aminosäurestoffwechsel	Auf- und Umbau von Eiweißen, Produktion von Botenstoffen wie Serotonin, Noradrenalin, Dopamin und GABA.
Fettstoffwechsel	Aufbau von Fetten zum Schutz des Nervenmarks (Myelin-, Phospho- und Sphingolipidsynthese)
Homocystein	Abbau und Entgiftung (Cystathionin-β-Synthase)
Immunsystem	Produktion von Fress- und Killerzellen sowie Antikörpern
Blutbildung	Hämsynthese, Sauerstofftransport
Steroidhormone	Stoffwechsel der Steroidhormone
Synthese von	Niacin (aus L-Tryptophan), Taurin und Kreatin.

Kurzinfo

Sicherheitshinweis

Vitamin B_6 gehört zu den Vitaminen, die bei Überdosierung relativ schnell gesundheitliche Störungen (z.B. reversible Nervenstörungen) hervorrufen können. Von der langfristigen hochdosierten Einnahme im Dosierungsbereich von 200 mg Vitamin B_6 pro Tag und mehr wird daher abgeraten.

Vitamin B_{12} (Cobalamin)

Vitamin B_{12} unterscheidet sich in zwei wesentlichen Punkten von den anderen Vitaminen aus der B-Gruppe. Einerseits, kommt es in der Natur so gut wie nicht vor, sondern muss von Mikroorganismen in der Darmflora von Tieren (z.B. Rind, Schwein) gebildet werden. Zum anderen kann es in unserem Körper im Gegensatz zu den anderen wasserlöslichen Vitaminen gespeichert werden. Körperspeicher sind vor allem die Leber und die Muskulatur, die beim gesunden Erwachsenen einen Gesamtvorrat von etwa 2 bis 5 mg Vitamin B_{12} aufweisen. Bei einer ausgewogenen Ernährung, die auch tierische Produkte (z.B. Eier, Milch, Fleisch) beinhaltet, reichen die Vitamin-B_{12}-Vorräte etwa 2-3 Jahre lang, da unser Körper täglich nur 2 bis 5 µg Vitamin B_{12} benötigt. Trotz der in aller Regel ausreichenden Zufuhr zählt ein Vitamin-B_{12}-Mangel zu den klinisch am häufigsten zu behandelnden Vitaminmangelerkrankungen.

Vitamin B_{12} wird auch als Cobalamin bezeichnet. Diesen Namen erhielt das Vitamin von dem Cobalt-Atom, das den zentralen Baustein dieses komplexen Moleküls bildet. Zu den wichtigsten Aufgaben des Vitamins gehört die Ausreifung neuer Zellen und roter Blutkörperchen, der Abbau von Homocystein, die Bildung der schützenden Myelinscheiden, in denen die Nerven ihre Impulse im Körper weiterleiten sowie der Aufbau unserer Erbanlagen (DNA) und unseres Nervensystems. Auch die Umwandlung der Folsäure in ihre stoffwech-

Tab. 62: Vitamin B_{12} – Wichtige Aufgaben und Funktionen

Eiweißaufbau	Stoffwechsel der Amino- und Fettsäuren (Mitochondrien), Synthese der DNA (Erbsubstanz)
Verzweigtkettige Aminosäuren	Abbau von VKAS, Einschleusung in Citonensäurezyklus
Zellwachstum-/teilung	Blutzellen, Regeneration und Erneuerung von Schleimhautzellen
Blutbildung	Produktion und Reifung der roten Blutkörperchen (Knochenmark)
Nervenzellen	Bildung der Myelinscheiden, einer Schutz- und Isolierschicht unserer Nerven
Folsäure-Stoffwechsel	Umwandlung der Folsäure in ihre stoffwechselaktive Form
Homocystein-Entgiftung	Zusammen mit Folsäure, Vitamin B_2 und Vitamin B_6
Nervenbotenstoffe	Produktion von Nervenbotenstoffen

selaktive Form ist von Vitamin B_{12} abhängig. Methylcobalamin ist als Methylgruppenüberträger bei der Synthese von Methionin aus Homocystein beteiligt.
Problematisch ist die Vitamin-B_{12}-Versorgung bei Vegetariern, da pflanzliche Lebensmittel kein Vitamin B_{12} enthalten. Vor allem strenge Vegetarier, so genannten Veganer, die neben Fleisch und Fisch auch Milchprodukte oder Eier ablehnen, sind häufig von einem Vitamin-B_{12}-Mangel betroffen. Bei ihnen äußert sich ein leichter Vitamin-B_{12}-Mangel bereits in einem Anstieg des giftigen Homocysteins im Blut. Eine weitere gefährdete Personengruppe sind generell ältere Menschen (> 60 Jahre) und Patienten mit Magen-Darm-Erkrankungen, wie z. B. chronischer Gastritis, Morbus Crohn, Entfernung des Magens oder Sprue. Grund dafür ist, dass im Alter und bei chronischen Magen-Darm-Erkrankungen nicht mehr genug Intrinsic Factor im Magen gebildet wird. Dieser Vitamin-B_{12}-Transporter ist für die Aufnahme des Vitamins aus der Nahrung verantwortlich. Fehlt er, treten Resorptions- und Verwertungsprobleme auf. Auch einige Arzneimittel wie Säureblocker und das orale Antidiabetikum Metformin stören die Vitamin-B_{12}-Aufnahme.

Vitamin B_{12} ist ein wichtiges Vitamin für die Reifung von roten Blutkörperchen (Erythrozyten) im Knochenmark. Ein Mangel an Vitamin B_{12} führt zu einer Fehlbildung bei der Erythrozytenreifung, die man als Megaloblastenanämie bezeichnet. Der Sauerstoffmangel - ähnlich wie bei Eisenmangel – führt zu einer allgemeinen Schwächung der körperlichen und mentalen Leistungsfähigkeit.

Laborparameter	Normalwerte	Unzureichende Versorgung
Vitamin-B_{12}-Serumspiegel	> 222 pmol/l	< 222 pmol/l
Methyl-Malonsäure-Serumspiegel	73-271 nmol/l	> 376 nmol/l
Homocystein-Plasmaspiegel	< 10 µmol/l	≥ 10 µmol/l

Tab. 63: Vitamin-B_{12}-Status: Laborparameter

Tab. 64: MT-Zufuhrempfehlungen für Vitamin B_{12}

	Vitamin B_{12} pro Tag (oral)
Breitensportler	10-20 µg
	Erhöhte Homocysteinwerte, Einnahme von Medikamenten (z.B. Säureblocker, Metformin) 50-500 µg
Leistungssportler	50-500 µg
	Erhöhte Homocysteinwerte, Einnahme von Medikamenten (z.B. Säureblocker, Metformin) 100-1000 µg (zum Teil mehr; initial auch intramuskulär))

Vitamin-B_{12}-Status

Zur Erfassung des Vitamin B_{12} werden in der Regel verschiedene Parameter bestimmt, wie zum Beispiel der Vitamin-B_{12}-Serumspiegel oder der Methyl-Malonsäure-Serumspiegel, der als metabolischer Parameter herangezogen wird.

Im Bereich der Sportmedizin liegt eine Reihe von positiven Erfahrungsberichten mit der Supplementierung von Vitamin B_{12} vor. In Anwendungsbeobachtungen aus dem Handball, Fussball, Eishockey und Turnen beschreiben Athleten vor allem eine Erhöhung der Stresstoleranz sowie Verbesserung der Leistungsbereitschaft, Konzentrationsfähigkeit und Regeneration.

Kurzinfo

Hinweis

Vitamin B_{12} wird bei oraler Zufuhr relativ schlecht aufgenommen. Für die initiale Therapie eines Vitamin-B_{12}-Mangels ist zum Ausgleich eines Vitamin-B_{12}-Defizits die intramuskuläre Applikation von Vitamin B_{12} (z.B. 1000 µg/Injektion) sinnvoller. Vitamin B_{12} kann auch mit anderen Vitaminen wie Folsäure und Vitamin B_6 kombiniert werden.

Folsäure

In Deutschland hat die Unterversorgung mit Folsäure alarmierende Ausmaße angenommen. Bis zu 90 % der bundesdeutschen Bevölkerung nimmt trotz eines vielseitigen Ernährungsangebotes nicht einmal die Hälfte der empfohlenen Zufuhrmenge von 0,4 mg Folsäure pro Tag auf. Besonders problematisch ist ein Folsäuremangel bei Frauen zu Beginn der Schwangerschaft. Eine erhöhte Früh- und Fehlgeburtenrate (z. B. Lippen- und Gaumenspalten, offener Rücken) geht häufig auf das Konto einer schlechten Folsäureversorgung in den ersten 4 Schwangerschaftwochen. Bei schwangeren Frauen konnte gezeigt werden, dass eine Folsäurekonzentration in den Erythrozyten von <150 µg/l im Vergleich zu >400 µg/l mit einem 8-fach erhöhten Risiko für Neuralrohrdefekte verbunden ist.

Folsäure übernimmt als Coenzym im Organismus zahlreiche lebenswichtige Funktionen vor allem beim Zellwachstum und der Zellteilung, der Blutzellbildung im Knochenmark

Tab. 65: Folsäure – Wichtige Aufgaben und Funktionen

Eiweißaufbau	Stoffwechsel der Aminosäuren, Synthese der DNA (Erbsubstanz)
Zellwachstum- und -teilung	Blutzellen, Regeneration und Erneuerung von Schleimhautzellen (z. B. im Mund, Magen-Darm-Trakt, Lunge), Produktion der roten Blutkörperchen
Schwangerschaft	Gesunde Entwicklung des Fötus, vor allem des Zentralnervensystems
Homocystein-Entgiftung	Wichtigstes Vitamin zur Entgiftung der gefäß- und nerventoxischen Aminosäure Homocystein → Risikofaktor u.a. für Schlaganfall und Demenz
Nervenbotenstoffe	Produktion von Nervenbotenstoffen wie Serotonin und Dopamin

(Hämatopoese) und dem Aufbau unserer Erbsubstanz (DNA). Ein Folsäuremangel führt zur Wachstumshemmung aller sich schnell teilenden Zellen mit der Folge von Entwicklungs- und Reifungsstörungen. Davon betroffen sind primär die Blut- und Schleimhautzellen. Mütterlicher Folsäuremangel kann während der Schwangerschaft beim ungeborenen Kind zu schweren Störungen in der Entwicklung des Nervensystems, dem so genannten Neuralrohrdefekt („offener Rücken") führen.
Folsäure ist das wichtigste Vitamin um die gefäß- und nerventoxische Aminosäure Homocystein zu entgiften. Diese gefährliche Aminosäure hat in den letzten Jahren immer mehr medizinische Aufmerksamkeit erregt, da sie ein wichtiger Risikofaktor für Schlaganfälle, Venenthrombosen, Alzheimer Demenz und Schwangerschaftskomplikationen (z. B. offener Rücken) darstellt.

Die empfohlene tägliche Zufuhr für nicht sporttreibende Jugendliche und Erwachsene liegt derzeit bei 0,4 mg Folsäure. Die Bevölkerung der Industrienationen ist mit keinem anderen Vitamin so schlecht versorgt wie mit Folsäure. Verantwortlich dafür sind in erster Linie eine an frischem Gemüse (v. a. grünes Blattgemüse) arme Ernährung, die regelmäßige Einnahme von Medikamenten, Alkoholkonsum sowie die hohe Empfindlichkeit des Vitamins gegenüber Wärme und Licht. Obwohl Folsäure in unsere Nahrung in vielen Lebensmitteln enthalten ist, gehen bei der Lebensmittelverarbeitung (z. B. Kochen von Gemüse) bis zu 100 % verloren. Die Folge ist ein schleichender, oft sogar manifester Folsäuremangel, der sich von leichteren Befindlichkeitsstörungen, einem Anstieg der gefäßtoxischen Aminosäure Homocystein im Blut bis zur Blutarmut (Anämie), lebensgefährlichen Schwangerschaftskomplikationen und schweren Gefäßschäden bemerkbar macht. Homocystein schädigt die Innenauskleidung unserer Gefäße und macht sie anfälliger für Ablagerungen.

Laborparameter	Normalwerte	Unzureichende Versorgung
Folsäure (Erythrozyten)	> 250 µg/l	< 250 µg/l
Homocystein-Plasmaspiegel	< 10 µmol/l	≥10 µmol/l

Tab. 66: Folsäure-Status: Laborparameter

Tab. 67: MT-Zufuhrempfehlungen für Folsäure

	Folsäure pro Tag (oral)
Breitensportler	0,4-1 mg
	Erhöhte Homocysteinwerte, 1-5 mg (zusammen mit Vitamin B_{12})
Leistungssportler	0,8-1 mg
	Erhöhte Homocysteinwerte, 1-5 mg (zusammen mit Vitamin B_{12})

Homocystein und Folsäure

Etwa 75 % aller erhöhten Homocysteinplasmaspiegel ($\geq$ 10 µmol/l) beruhen auf einem Mangel an Folsäure (Folat), Vitamin B_6 und B_{12}. Die Aminosäure Homocystein entsteht permanent als kurzlebiges Zwischenprodukt im Eiweißstoffwechsel aus der Aminosäure Methionin. Aufgrund ihrer starken zellschädigenden Wirkung muss sie schnell wieder abgebaut und vom Körper entgiftet werden. An der Entgiftung sind Folsäure, Vitamin B_2, Vitamin B_6, Vitamin B_{12} und Serin beteiligt. Folsäure spielt dabei die wichtigste Rolle.

Homocystein kann die Innenauskleidung unserer Blutgefäße schädigen, die Bildung freier Radikale und die Oxidation des LDL-Cholesterins fördern. Die Neigung zur Bildung von Blutgerinnseln und Thrombosen wird durch Homocystein erheblich gesteigert. Auch unsere Nervenzellen bleiben von dieser giftigen Substanz nicht verschont. Mit steigendem Homocysteinwert wächst daher auch die Gefahr an Demenz zu erkranken. Eine geringfügige Erhöhung des Homocysteinspiegels um 5 µmol/l steigert Studien zufolge das Alzheimer-Risiko bereits um 40 %!

Homocystein und Sport

Körperliche Aktivität hat je nach Art, Dauer und Intensität beim Sportler Auswirkungen auf den Homocystein-Methionin-Stoffwechsel. Regelmäßige und moderate Ausdauerbelastungen wie Joggen und Fahrradfahren können den Homocysteinspiegel im Blut leicht senken. Dagegen sind kurze intensive und konsumierende extensive Belastungen (z.B. Triathlon) häufig mit einem Anstieg des Homocysteinspiegels (Hyperhomocysteinämie) verbunden. Eine unzureichende Versorgung mit Folsäure, Vitamin B_{12}, Vitamin B_2, Vitamin B_6 und Serin fördern beim Sportler das Risiko eines Anstiegs der Homocysteinspiegel im Blut (so genannte Hyperhomocysteinämie).

Die Entgiftung des Homocysteins (Abb.18) erfolgt im Körper durch verschiedene von B-Vitaminen abhängige Enzyme. Der wichtigste Entgiftungsmechanismus ist abhängig von Folsäure und Vitamin B_{12} (Folsäure-Zyklus). Die Folsäure (5-Methyl-tetrahydrofolat) überträgt bei diesem Stoffwechselschritt mit Hilfe des von Vitamin B_{12} abhängigen Enzyms Methionin-Synthase (Schritt A: Rückmethylierung) eine Methylgruppe auf das Homocystein und wandelt es in die Aminosäure Methionin um. Ein weiterer Abbauweg erfolgt über das von Vitamin B_6 abhängige Enzym Cystathionin-β-Synthase (Schritt B: Transsulfurierung). Dabei wird Homocystein in Cystein und L-Glutathion umgewandelt. Bei beiden Stoffwechselschritten der Homocystein-Entgiftung kommt es zu einem Verbrauch der Aminosäure Serin.

Serin zählt zusammen mit Alanin, Arginin, Asparagin, Cystein, Glutamin, Glycin, Histidin, Isoleucin, Methonin, Threonin und Valin zu den so genannten glukogenen Aminosäuren. Bei Kohlenhydratmangel (z.B. lang andauernder physischer Belastung) ist der Körper in der Lage diese Aminosäuren für die Versorgung energieabhängiger Gewebe (z.B. Gehirn, rote Blutkörperchen) mit Glucose – daher auch die Bezeichnung glukogen - zu nutzen. Die Neubildung von Glucose aus Nichtkohlenhydraten wie glukogenen Aminosäuren wird als Gluconeogenese bezeichnet. Dabei wird das Kohlenstoffgerüst der jeweiligen Aminosäure beim Abbau in der Leber und den Nieren unter anderem in Pyruvat umgewandelt. Pyruvat wird in den Citratzyklus, die Drehscheibe unseres Stoffwechsels, eingeschleust und dient hier der zellulären Energiegewinnung in Form von ATP.

Da bei konsumierenden und lang andauernden sportlichen Belastungen Serin vermehrt zur Synthese von Glucose verwertet wird, kann belastungsbedingt auch eine unzureichende Verfügbarkeit von Serin beim Sportler zu einer Erhöhung der Homocysteinspiegel führen. Das bestätigen auch die Ergebnisse verschiedener Untersuchungen an Sportlern, bei denen unter der hohen Ausdauerbelastung ein Anstieg der Homocysteinspiegel sowie ein Abfall zahlreicher Aminosäuren im Blut, insbesondere von Serin und Glycin, beobachtet wurde (72, 76). In einer aktuellen Untersuchung an Marathonläufern stieg der Homocysteinspiegel unter der Belastung um 64 % an und war auch 3 Stunden nach dem Marathonlauf noch deutlich erhöht (Tab. 68) (73).

Anabolika und Homocystein

Der Missbrauch von anabolen Steroiden hat auch Einfluss auf den Homocysteinspiegel. Unter der Einnahme verschiedener Anabolika wurde bei Bodybuildern einen Anstieg der Homocysteinwerte von 8,3 auf 11,9 µmol/l beobachtet (74). In einer weiteren Studie an Bodybuildern, die den Einfluss anaboler androgener Steroide (AAS) auf den Homocysteinstoffwechsel untersuchte, war bei den Anabolikaanwendern (n=10; 13,2 µmol/l) gegenüber Nichtanwendern (n=10; 8,7 µmol/l) der Homocysteinplasmaspiegel signifikant erhöht (75) (siehe Tab. 69).

Messzeitpunkt	Plasma-Homocysteinspiegel
Vor dem Rennen	9,8 (7,4-11,1) µmol/l
15 Minuten nach dem Marathonlauf	16,1 (12,7-20,4) µmol/l = 64 %
3 Stunden nach dem Marathonlauf	14,9 (11,5-20,0) µmol/l

Tab. 68: Anstieg der Homocystein-Plasmaspiegel beim Marathon

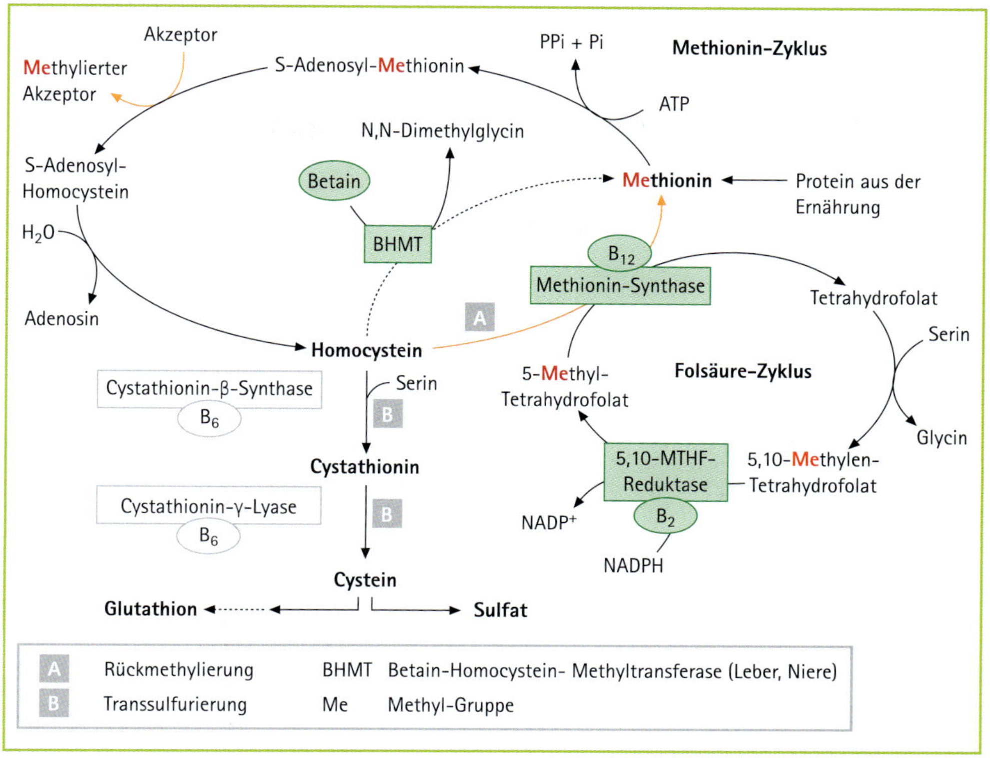

Abb. 20: Der Homocysteinstoffwechsel

Es ist daher zu vermuten, dass eine langfristige Einnahme von Anabolika auch durch die Erhöhung des Homocysteinspiegels, insbesondere bei schlechter Versorgung mit Vitamin B_{12} und Folsäure, das Risiko des Anabolikaanwenders für kardiovaskuläre Ereignisse (z. B. Blutgerinnsel, Herzinfarkt, Verschluss der Herzkranzgefäße, Schlaganfall) deutlich steigert.

Folsäure, Vitamin B_{12} und Methylgruppen-Stoffwechsel

Das Methionin-Homocystein-System hat eine wesentliche Bedeutung für die Verfügbarkeit von Methylgruppen im gesamten Stoffwechsel. Aus der Aminosäure Methionin wird der wichtigste Methylgruppen-Überträger unseres Stoffwechsels, das S-Adenosyl-Methionin (SAM) gebildet. Nur mithilfe von S-Adenosyl-Methionin (SAM) können vitale Verbindungen wie Kreatin, L-Carnitin oder Stresshormone synthetisiert werden.
Eine verminderte Verfügbarkeit von S-Adenosyl-Methionin (SAM) als Folge eines Mangels an Vitamin B_{12}, Folsäure, Serin oder Methionin kann sich beim Sportler durch verschiedene Symptome, wie Muskelschwäche und Kraftlosigkeit (→ Mangel an Kreatin und L-Carnitin), Antriebsschwäche und schlechte Koordination (→ unzureichende Verfügbarkeit an Acetyl-

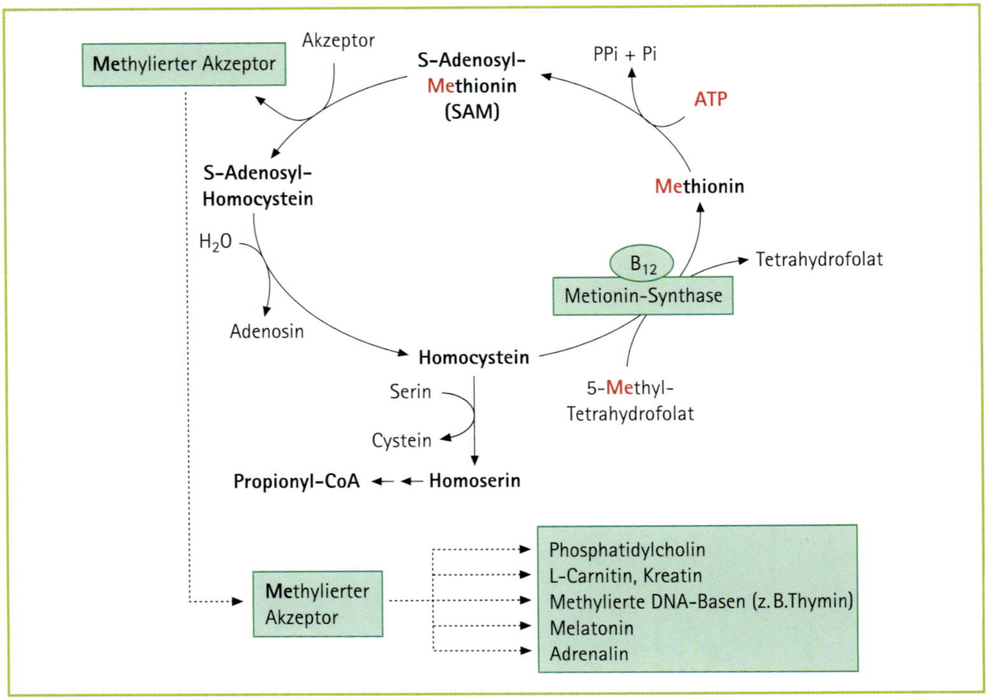

Abb. 21: Stoffwechsel der Aminosäure L-Methionin und SAM

cholin), schlechte Trainingsadaptation und Regeneration (→ unzureichende Verfügbakeit von Thymin) und geringe Stressresistenz (→ unzureichende Verfügbarkeit von Stresshormonen) äußern (76).

Eine optimale Versorgung mit Folsäure und Vitamin B_{12} ist daher beim Sportler nicht nur im Hinblick auf die Homocysteinentgiftung, sondern vor allem für die mentale und physische Leistungsfähigkeit von entscheidender Bedeutung.

Biotin

Biotin ist wie die meisten B-Vitamine an der Energiegewinnung aus Kohlenhydraten und Fetten beteiligt. Eine wichtige Aufgabe erfüllt es bei der Regulierung des Blutzuckerspiegels,

Tab. 69: Anabolikamissbrauch erhöht Homocystein

	Bodybuilder mit AAS	Bodybuilder ohne AAS
Homocystein-Plasmaspiegel (µmol/l)	13,2 ± 2,9	8,7 ± 1,4
Vitamin B12 (pmol/l)	272 ± 176	428 ± 145
Folsäure (ng/ml)	7,1 ± 3,1	6,5 ± 2,7

Eingenommene Anabolika	Anzahl der Anabolikaanwender (n=10)
Nandrolon	5
Testosteron	6
Methandienon	4
Oxymetholon	2
Stanozolol	3
Methenolon	5
Baldenon	2
Trenbolon	1

Hinweis: Häufig wurden mehrere Anabolika von einem Anwender eingenommen!

den es über die Verstoffwechselung von Glucose und die Bildung von Muskelglykogen (Glykogensynthese) beeinflusst.

Auch der Aufbau von Fettsäuren (z. B. Aktivierung von Linolsäure) und damit die Zusammensetzung der Zellmembranen sowie der Fettgehalt unserer Haut werden durch Biotin gesteuert. Der Einbau von Schwefel für ein gesundes Haar- und Nagelwachstum wird durch Biotin gefördert.

Die tägliche Zufuhrempfehlung für Biotin liegt bei 30 bis 60 µg. Mit einer ausgewogenen Mischkost wird diese in der Regel abgedeckt.

Im Hinblick auf die Bedeutung des Biotins für den Energiestoffwechsel sollte das Vitamin in einem ausgewogenem Vitamin-B-Komplex für Sportler (Tagesdosierung: 50-500 µg) nicht fehlen.

Vitamin C (Ascorbinsäure)

Vitamin C ist ein starkes wasserlösliches Antioxidanz, das lebenswichtige Zellbausteine, Organe und unser Erbgut (DNA) vor oxidativen Schäden durch freie Radikale schützt. Die antioxidativen Funktionen des Vitamin C stehen in enger biochemischer Wechselwirkung mit denen von Coenzym Q_{10}, Vitamin E, Glutathion und Selen (Abb. 22). Oxidativ verbrauchtes

Tab. 70: Biotin - Wichtige Aufgaben und Funktionen

Energiestoffwechsel	Energiegewinnung aus Kohlenhydraten und Fetten; Regulierung des Blutzuckerspiegels über Verstoffwechselung von Glucose und Bildung von Muskelglykogen (Speicherform der Glucose)
Fettsäuren	Aufbau von Fettsäuren und Zellmembranen (Fettgehalt der Haut)
Haare, Haut	Einbau von Schwefel für gesundes Haar- und Nagelwachstum
Blutbildung	Produktion der roten Blutkörperchen (Hämsynthese)
Immunsystem	Produktion von Lymphozyten und Antikörpern

Kurzinfo

Verhältnis Vitamin C zu Vitamin E

Vitamin E ist nur in Kombination mit Vitamin C gut wirksam. Der Grund dafür ist, dass durch freie Radikale inaktiviertes Vitamin E durch Vitamin C erneuert und wieder stoffwechselaktiv wird. Ein ausgewogenes Verhältnis von Vitamin C zu Vitamin E liegt bei etwa 2:1. Beispiel: 1000 mg Vitamin C und 500 I.E. Vitamin E.

bzw. durch freie Radikale inaktiviertes Vitamin E wird durch Vitamin C erneuert und wieder stoffwechselaktiv. Vitamin C schützt die Tapete unserer Gefäße, das Endothel, vor der Zerstörung durch freie Radikale. Ein intaktes Endothel ist wichtig für die gesunde Gefäßfunktion, die Regulation des Blutdrucks und ein intaktes Herz-Kreislaufsystem. Auch die Verzuckerung von Eiweißen (Proteinglykoslierung), die eine Rolle bei der Entwicklung von Alzheimer, Herzinfarkt sowie diabetischen Augen- und Nervenschäden spielt, wird durch Vitamin C verringert.

Im Immunsystem läuft nichts ohne Vitamin C. Unser körpereigenes Abwehrteam aus Immunzellen und Abwehrstoffen wird durch Vitamin C auf Touren gebracht. Der Widerstand gegen Krankheitskeime wird erhöht. Bei den ersten Erkältungssymptomen eingenommen, kann Vitamin C die Dauer und Schwere einer Erkältung deutlich verringern. In hohen Dosen kann Vitamin C die Wirkung entzündlicher und allergiefördernde Substanzen wie Histamin verringern, die der Körper als Reaktion auf Allergene wie Pollen, Tierhaare oder andere Allergene produziert. Pökelsalzhaltige Fleisch- und Wurstwaren, die man an ihrem rosafarbenen Aussehen erkennt, enthalten Nitrate aus denen im Magen stark lebertoxische und krebserregende Nitrosamine entstehen. Vitamin C hemmt die Bildung dieser Kanzerogene und beugt Magenkrebs vor.

Vitamin C ist an der Synthese von Nervenbotenstoffen, den so genannten Neurotransmittern, beteiligt, die unsere Gemütslage regeln und für innere Ausgeglichenheit sorgen. Serotonin ist ein solcher Neurotransmitter. Fehlt dieser Stoff in unserem Gehirn, können sich Schlafstörungen und Depressionen entwickeln. Auch die Produktion der Schilddrüsenhormone, die u.a. einen Einfluss auf unsere Psyche haben, ist Vitamin-C-abhängig.

Vitamin C fördert die Aufnahme von Eisen aus der Nahrung. Vor allem Vegetarier profitieren von Vitamin-C-Gaben, da durch das Vitamin eine bessere Verwertung des pflanzlichen Eisens erfolgt. Für die Stressbewältigung, den Aufbau und die Regeneration des Bindegewebes sowie die Wundheilung ist Vitamin C essentiell. Vitamin C ist ein Kofaktor bei der

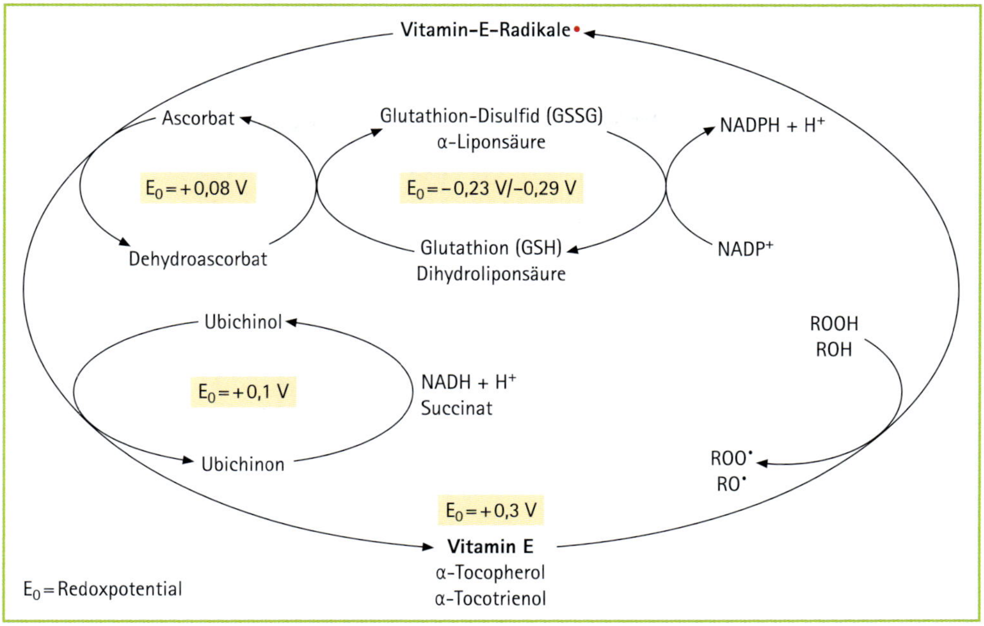

Abb. 22: Regeneration von Vitamin E durch Vitamin C

Synthese von Kollagen, das ein wesentlicher Bestandteil der organischen Matrix unserer Knochen ist. Studien zeigen einen positiven Zusammenhang zwischen guter Vitamin-C-Versorgung und hoher Knochendichte. Darüber hinaus wird Vitamin C für Entgiftungsreaktionen in der Leber und die Produktion des Fettsäuretransporters L-Carnitin benötigt. L-Carnitin transportiert Nahrungsfette in die Verbrennungsöfen der Zellen (Mitochondrien) zur Energiegewinnung. Vitamin C unterstützt den Abbau von Cholesterin.

Jugendlichen und Erwachsenen wir eine tägliche Zufuhr von 100 mg Vitamin C empfohlen. Diese Zufuhrempfehlungen sind sicherlich überholt und werden von vielen Wissenschaftlern kritisiert. Empfehlenswert für gesunde Menschen zur Vorbeugung von Erkrankungen sind tägliche Zufuhrmengen von 200 bis 500 mg Vitamin C. Ein leichter Vitamin-C-Mangel

Kurzinfo

Vitamin E steigert Vitamin-C-Bedarf

Die Einnahme hoher Vitamin-E-Dosen von 560 und 1050 mg pro Tag führte bei 50 Nichtrauchern zu einem Absinken der Vitamin-C-Plasmaspiegel um 33 bzw. 40 %. Gleichzeitig nahm die Peroxidationsanfälligkeit der roten Blutkörperchen um 42 % zu (77).

Tab. 71: Vitamin C – Wichtige Aufgaben und Funktion

Antioxidanz	Wasserlösliches Antioxidanz, Schutz von Zellmembranen, Organen, Eiweiß- und anderen Vitaminen vor freien Radikalen
Vitamin-E-Recycler	Vitamin C erneuert oxidativ verbrauchtes Vitamin E
Immunsystem	Aktivität und Schlagkraft der Abwehrzellen
Kollagenproduktion	Bindegewebe in Haut, Muskeln, Knochen, Zahnfleisch und Gefäßen
Endothelschutz	Schutz des Endothels, das wie eine Tapete alle unsere Gefäße auskleidet
Cholesterinabbau	Umwandlung des Cholesterins in Gallensäuren
Leberentgiftung	Abbau und Ausscheidung von Chemikalien, Schwermetallen und Medikamenten
Kontrolle des Histaminspiegels	Histamin spielt eine Rolle bei allergischen Krankheiten (z.B. Heuschnupfen)
Fettverbrennung	Synthese des Fettsäuretransportes L-Carnitin
Neurotransmitter (Nervenbotenstoffe)	Produktion von Neurotransmittern, die wichtig für einen gesunden Schlaf und ausgeglichene Psyche sind (→ Serotonin)
Hormonproduktion	Synthese der Stress- und Schilddrüsenhormone
Eisenverwertung	Verbesserung der Aufnahme und Verwertung
Folsäure	Aktivierung in stoffwechselaktive Form
Krebsvorbeugung	Hemmung der Umwandlung von Nitraten in krebserregender Nitrosamine

bleibt häufig unbemerkt, äußert sich aber schon durch Leistungsschwäche, nachlassende Trainingsbereitschaft, Müdigkeit, Infektanfälligkeit, Zahnfleischbluten, zunehmende Stressanfälligkeit, verschlechterte Wundheilung und depressive Verstimmungen.

Vitamin C: Sportler brauchen mehr!

Sportler haben aufgrund des gesteigerten aeroben Stoffwechsels (Sauerstoffumsatzes) und der Belastung mit freien Sauerstoffradikalen einen erhöhten Vitamin-C-Bedarf. Eine gute Vitamin-C-Versorgung wirkt dem belastungsbedingten Stress und einer immunologischen Instabilität beim Sportler, insbesondere bei Ausdauerathleten, entgegen. In einer plazebokontrollierten Doppelblindstudie führte die regelmäßige Einnahme von 600 mg Vitamin C pro Tag (Beginn: 3 Wochen vor dem Wettkampf) nach einem 90-km-Lauf zu einem signifikant reduzierten Auftreten von Infekten der oberen Atemwege (Abb. 23) (78). In einer anderen Studie konnte unter den Bedingungen eines schlechten Vitamin-C-Status durch eine Supplementierung von Vitamin C die aerobe Leistungsfähigkeit verbessert werden (79).

Vitamin-C-Infusionen im Sport

Ein echter „Booster" für das Immunsystem ist eine Vitamin-C-Infusion. Mit Hilfe einer Infusion von 7,5 g Vitamin C werden im Blut Vitamin-C-Konzentrationen erreicht, die selbst durch die orale Einnahme sehr hoher Vitamin-C-Dosen von über 10 000 mg nicht erreicht werden

Tab. 72: MT-Zufuhrempfehlungen für Vitamin C

	Vitamin C pro Tag (oral)	Vitamin C (intravenös)
Breitensportler	200-500 mg (z. B. 2 x 200 mg/d)	
bei Infektanfälligkeit, Sportverletzungen (auch Kombi mit Bromelain)	500-1000 mg (z. B. 2 x 500 mg/d)	Infusionen mit 7,5 bis 15 g Vitamin C/Infusion in 100-200 ml 0,9 % NaCl, z. B. 2-3 x/Woche für 2 Wochen
Leistungssportler	500-1000 mg (z.B. 2 x 500 mg/d)	
bei Infektanfälligkeit, Sportverletzungen (auch Kombi mit Bromelain)	1000-3000 mg (z. B. 3 x 1000 mg/d)	Infusionen mit 15 bis 30 g Vitamin C/Infusion in 200-400 ml 0,9 % NaCl, z. B. 2-3 x/Woche für 2 Wochen

können. Der Vorteil gegenüber der oralen Vitamin-C-Einnahme ist die sehr starke Aktivierung von Immunzellen (z. B. Phagozyten) und Vermeidung von Magen-Darm-Störungen.
Im Leistungssport werden Vitamin-C-Infusionen zunehmend zur Verminderung der Infektanfälligkeit und Förderung der Regeneration (z. B. nach Sportverletzungen) ausgenutzt. Eine Reihe von Athleten macht aufgrund positiver Erfahrungen über das Jahr (z. B. im Winter, vor der Wettkampfsaison) regelmäßig Kuren mit Vitamin-C-Infusionen (z. B. 15 g Vitamin C in 200 ml 0,9 % NaCl , 2-3 x pro Woche für 2 Wochen) zur Optimierung des Immunsystems.

Vitamin D

Seit der Entdeckung seiner Rachitis vorbeugenden Wirkung in den 1920er Jahren hat man Vitamin D_3 lange Zeit nur im Hinblick auf seine Funktion im Calcium- und Knochenstoffwechsel betrachtet. Eine Vielzahl von Forschungsergebnissen der vergangenen Jahre hat allerdings gezeigt, dass Vitamin D_3 nicht nur ein Regulator des Calcium- und Phosphatstoffwechsels ist, sondern zahlreiche weitere Aufgaben erfüllt. Darunter sind von besonderer Bedeutung der Einfluss von Vitamin-D-Hormon (Calcitriol) auf das Immunsystem sowie auf die Zellreifung und das Zellwachstum.

Vitamin D nimmt unter den Vitaminen eine Sonderstellung ein, da der menschliche Organismus es in den Hautzellen (Keratinozyten) aus 7-Dehydrocholesterol (Provitamin D_3) unter der Einwirkung von UV-Licht selbst bilden kann. Das im Körper gebildete Vitamin D_3 (Cholecalciferol) wird über Cytochrom-P450-abhängige Enzymsysteme in der Leber zu 25-Hydroxy-Vitamin-D_3 (Calcidiol) und anschließend magnesiumabhängig in der Niere zu 1,25-Dihydroxy-Vitamin-D_3 (Calcitriol), der physiologisch aktiven Form, aktiviert. Da Cholesterol in der Regel im Organismus ausreichend verfügbar ist und die Bildung der eigent-

Tab. 73: Vitamin D – Wichtige Aufgaben und Funktionen

Knochenstoffwechsel	Steuerung des Calcium- und Phosphatstoffwechsels, Calciumaufnahme im Darm ↑, Calcium-Rückaufnahme in der Niere ↑, Unterdrückung der Nebenschilddrüsenfunktion (**Anwendungsgebiete:** Osteoporose, Rachitis)
Haut	Entwicklung und Reifung der Hautzellen (Keratinozyten), Calcitriol wirkt regulierend auf das Immunsystem und verringert das Risiko für eine unkontrollierte Zellvermehrung, (**Anwendungsgebiete:** Schuppenflechte (Psoriasis), Lupus erythematodes)
Muskel-/Nervenzellen	Neuromuskuläre Erregungsleitung (→ Calcium), Koordination und Muskelkraft (**Anwendungsgebiete:** Muskelschwäche, -ermüdung, -störungen, -schmerzen)
Immunsystem	Regulation und Stabilisierung des Immunsystems: ✔ Reifung und Entwicklung von Immunzellen (z.B. Monozyten) ✔ Verringerung der Infektanfälligkeit (Respirationstrakt) ✔ Steigerung der Abwehrleistung von Immunzellen (Phagozytoserate) ✔ Krebsvorbeugende Eigenschaften (z.B. Brust-, Bauchspeicheldrüsen-, Dickdarm- und Prostatakrebs) ✔ Regulation der T-Helferzellen (Th1-/Th2-Regulation) (**Anwendungsgebiete:** Autoimmun- und entzündliche Erkrankungen wie Rheuma, Morbus Crohn, Colitis ulcerosa, Multiple Sklerose, MS)
Pankreasfunktion	Insulinausschüttung, (**Anwendungsgebiete:** Vitamin-D-Supplemente in der Kindheit verringern Risiko für Typ-1-Diabetes und können Stoffwechsel bei Typ-2-Diabetes verbessern)
Herz-Kreislauf-System	Steuerung herzaktiver Enzyme, Blutdruckregulation, (**Anwendungsgebiete:** Herzinsuffizienz, Bluthochdruck)

lichen Wirkform in der Leber und der Niere erfolgt, stellt Calcitriol im engeren Sinne kein Vitamin, sondern ein Steroidhormon dar, das überwiegend seine physiologischen Effekte (siehe Tab. 73) über Wechselwirkung mit Vitamin-D-Rezeptoren (VDR) ausübt.

Nach aktuellen Studien dürfte ein unzureichender Vitamin-D-Status (25-OH-Vitamin D_3 im Serum < 80 nmol/l) eine wichtige Rolle bei der Entwicklung zahlreicher chronischer Erkrankungen wie entzündlichen Autoimmunerkrankungen (z. B. Multiple Sklerose), Diabetes mellitus Typ 1 und 2, kardiovaskulären Erkrankungen (z. B. Bluthochdruck, Herzinsuffizienz) und Krebserkrankungen (z. B. Brust,- Prostatakrebs) spielen.

Jugendlichen und Erwachsenen wird eine tägliche Zufuhr von 0,5 µg (= 200 I.E.) Vitamin D_3, empfohlen. Zahlreiche Studien belegen, dass diese Empfehlung mit Sicherheit viel zu niedrig ist, um langfristig einen ausgewogenen Calcium- und Knochenstoffwechsel sowie eine gutes Immunsystem mit Vitamin D_3 zu unterstützen. Verschiedene Fachgesellschaften (z. B. Osteoporosis Society of Canada) vertreten seit längerem die Meinung, dass Erwachsene zur Osteoporose-Prävention täglich 20 µg Vitamin D (800 I.E.) zuführen sollten. Bei älteren Menschen (> 60 Jahre), die häufig zu wenig Sonnenlicht ausgesetzt sind und eine reduzierte körpereigene Vitamin-D-Synthese aufweisen, ist in den Wintermonaten eine Zufuhr von 25-50 µg (1000 – 2000 I.E.) Vitamin D zu empfehlen (80, 81). Eine dauerhafte Zufuhr von bis zu 50 µg (2000 I.E.) Vitamin D pro Tag wird beim gesunden Erwachsenen als unbedenklich angesehen.

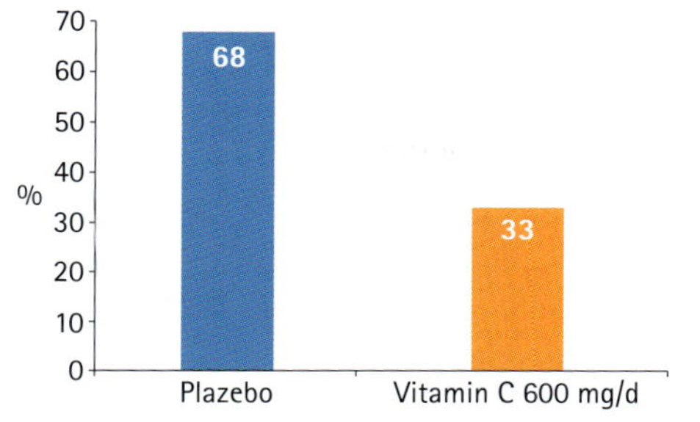

***Abb. 23:** Vitamin C (600mg/d über 3 Wochen vor dem Wettkampf) verringert Atemwegsinfekte bei Ultramarathonläufern (90 km) in Plazebo kontrollierter Doppelblindstudie*

Eine mangelhafte Vitamin-D-Versorgung kommt in Deutschland relativ häufig vor. Studien haben gezeigt, dass bis zu 90% der Männer und Frauen noch nicht einmal den täglichen Minimalbedarf an 5 µg (200 I.E.) Vitamin D durch eine Kombination aus alimentärer Zufuhr und Eigensynthese über die Haut decken. In den sonnenarmen Monaten zwischen Oktober und April reicht die Strahlungsintensität der Sonne in unseren Regionen nördlich des 40. Breitengrades (Mittel- und Nordeuropa) nicht mehr für die Vitamin-D-Synthese der Haut aus. Ein Großteil der Bevölkerung lebt zudem in industriellen Ballungsgebieten, deren Dunstglocken durch Luftverunreinigungen die UV-Strahlung zusätzlich verringert.

Über 50% unseres täglichen Vitamin-D-Bedarfs wird in der Haut durch die Sonne gebildet. Um die Vitamin-D-Versorgung aufrecht zu erhalten, ist an klaren Sommertagen ein 15-30 Minuten dauerndes Sonnenbad von Gesicht, Händen und Armen ausreichend. Sportler, die häufig im Freien trainieren, haben in den Sommermonaten daher kein Problem mit der Bedarfsdeckung an Vitamin D_3. Bei Sportarten, die überwiegend in der Halle stattfinden, wie zum Beispiel Handball, Turnen, Ballett, Basketball oder Schwimmen, sollte auf eine gute Calcium- und Vitamin-D_3-Versorgung (z.B. 1000 I.E./Tag) geachtet werden.

Kurzinfo

Sicherheitshinweis

Die fettlöslichen Vitamin A und D können sich im Körper anreichern und haben bei zu hoher Dosierung Nebenwirkungen. Vitamin-D-Überdosierungen sind aufgrund einer Erhöhung des Calciumspiegels im Blut (Hypercalcämie) problematisch. Übelkeit, Nierenschäden und Förderung einer Arteriosklerose können auftreten. Die sichere Obergrenze bei langfristiger Vitamin-D-Zufuhr liegt bei 50 µg Vitamin D_3 (= 2000 I.E.) pro Tag. Bei langfristiger Einnahme von Tagesdosen > 2000 I.E. Vitamin D_3 sollte der Serumcalciumspiegel mindestens alle 3-6 Monate kontrolliert werden. Eine durch Vitamin D bedingte Hypercalcämie ist durch Calcidiol-Spiegel von über 220 nmol/l begleitet. Die Halbwertszeit von Calcidiol beträgt etwa 1-2 Monate.

Tab. 74: Vitamin D – Sportbezogene Effekte im Stoffwechsel

Parameter	Sportbezogene Effekte im Stoffwechsel
Knochenstoffwechsel	Calciumaufnahme und -verwertung, erhöhte Belastbarkeit der Knochen
Muskulatur	Unterstützung der Koordinationsfähigkeit und Muskelkraft
Immunsystem	Stärkung des Immunsystems, Verringerung der Infektanfälligkeit
Psyche	Mentale Ausgeglichenheit, verringerte Stressanfälligkeit

In den Phasen des Knochenaufbaus besteht generell ein erhöhter Calciumbedarf. Calcium kann im Körper allerdings nur mit Hilfe von Vitamin D resorbiert und verwertet werden. Sporttreibende Kinder und Jugendliche sollten daher unbedingt neben einer calciumrei-

Vitamin D – „das" Anti-Aging-Hormon unseres Immunsystems

Neben seiner Funktion als Knochenvitamin besitzt Vitamin D_3 weitere Funktionen in unserem Körper. Eine Vielzahl von Geweben und Zellen besitzt eigene Vitamin-D-Rezeptoren (VDR), an denen das Vitamin andocken und seine besondere Wirkung entfalten kann. Interessant sind dabei der Einfluss des Hormons auf die Zellen des Immunsystems (z.B. Leukozyten), der Bauchspeicheldrüse (Insulinausschüttung) sowie das Zellwachstum und die Zellteilung der Haut. Durch seine Steuerfunktion im Netzwerk unseres Immunsystems scheint eine optimale Vitamin-D-Versorgung auch dem Risiko für die Entwicklung altersassoziierter Erkrankungen und Störungen des Immunsystems vorzubeugenn wie eine aktuelle Studie an über 2100 Frauen zeigt.

In dieser aktuellen Studie untersuchten die Wissenschaftler, welchen Einfluss der Vitamin-D-Status (Messparameter: Calcidiol im Serum) auf die Telomerlänge der Leukozyten (LKL) hat. Telomere bilden die Enden unserer Chromosomen. Sie sind essentiell für die Stabilität der Chromosomen und damit wesentliche Strukturelemente unseres Erbgutes (DNA).

Mit jeder Zellteilung werden die Telomere verkürzt. Unterschreitet die Telomerlänge ein kritisches Minimum, kann sich die Zelle nicht mehr weiter teilen. Oft tritt dann der programmierte Zelltod oder ein permanenter Wachstumsstopp ein. Telomere fungieren also im Zellinneren sozusagen als eingebaute „Lebenszeituhr", die jede Zellerneuerung mitzählt. Die Messung der Verkürzung der Telomere (z. B. weiße Blutkörperchen) stellt dadurch eine gute Möglichkeit dar, den Alterungsprozess auf Zellebene zu untersuchen. Bei 2160 Frauen zwischen 18 und 79 Jahren wurden dafür die Vitamin-D-Werte im Blut gemessen und anschließend mit der Länge der Telomere ihrer weißen Blutkörperchen verglichen. Nach der Anpassung der Ergebnisse an das jeweilige Alter der Frau zeigte sich, dass Frauen mit mehr Vitamin D im Blut dazu neigten, längere Telomere zu haben und umgekehrt. Der leitende Wissenschaftler Brent Richards (82) kommentierte diese Ergebnisse wie folgt: „... damit konnte zum ersten Mal nachgewiesen werden, dass Menschen mit höheren Vitamin-D-Werten langsamer altern ... und warum Vitamin D bei mit der Alterung zusammenhängenden Krankheiten (z.B. Krebs) einen schützenden Effekt hat."

Vitamin D_3-Status	25-OH-Vitamin D_3 (Calcidiol)
Unzureichende Versorgung	< 80 nmol/l
Gute Versorgung	100-180 nmol/l

Tab. 75: Vitamin D-Status: Calcidiol im Serum

chen Ernährung auf eine bedarfsgerechte Vitamin-D-Versorgung achten. Daneben sind auch alle Sportarten, die durch belastungsbedingte Adaptationsprozesse (z. B. Turnen, Gewichtheben) zu einer Kräftigung des Knochens führen, immer mit einem erhöhten Calcium- und Vitamin-D-Bedarf verbunden. Eine Störung des Knochenaufbaus ist vor allem bei jungen Sportlerinnen, deren Knochenaufbau noch nicht abgeschlossen ist, eine häufige Ursache für das Auftreten von Ermüdungsbrüchen. Ein Östrogenmangel und dauerhafte caliumarme Ernährung trägt wesentlich zu derartigen Stressfrakturen der unteren Extremitäten bei. Darüber hinaus hat auch eine unzureichende Versorgung mit Vitamin D_3 negative Auswirkungen auf die Koordinationsfähigkeit und die Muskelkraft beim Sportler.

Der Vitamin-D-Status kann über die Messung der Serumkonzentrationen von 25-(OH)-Vitamin D_3 erfasst werden. Konzentrationen von < 40 nmol/l sind bei jungen Mädchen mit einer verminderten Knochendichte der Elle und erhöhten Parathormonspiegeln verbunden. Bei postmenopausalen Frauen gehen Werte < 60 nmol/l mit einer erhöhten Ausscheidung von Knochenresorptionsmarkern und hohem Parathormon einher.

Tab. 76: MT-Zufuhrempfehlungen für Vitamin D_3

	Vitamin D_3 pro Tag (oral)
Breitensportler	400-1000 I.E.
Kontrolle der Calcidiolspiegel vor Vitamin D_3-Supplementierung	bei Hallensportarten, Infektanfälligkeit: 1000-2000 I.E.
Leistungssportler	400-1000 I.E.
Kontrolle der Calcidiolspiegel vor Vitamin D_3-Supplementierung	bei Hallensportarten, Infektanfälligkeit: 1000-2000 I.E.

Hinweis: Neben der Supplemetierung von Vitamin D_3 (Cholecalciferol) sollte immer auf eine adäquate Versorgung mit Calcium (z. B. 1000 mg/d) geachtet werden

Vitamin E (Tocopherole, Tocotrienole)

Vitamin E ist eine Sammelbezeichnung für eine Gruppe verwandter Verbindungen, zu denen die so genannten Tocopherole und Tocotrienole gehören. Diese kommen als alpha-, beta-, gamma- und delta-Tocopherole bzw. -Tocotrienole vor. Das natürliche Vitamin E,

Tab. 77: Vitamin E (Tocopherole, Tocotrienole) – Wichtige Aufgaben und Funktionen

Wichtigstes fettlösliches Antioxidanz (Radikalfänger)	Schutz unserer Zellen, Zellmembranen und des Zellstoffwechsels vor der Zerstörung durch aggressive freie Radikale und Radikalkettenreaktionen: ✔ Blutzellen: rote Blutkörperchen, Blutplättchen und Immunzellen ✔ Augen, Lunge, Leber, Niere, Muskulatur, Nerven- und Gehirnzellen ✔ Erbsubstanz (DNA) ✔ Blutfette (Lipoproteine): Schutz des LDL-Cholesterins vor Oxidation
Immunsystem/ Entzündung	Stärkt das Immunsystem durch gesteigerte Produktion von Immunbotenstoffen und Immunzellen; wirkt entzündungshemmend durch Eingriff in den Stoffwechsel der entzündungsfördernden Arachidonsäure (z.B. bei Rheuma) und Zytokine
Antikoagulanz	Verringert die Verklumpungsneigung der Blutplättchen und fördert die Durchblutung und Sauerstoffversorgung der Gefäße

das RRR-alpha-Tocopherol (alte Bezeichnung: d-alpha-Tocopherol), ist die biologisch wichtigste Vitamin-E-Form. Nach aktuellen Untersuchungen ist gamma-Tocopherol gegenüber RRR-alpha-Tocopherol effektiver in der Prävention oxidativer DNA-Schäden, Aktivierung der SOD, Abfangen von toxischen Stickstoffverbindungen (Peroxynitrit) und Prävention des Prostatakarzinoms. Auch die antientzündliche Wirksamkeit ist bei gamma-Tocopherol wesentlich stärker ausgeprägt als bei RRR-alpha-Tocopherol.

Vitamin E ist das wichtigste fettlösliche Antioxidanz unseres Körpers und ist deshalb in jeder Zellmembran vertreten. Dort schützt es vor allem die mehrfach ungesättigten Fettsäuren, die ohne diesen Schutzfaktor durch freie Radikale in einer gefährlichen Kettenreaktion vollständig zerstört würden. Als Radikalfänger legt Vitamin E schützend die Hand über Blutzellen (Abwehrzellen, Blutplättchen, rote Blutkörperchen) und Organe wie das Gehirn, das Herz, die Leber und die Muskulatur.

Vitamin E verbessert den Blutfluss und die Sauerstoffversorgung der Gefäße. Die Oxidation des schlechten LDL-Cholesterins, eines der wichtigsten Risikofaktoren für die Arterienverkalkung, wird durch Vitamin E verringert. Dadurch wirkt es gefährlichen Ablagerungen in den Arterien entgegen, die zum Herzinfarkt oder Schlaganfall führen können. Vitamin-E-Mangel lässt nicht nur unser Herz, sondern auch das Gehirn schneller alt werden. Unsere Nerven- und Gehirnzellen werden durch Vitamin E vor dem Angriff freier Radikale geschützt. Per-

Kurzinfo

Vitamin E – Internationale Einheiten (I.E.)

Die Angabe der Vitamin-E-Konzentration in einer Kapsel erfolgt häufig in der Maßeinheit I.E. (Internationale Einheiten). Rechnet man natürliches Vitamin E von Milligramm in Internationale Einheiten um, entspricht 1 mg RRR-alpha-Tocopherol = 1,49 I.E. Vitamin E.

sonen mit einer guten Vitamin-E-Versorgung haben deshalb ein verringertes Risiko, im Alter an den gefürchteten Alterskrankheiten Alzheimer oder Parkinson zu erkranken.
Neben seiner Funktion als radikalkettenbrechendes Antioxidanz wirkt Vitamin E entzündungshemmend und hält unser Immunsystem fit. Da Vitamin E die Funktion der Abwehrzellen unterstützt und auch den programmierten Zelltod (Apoptose) beeinflusst, wird dem Vitamin auch ein schützender Einfluss vor der Entstehung von Krebserkrankungen eingeräumt. Es liegen erste Hinweise vor, dass Vitamin E wie auch Selen und das Carotinoid Lycopin, das Risiko für Prostatakrebs senken kann, was vor allem für Raucher gilt.

Vitamin E: Sportler brauchen mehr!

Im Breiten- und Leistungssport reichen die Zufuhrempfehlungen für nicht sporttreibende Jugendliche und Erwachsene von 12 bis 15 mg Vitamin E am Tag mit Sicherheit nicht aus. Hier sollte wenigstens am Tag 100 bis 200 mg natürliches Vitamin E ergänzt werden.
Bei hoch intensiven sportlichen Belastungen (z. B. Marathon, Höhentraining) werden verschiedene Verteidigungs- und Stoffwechselreaktionen des Immunsystems beobachtet, die auch im Rahmen einer Infektion auftreten. Diese Reaktionen, die auch als „akute-Phase-Reaktion“ bekannt sind, tragen einerseits bei Gewebsverletzungen zum Abbau und zur Beseitigung von geschädigtem Gewebe nach einer Belastung bei. Zum anderen sind sie aufgrund der Aktvierung des Immunsystems mit einem erhöhten Bedarf an Vitamin E und C verbunden (83, 84). Darüber hinaus haben Sportler durch den erhöhten Sauerstoffverbrauch und der damit verbundenen Produktion freier Radikale einen erhöhten Vitamin-E-Bedarf.

Tierversuche belegen, dass ein Mangel an Vitamin E zu einer verringerten physischen Leistungsfähigkeit, Beeinträchtigung der Sauerstoffversorgung und zu einem Verlust des Zusammenhalts des Bindegwebes führt. Studien an Sportlern weisen auf einen verbesserten Schutz vor oxidativen Muskelschäden, niedrigere Blutfettoxidation (Lipidperoxidation z. B.,

Tab. 78: MT-Zufuhrempfehlungen für Vitamin E (Tocopherole, Tocotrienole)

	Vitamin E pro Tag (oral)
Breitensportler	100-200 I.E. (mit 200-500 mg Vitamin C)
	Infektanfälligkeit, Entzündungen, 200-1000 I.E. (mit 500-2000 mg Vitamin C)
Leistungssportler	200-500 I.E. (mit 500-1000 mg Vitamin C)
	Bei Infektanfälligkeit, Entzündungen, Muskelschmerzen, 500-1000 I.E. (mit 1000-2000 mg Vitamin C)

Hinweis: Bei Einnahme von Vitamin-E-Supplementen sollte immer auch auf einen gute Versorgung mit Vitamin C und Coenzym Q_{10} geachtet werden. Natürliches Vitamin, das neben alpha-Tocopherol auch gamma-Tocopherol und Tocotrienole enthält ist synthetischen Vitamin-E-Präparaten vorzuziehen.

Malondialdehyd) und verminderte Produktion von entzündungsfördernden Zytokinen (z.B. Il-1 β) hin (85-88). Nach Erfahrungsberichten von Sportlern kann die muskuläre Belastbarkeit gesteigert und die Auswirkungen eines Muskelkaters durch die Einnahme von Vitamin E verringert werden.

Vitamin A

Das fettlösliche Vitamin A hat eine Schlüsselfunktion im Sehvorgang. Die Lichtrezeptoren in der Netzhaut (Retina) enthalten Sehpigmente, die aus einer Eiweißkomponente (Rhodopsin, Jodopsin) und Vitamin A bestehen. Rhodopsin, das Sehpigment der Stäbchen, ist für das Dämmerungssehen und Jodopsin, das Sehpigment der Zapfen, ist für das Sehen bei hohen Lichtintensitäten und Farbsehen zuständig. Ein Zinkmangel beeinträchtigt den Vitamin-A-Stoffwechsel, da Zink eine wichtige Rolle beim Transport und der Verwertung des Vitamins im Körper spielt.

Unser Körper braucht das fettlösliche Vitamin aber nicht nur zum Sehen. Auch die Fortpflanzung sowie eine intakte Funktion der Haut und Schleimhäute, vor allem des Magen-Darm-Traktes, der Lunge und der Genitalien, sind von diesem lebenswichtigen Mikronährstoff abhängig. Normales Zellwachstum und Zellteilung (z.B. Entwicklung des Embryos in der Schwangerschaft) gehen nicht ohne Vitamin A. Gesunde Zellen stehen miteinander im engen Kontakt und kontrollieren sich durch permanenten Informationenaustausch. Dieser erfolgt über kleine Verbindungskanäle, so genannte gap-junctions. Vitamin A und Carotinoide (z.B. Betacarotin, Lycopin) sind am Aufbau und Schutz dieser Verbindungskanäle beteiligt. Einem unkontrollierten Wachstum von Zellen zu bösartigen Krebszellen wird dadurch vorgebeugt. Wachstumsprozesse, die Bildung von Geschlechtshormonen und ein schlagkräftiges Immunsystem sind von Vitamin A abhängig. Die Produktion von Fresszellen, Antikörpern und natürlichen Killerzellen wird durch Vitamin A gesteigert. Natürliche Killerzellen sind in der Lage, Krebszellen aufzuspüren und zu vernichten. Eine gute Versorgung mit Carotinoiden und Vitamin A senkt das Risiko für Krebsarten der Lunge, des Magen-Darm-Traktes und der Prostata.

Kurzinfo

Sicherheitshinweis

Vitamin A kann sich im Körper anreichern und toxische Konzentrationen erreichen. Achten Sie deshalb auf die Vitamin-A-Konzentration Ihrer Vitaminpräparate, vor allem wenn Sie verschiedene Produkte kombinieren. Langfristig sollten Erwachsene nicht mehr als 3 mg (= 10 000 I.E. Vitamin A) pro Tag einnehmen!

Tab. 79: Vitamin A – Wichtige Aufgaben und Funktionen

Augenfunktion	Sehkraft, Hell-Dunkel-Anpassung, Farbsehen
Schleimhäute	Schutz und intakte Funktion der Schleimhäute in Lunge, Magen-Darm-Bereich, Mund, Rachen und Genitalien (Barriere des Immunsystems)
Immunsystem	Stärkt das Immunsystem durch gesteigerte Produktion von Antikörpern, Fresszellen, Killerzellen und anderen Immunzellen
Hormonhaushalt	Bildung von Sexualhormonen (z.B. Testosteron)
Zellwachstum	Kontrolle des Zellwachstums über gap-junctions (Zell-Zell-Kommunikation)
Fortpflanzung	Spermienbeweglichkeit und -entwicklung, Embryonalentwicklung
Haut/Knochen	Wachstum und Heilung

Bei einer ausgewogenen Mischkost wird der tägliche Bedarf an Vitamin A von 0,8 bis 1,1 mg (etwa 2500-3500 I.E.) in der Regel gedeckt. Gute Vitamin-A-Quellen sind tierische Lebensmittel, insbesondere Leber, Milch und Milchprodukte, sowie Eigelb, Käse und Fisch. Betacarotin ist das bedeutendste Provitamin A. Gelbes und grünes Gemüse, wie Möhren, Spinat und Tomaten, mit einem hohen Gehalt an Betacarotin tragen ebenfalls zur Vitamin-A-Versorgung bei.

Zu den Risikogruppen für eine unzureichende Versorgung zählen Personen, die häufig Diäten machen oder sich rein vegetarisch ernähren. Mit Fieber verbundene Infektionen erhöhen den Vitamin-A-Bedarf. Alle Erkrankungen und Zustände, die eine Einschränkung der Fettresorption bedingen, führen zu einer Verschlechterung der Vitamin-A-Aufnahme (z. B. Morbus Crohn).

Eines der ersten Symptome bei unzureichender Vitamin-A-Versorgung ist die verschlechterte Sehkraft im Dunkeln, die durch eine unzureichende Hell-Dunkel-Anpassung der Netzhaut ausgelöst wird. Zusätzlich kann es zur Austrocknung und Strukturveränderungen der Hornhaut kommen. Die Folgen sind trockene, brennende Augen und Bindehautentzündungen. Auch das Immunsystem wird in Mitleidenschaft gezogen. Allgemeine Abwehrschwäche, Schleimhautstörungen und eine erhöhte Anfälligkeit für Infektionen, vor allem der oberen Atemwege, können die Folge sein.

Zur Stärkung des Immunsystems und der Abwehrbarriere der Schleimhäute ist bei Leistungssportlern eine höhere Zufuhr von Vitamin A (etwa 1-3 mg/Tag) sinnvoll. Dies betrifft vor allem Ausdauerathleten, die häufig mit Infekten der oberen Atemwege (z. B. Biathleten, Marathonläufer, Skilangläufer) zu kämpfen haben.

Tab. 80: Carotinoide - Wichtige Aufgaben und Funktionen

Provitamin A	Vitamin-A-Vorstufe (z.B. Betacarotin)
Antioxidanz	Schutz von Zellbestandteilen (z.B. Membranen, Erbsubstanz, Lipiden) vor Radikalschäden, Quenching (Inaktivieren von Singulettsauerstoff)
Lutein/Zeaxanthin	Funktion der Makula lutea (Stelle des schärfsten Sehens im Auge)
Zell-Zell-Kommunikation	Informationsaustausch zwischen den Zellen (gap-junctions)
Immunsystem	Stärkung des körpereigenen Abwehrsystems (NK-Zellen), Krebsvorbeugung (z.B. Lycopin: Prostatakrebs)
Erkrankungen durch freie Radikale	Reduktion des Risikos für Herz-Kreislauf-, Augen- und Krebserkrankungen

Carotinoide

Carotinoide gehören zur großen Gruppe der sekundären Pflanzenstoffe. Mehr als 600 dieser bunten Pflanzenfarbstoffe sind bisher bekannt. Betacarotin und 50 weitere Carotinoide können im Körper in Vitamin A umgewandelt werden. Daher auch die Bezeichnung Provitamin A. Carotinoide finden sich vor allem in rotem und orangefarbenem Obst (z. B. Aprikosen) und Gemüse (z. B. Karotten, Tomaten).

Carotinoide wirken wie eine Frischzellenkur, da sie freie Radikale neutralisieren, die im Körper bei vielen Stoffwechselprozessen entstehen und die Zellalterung beschleunigen. Die Evolution hat sie u. a. dazu ersonnen, Obst und Gemüse vor den schädlichen UV-Strahlen der Sonne zu schützen. Diese potenten Antioxidanzien beugen beim Menschen Krebs vor, schützen das Herz, halten die Haut länger jung und wirken Entzündungen entgegen. Zudem verbessern die Carotinoide die körpereigene Abwehr und fördern die Kommunikation zwischen den Zellen, um Entartungen zu bösartigen Krebszellen zu verhindern.

Kurzinfo

Tipp

Carotinoide sind fettlösliche Antioxidanzien. Beim Verzehr von Gemüse oder Tomatensaft sollte immer etwas pflanzliches Öl (z.B. Olivenöl) hinzugegeben werden!

Lycopin

Der rote Farbstoff aus der Tomate, das Lycopin, verringert nach einigen Studien das Risiko für bestimmte Krebsarten (z. B. Prostatakrebs) und Herzinfarkt. Unter den Carotinoiden ist Lycopin der stärkste Radikalfänger – stärker noch als Betacarotin.

Kurzinfo

Antioxidanzien für Breitensportler

Beispiel für eine ausgewogene Antioxidanzienkombination für Breitensportler: 200-500 mg Vitamin C, 100-200 I.E. natürliches Vitamin E, 30-60 mg Coenzym Q_{10}, 2-10 mg Betacarotin, 2-5 mg Lycopin und 50-100 µg Selen.

Lutein und Zeaxanthin

Lutein und Zeaxanthin kommen vor allem in dunklem Blattgemüse wie Grünkohl (21,9 mg/100 g) und Spinat (10,2 mg/100 g) vor. Das Auge ist in der Lage, diese Carotinoide zu speichern. Sie finden sich in hoher Konzentration im gelben Fleck der Netzhaut des Auges, der so genannten Makula lutea. Die Makula ist die Stelle des schärfsten Sehens. Sie kann altersbedingt degenerieren, mit der Folge eines starken Sehverlustes.
Die altersbedingte Makuladegeneration (AMD) ist heute die Hauptursache für den Verlust der Sehschärfe im Alter. Lutein, das auch als „innere Sonnenbrille" bezeichnet wird, schützt die hoch empfindlichen Sinneszellen, die für das Farb- und Scharfsehen verantwortlich sind, vor freien Radikalen. Das Risiko für Netzhautschäden, Linsentrübungen (Katarakt) und Erblinden im Alter wird durch eine carotinoidreiche Ernährung gesenkt.

Augenschutz mit Lutein und Zexanthin

Die lichtempfindlichen Zellen der Netzhaut werden durch die Carotinoide Lutein und Zeaxanthin vor der zellzerstörenden Wirkung des aggressiven Singulettsauerstoffs ($^1O_2$) geschützt, der vor allem bei der Einwirkung von hochenergetischem kurzwelligem UV-Licht entsteht. Dabei übernehmen die beiden Makulapigmente die erhöhte Energie des Singulettsauerstoffs und führen diese in Form unschädlicher Wärme ab („Quenching"). Neben der Fähigkeit, Singulettsauerstoff zu quenchen (inaktivieren), hemmen sie auch die durch Singulettsauerstoff oder Peroxyl-Radikale ausgelöste Lipidperoxidation. Das Makulapigment Lutein wird daher auch als „innere Sonnenbrille" bezeichnet.

Die Konzentration von Lutein und Zeaxanthin in der Makula hat eine besondere Bedeutung bei der Prävention der AMD. So wies die Makula post mortem untersuchter Personen mit AMD eine signifikant niedrigere Lutein- und Zeaxanthin-Konzentration auf als von Personen ohne AMD. Die beiden Carotinoide Lutein und Zeaxanthin reichern sich selektiv in der Retina an. Wahrscheinlich ist die Struktur dieser Carotinoidmoleküle, die an beiden β-Ionon-Ringen je eine OH-Gruppe tragen, dafür verantwortlich. Die Konzentration des makulären Pigments an Lutein und Zeaxanthin wird ausschließlich durch die Nahrungsaufnahme bestimmt. Bei Frauen ist die Konzentration in der Makula niedriger als bei Männern und nimmt generell mit zunehmendem Alter ab. Dass eine diätetische Zufuhr den Gehalt an Makulapigmenten steigern kann, belegen Studien zur Supplementierung von Lutein. Bemerkenswert ist, dass das Auge in der Lage ist, die Carotinoide zu speichern, was dadurch deutlich wird, dass die Pigmente auch nach Beendigung der Supplementierung in einer hohen Konzentration erhalten blieben, während die Lutein-Plasmaspiegel schon wieder auf ihre Ursprungswerte abgesunken waren.

Lutein und Zeaxanthin kommen vor allem in Gemüse wie Grünkohl (21,9 mg/100 g) und Spinat (10,2 mg/100 g) vor. Die Daten der Eye Disease Case-Control Study Group, einer amerikanischen Multicenterstudie, belegen, dass ein hoher Verzehr an dunklem Blattgemüse, welches besonders reich an Lutein und Zeaxanthin ist, das Risiko eine AMD zu entwickeln deutlich reduziert.

Eine erhöhte Zufuhr an Lutein (z.B. 5-10 mg/Tag) und Zeaxanthin kann insbesondere Sportlern empfohlen werden, die häufig einer intensiven Sonnenbestrahlung ausgesetzt sind. Dazu gehören vor allem Skiläufer, Surfer, Segler und Radfahrer.

Vitamin K

Unter Vitamin K versteht man eine Gruppe von Substanzen mit blutgerinnungsfördernden Eigenschaften. Die wichtigsten natürlichen Vitamin-K-Verbindungen sind die in Pflanzen vorkommenden Phyllochinone (Vitamin K_1) und die von Darmbakterien gebildeten Menachinone (Vitamin K_2). Vitamin K ist für die Bildung von sieben Blutgerinnungsfaktoren essenziell. Prothrombin ist einer der bekanntesten Gerinnungsfaktoren, der in der Leber unter Mitwirkung von Vitamin K gebildet wird.
Neben der Blutgerinnung greift Vitamin K aktiv in den Knochenstoffwechsel ein. Hier ist es an der Synthese von Osteocalcin, einem Knochenprotein, beteiligt, welches vor allem in den schnell wachsenden Knochenabschnitten vorkommt und beim Calciumeinbau, der Knochenmineralisierung, mitwirkt. Vitamin K ist zusätzlich in der Lage, den Calciumverlust mit dem Urin zu verringern. Studien haben gezeigt, dass eine niedrige Vitamin-K-Aufnahme ein Risikofaktor für die Knochenkrankheit Osteoporose darstellt. Tierversuche geben erste Hinweise, dass Vitamin K auch eine Rolle bei der Vorbeugung der Arteriosklerose spielt.

Tab. 81: Vitamin K – Wichtige Aufgaben und Funktionen

Blutgerinnung	Synthese von sieben Blutgerinnungsfaktoren, schützt vor postoperativen Blutungen und senkt das Risiko innerer Blutungen
Knochengesundheit	Bildung des Knochenproteins Osteocalcin
Knochenmineralisierung	Calciumeinbau in das Knochengerüst

Kurzinfo

Sicherheitshinweis

Wenn Sie blutgerinnungshemmende Arzneimittel wie den Vitamin-K-Antagonisten Phenprocoumon (z. B. Marcumar) einnehmen, sollten Sie grundsätzlich vor der Einnahme Vitamin-K-haltiger Vitaminpräparate mit Ihrem Arzt Rücksprache halten. Unter Umständen muss Ihre Medikation daran angepasst werden!

Grundsätze des Metabolic Tuning mit Mikronährstoffen im Sport

Präparate mit Mikonährstoffen sollten möglichst gezielt, in einem ausgewogenen Verhältnis und mit hoher Qualität im Sport eingesetzt werden. Bei mit Dopingsubstanzen verunreinigten Supplementen oder einer nicht adäquaten Einnahme bezüglich Anwendung und Dosierung sind positive Dopingbefunde, negative Leistungsbeeinflussungen oder Nebenwirkungen nicht auszuschließen. Nicht zuletzt aus diesen Gründen sollten Aktive im leistungsorientierten Sport bezüglich der Supplementierung durch Fachpersonen (z.B. Apotheker, Sport-, Ernährungsmediziner) beraten werden (siehe Tab. 82).

Der individuelle Mikronährstoffstatus eines Sportlers kann mit Hilfe moderner labormedizinischer Methoden (z. B. Vollblutmineralanalyse) objektiviert werden.

Kurzinfo

Nahrungsergänzungsmittel mit anabolen Steroiden

Nahrungsergänzungsmittel können dem Dopingverbot unterliegende Steroidhormone enthalten. Nach Untersuchungen des Instituts für Biochemie der Deutschen Sporthochschule in Köln, wiesen von 634 Nahrungsergänzungsmitteln 94 (14,8 %) positive Befunde für verbotene anabol-androgene Steroide (AAS) auf (88a).

Kann ein Sportler den ursächlichen Zusammenhang zwischen dem positiven Befund und der Einnahme eines Nahrungsergänzungsmittels zweifelsfrei nachweisen, steht ihm nach höchstrichterlicher Feststellung Schadensersatz gegenüber dem Hersteller des Produktes zu. Zur Absicherung der Sportler wäre von Seiten der Hersteller generell ein Hinweis sinnvoll, dass seine Produkte einer regelmäßigen Kontrolle im Hinblick auf das WADA-Antidoping-Reglement unterliegen.

Tab. 82: Grundsätze des Metabolic Tuning mit Mikronährstoffen im leistungsorientierten Sport

Es ist in jedem Fall empfehlenswert, sich von ausgebildeten Fachpersonen wie Sportärzten, Apothekern oder Ernährungsberatern hinsichtlich der gezielten Supplementierung von Mikronährstoffen beraten zu lassen. Dabei sollten ethische Aspekte wie die langfristige Gesundheit sowie das Nebenwirkungspotenzial und mögliche Verunreinigungen von Mikronährstoffpräparaten mit Dopingsubstanzen immer miteinbezogen werden.
1. Die Gesundheit der Sportlerin bzw. des Sportlers sollte immer an erster Stelle stehen. Dementsprechend sollte auch der metabolische Nutzen entsprechender Präparate wissenschaftlich nachvollziehbar sein und die potenziellen Nebenwirkungen deutlich überwiegen.
2. Es werden keine Präparate eingesetzt, die Wirkstoffe – auch verwandte Wirkstoffe – enthalten, die auf der Dopingliste bzw. der WADA-Verbotsliste stehen. Um das Verunreinigungsrisiko mit Dopingsubstanzen zu minimieren, sollte bei der Auswahl der Präparate darauf geachtet werden, dass diese von einem Hersteller stammen, der mit Hilfe eines internen Qualitätsmanagements regelmäßig Kontrollen der verwendeten Rohstoffe vornimmt. Als möglichst sichere Bezugsquelle ist in jedem Fall immer die Apotheke der Bestellung über das Internet vorzuziehen!
3. Die Beratung durch eine Fachperson sollte objektiv und auf die individuellen Bedürfnisse der Sportlerin bzw. des Sportlers abgestimmt erfolgen. Auf mögliche gesundheitliche Risiken und Nebenwirkungen (z. B. Neigung zu Muskelkrämpfen durch Kreatin) sowie auf die richtige Anwendung und Dosierung sollte in jedem Fall hingewiesen werden.
4. Es ist in der Regel sinnvoll, vor der Supplementierung einen schlechten Mikronährstoffstatus, der sich zum Beispiel durch unspezifische Mangelsymptome äußert oder aufgrund schlechter Ernährungsgewohnheiten zu vermuten ist, mit Hilfe valider labordiagnostischer Methoden zu objektivieren.
5. Mikronährstoffe sind keine Wundermittel! Ohne eine belastungsorientierte gesunde Ernährung, sportwissenschaftlich fundierte Trainingsmethoden sowie ein hohes Leistungs- und Trainingsvermögen wird aus einem Sportler auch durch die Einnahme von Mikronährstoffen kein Olympiasieger! Des Weiteren gibt es bei einer Reihe von Nährstoffen wie Kreatin oder L-Carnitin individuelle Unterschiede, ob ein Sportler auf eine derartige Supplementierung anspricht oder nicht, d. h. es gibt Responder und Non-Responder!

Tab. 83: Vitamine: Leistungs- und belastungsorientierte Stoffwechselfunktionen im Sport

Vitamin	Wichtige Stoffwechselfunktion im Sport	Mögliche Symptome einer Unterversorgung	Hinweise und Tipps zu Supplementierung
Vitamin B_1 (Seite 116 ff.)	Energetische Verwertung von Kohlenhydraten (Mitochondrien), Herz-, Nerven- und Muskelstoffwechsel, mentale Leistungsfähigkeit	Antriebs-, Konzentrations- und Leistungsschwäche, Reizbarkeit, Appetitlosigkeit, Schlaflosigkeit, Muskelschwäche, geringe Stressresistenz und Regeneration	**Breitensportler:** 5-50 mg pro Tag **Leistungssportler:** 10-100 mg pro Tag, in Form eines Vitamin-B-Komplexes
Vitamin B_2 (Seite 118 ff.)	Mitochondrialer Energiestoffwechsel, Elektronentransport, Aktivierung anderer B-Vitamine, antioxidativer Zellschutz	Antriebs-, Konzentrations- und Leistungsschwäche, Muskelschwäche	**Breitensportler:** 5-50 mg pro Tag **Leistungssportler:** 10-100 mg pro Tag, in Form eines Vitamin-B-Komplexes
Vitamin B_3 (Niacin/ Niacinamid) (Seite 119 ff.)	Mitochondrialer Energiestoffwechsel, Stabilisierung des Immunsystems, antioxidativer Zellschutz	Antriebs-, Konzentrations- und Leistungsschwäche, Muskelschwäche, Appetitlosigkeit, Infektanfälligkeit	**Breitensportler:** 20-100 mg pro Tag **Leistungssportler:** 50-500 mg pro Tag, in Form eines Vitamin-B-Komplexes
Pantothensäure (Seite 121)	Kohlenhydrat-, Fett- und Proteinverwertung, Synthese der Stresshormone, Verfügbarkeit von Acetyl-CoA (universeller Stoffwechselbaustein)	Antriebs-, Konzentrations- und Leistungsschwäche, Infektanfälligkeit, geringe Stressresistenz und Regeneration	**Breitensportler:** 10-100 mg pro Tag **Leistungssportler:** 10-500 mg pro Tag, in Form eines Vitamin-B-Komplexes
Vitamin B_6 (Pyridoxin) (Seite 122 ff.)	Regulation des Aminosäure- und Proteinstoffwechsels (Proteinaufbau), Neurotransmittersynthese, Glykogenstoffwechsel, Homocysteinentgiftung, Immunkompetenz	Antriebs-, Konzentrations- und Leistungsschwäche, Reizbarkeit, Schlaflosigkeit, Muskelschwäche, geringe Stressresistenz und Regeneration, Infektanfälligkeit	**Breitensportler:** 5-50 mg pro Tag **Leistungssportler:** 10-100 mg pro Tag, v.a. Kraftsportler, in Form eines Vitamin-B-Komplexes
Vitamin B_{12} (Cobalamin) (Seite 123 ff.)	Nervenaufbau und -schutz, Blutbildung (Hämatopoese), DNA-Bildung, Zellregeneration, Proteinaufbau, Energiestoffwechsel, Homocysteinentgiftung	Antriebs-, Konzentrations- und Leistungsschwäche, Reizbarkeit, Appetitlosigkeit, Schlaflosigkeit, Muskelschwäche, geringe Stressresistenz und Regeneration, Infektanfälligkeit, Hyperhomocysteinämie	**Breitensportler:** 10-500 µg pro Tag **Leistungssportler:** 50-1000 µg pro Tag, in Form eines Vitamin-B-Komplexes
Folsäure (Seite 125 ff.)	Nervenaufbau und -schutz, Blutbildung (Hämatopoese), DNA-Bildung, Zellregeneration (Schleimhäute), Proteinaufbau, Energiestoffwechsel, Homocysteinentgiftung	Antriebs-, Konzentrations- und Leistungsschwäche, Reizbarkeit, Appetitlosigkeit, Schlaflosigkeit, Muskelschwäche, geringe Stressresistenz und Regeneration, Infektanfälligkeit, Hyperhomocysteinämie	**Breitensportler:** 0,4-1 mg pro Tag **Leistungssportler:** 0,8-5 mg pro Tag, in Form eines Vitamin-B-Komplexes (v.a. mit B_{12})
Biotin (Seite 130 ff.)	Kohlenhydrat-, Fett- und Proteinstoffwechsel, Glykogensynthese	Antriebs-, Konzentrations- und Leistungsschwäche, Müdigkeit, Muskelschmerzen, geringe Stressresistenz und Regeneration	**Breitensportler:** 50-300 µg pro Tag **Leistungssportler:** 50-500 µg Tag, in Form eines Vitamin-B-Komplexes

Tab. 83: Vitamine: Leistungs- und belastungsorientierte Stoffwechselfunktionen im Sport (Fortsetzung)

Vitamin	Wichtige Stoffwechselfunktion im Sport	Mögliche Symptome einer Unterversorgung	Hinweise und Tipps zu Supplementierung
Vitamin C (Seite 131 ff.)	Stabilisierung des Immunsystems, Stressresistenz, Neurotransmitterhaushalt, antioxidativer Zellschutz, Eisenverwertung, Carnitin-Biosynhese, Gefäßschutz (Endothel), Hormonstoffwechsel	Infektanfälligkeit, Muskelschwäche, Glieder-, Gelenkschmerzen, Blutungen (z.B. Zahnfleisch), Antriebs-, Konzentrations- und Leistungsschwäche, Reizbarkeit, Appetitlosigkeit, Schlaflosigkeit, geringe Stressresistenz und Regeneration	**Breitensportler:** 200-1000 mg pro Tag **Leistungssportler:** 500-3000 mg Tag, bei Infektanfälligkeit und Sportverletzungen auch intravenös
Vitamin D (Seite 135 ff.)	Knochenstoffwechsel, Calciumresorption und -verwertung, Muskelkontraktion, Stärkung des Immunsystems	Geringe Knochendichte und ossäre Belastbarkeit, Anfälligkeit für Ermüdungsbrüche, Muskelschwäche, Infektanfälligkeit, verzögerte Regeneration	**Breitensportler:** 400-2000 I.E. pro Tag **Leistungssportler:** 400-2000 I.E. pro Tag, v.a. im Herbst und Winter, bei Hallensportarten; zusätzlich auf gute Calciumversorgung achten!
Vitamin E (Seite 139 ff.)	Antioxidative Schutzfunktion, Regulation des Immunsystems und Entzündungsstoffwechsels, Gefäßschutz	Infektanfälligkeit, gestörte Regenerationsfähigkeit, Risiko für oxidative Muskelschäden, Muskelschmerzen, Leistungsschwäche	**Breitensportler:** 100-500 I.E. pro Tag **Leistungssportler:** 200-1000 I.E. pro Tag, auf gute Vitamin C-Versorgung achten!
Vitamin A (Seite 142 ff.) (Carotionoide siehe Seite 144 ff.)	Aufbau und Erhalt der Schleimhäute, Stärkung der Immunabwehr, antioxidative Schutzfunktion, Hormonstoffwechsel	Infektanfälligkeit, geringe Belastbarkeit, verzögerte Regeneration	**Breitensportler:** 1000-3000 I.E. pro Tag **Leistungssportler:** 3000-10.000 I.E. pro Tag, Vorsicht bei Frauen, die schwanger werden wollen!
Vitamin K (Seite 146)	Knochenstoffwechsel, Knochenaufbau, Blutbildung und -gerinnung	Geringe Knochendichte und ossäre Belastbarkeit, Störungen der Blutbildung	Vorsicht bei der Einnahme von blutgerinnungshemmenden Medikamenten (z.B. Marcumar)!

Sport und Arthrose

Der Mensch hat insgesamt über 100 Gelenke. Gelenke sind die beweglichen Verbindungsstellen der Knochen und ein wahres Wunderwerk der Natur. Ihr raffinierter Aufbau macht aus Gelenken gleichzeitig Stoßdämpfer, die große Belastungen der Knochen abfedern. Die Gelenke halten dabei viel aus: Ein Kniegelenk beispielsweise kann bis zu 500 Kilogramm verkraften, das Hüftgelenk fast das Doppelte. Dass hohe körperliche Aktivität einen Einfluss auf das Auftreten degenerativer Gelenkerkrankungen hat, konnte an Bevölkerungsgruppen aufgezeigt werden, die beruflich körperlichen Belastungen ausgesetzt werden (88b).

Weltweit ist die Arthrose die häufigste Gelenkerkrankung. Arthrosen sind das Ergebnis einer Vielzahl knorpelstressender mechanischer und chemischer Einflüsse. Dabei kommt es infolge des irreversiblen Abbaus der Knorpelmatrix zu einer Umbildung des knorpelnahen Knochens mit Zerstörung der Gelenkfläche, zunehmender Verformung der Gelenke und einer Entzündung der Kapselinnenhaut (Synovitis). Die Folgen sind Schmerzen, Steifheit der Gelenke und Einschränkung der Bewegungsfreiheit.

Breiten- und Leistungssport kann zu Schäden am Bewegungsapparat führen. Verschiedene Faktoren bestimmen dabei das Arthroserisiko. Neben köpereigenen Faktoren, d.h. individuellen Voraussetzungen, die der Athlet anlagebedingt besitzt, spielen die sportartspezifischen Belastungen nach Art und Intensität sowie das Verletzungsrisiko in den

Tab. 84: Faktoren, die im Sport zur Entwicklung degenerativer Gelenkerkrankungen (z.B. Arthrose) beitragen können (Lit. 93)

Körpereigene Faktoren

- ✔ Familiäre Disposition
- ✔ Belastungsfähigkeit des Knorpels, Achsverhältnisse
- ✔ Beweglichkeit und Stabilität der Gelenke
- ✔ Koordinative Fähigkeiten, Talent
- ✔ Körpergewicht, Körpergröße, Geschlecht
- ✔ Stoffwechselerkrankungen

Äußere Einflüsse (Exogene Faktoren)

- ✔ Verletzungen mit daraus resultierender veränderter Stabilität und Beweglichkeit der Gelenke (z.B. Meniskusschäden)
- ✔ Sportartspezifische Belastung
- ✔ Intensität der Belastung

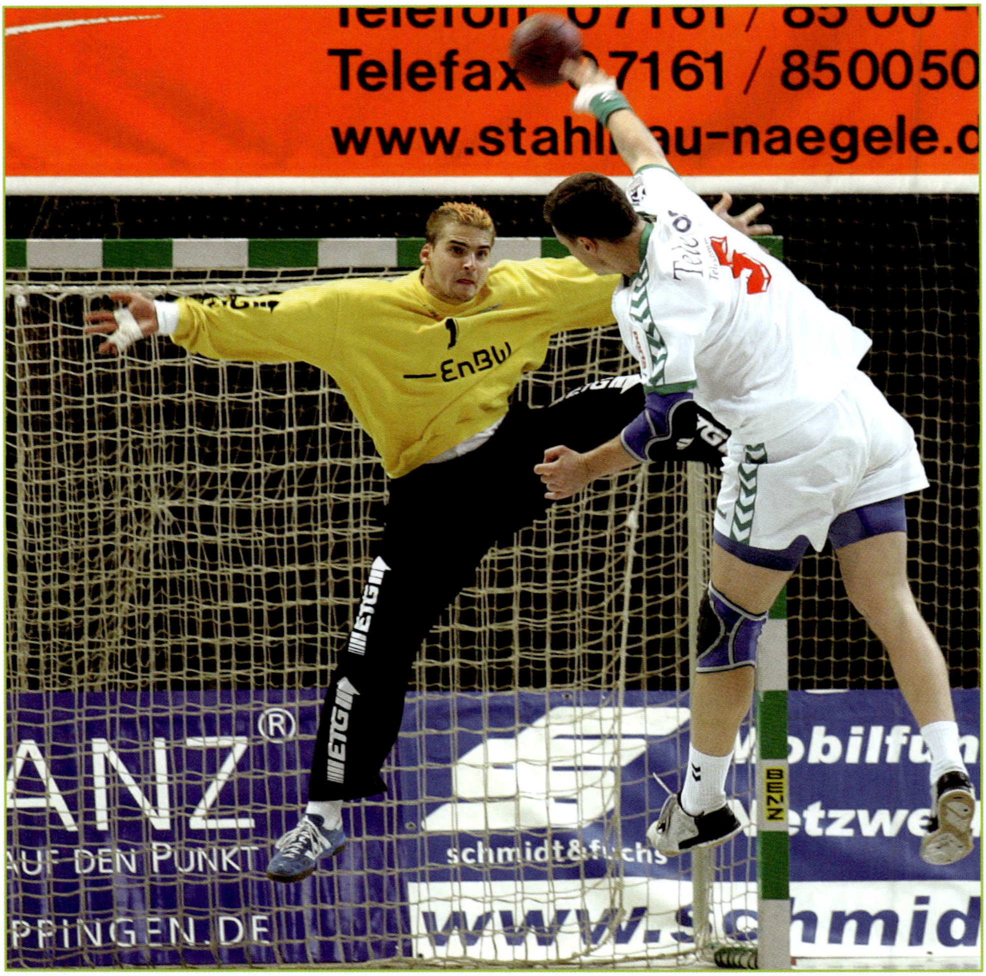

Abb. 24: Der tschechische Top-Torwart Martin Galia

verschiedenen Sportarten und -disziplinen eine entscheidende Rolle (Tab. 82). So gibt es beispielsweise Hinweise dafür, dass Fußball spielende Kinder eher O-Beine entwickeln als Kinder in anderen Sportarten. Bei Kunstturnern konnte gezeigt werden, dass die hohe axiale Belastung auf die Wachstumsfugen des distalen Unterarmes mit einem erhöhten Arthroserisiko verbunden ist (91,92).

Arthrosen an den großen Gelenken der unteren Extremitäten werden insbesondere in den so genannten „high-impact"-Sportarten beobachtet, zu denen Kraft-, Kampf- und Ballsportarten zählen (93). In einer sportartübergreifenden Analyse ehemaliger finnischer Nationalmannschaftsathleten wurde beobachtet, dass Arthrosen des Hüft- und Kniegelenks (Cox- und Gonarthrosen) bei Athleten in Kraftsportarten am häufigsten auftreten, gefolgt von Athleten in Mannschaftssportarten. Die geringste Anzahl von Arthrosen fand sich bei Ausdauerathleten (89, 90).

Das Verletzungsrisiko ist in den Sportarten (Tab. 85) unterschiedlich und kann das Arthroserisiko beeinflussen. In Sportarten, bei denen rasche Richtungsänderungen mit Gegnerkontakt (z. B. Fußball, Handball oder Basketball) auftreten, besteht ein höheres Verletzungsrisiko als in anderen Ballsportarten, bei denen ebenfalls rasche Richtungsänderungen durchgeführt werden, jedoch kein direkter Gegnerkontakt (z. B. Tennis) erfolgt.

Tab. 85: Verschleißerscheinungen und Sportart

Verschleißerscheinungen (Ort)	Sportler
Risiko für Arthose des Hüft- und Kniegelenks (Cox- und Gonararthrose)	Fußballspieler, Mittel- und Langstreckenläufer, Tennisspieler, Skifahrer, Hochspringer, Kampf- und Kraftsportarten. Sportarten mit hohem Sturzrisiko (z. B. Rollschuhsport, Ringen, Handball), Wurfathleten (Speerwerfer), Sprungathleten (Hochsprung).
Wurfarm: Degenerative Veränderungen am Ellenbogen mit Bewegungseinschränkung	Speerwerfer
Gesamte Lendenwirbelsäule	Gewichtheber
Veränderungen an Brust- und Lendenwirbelsäule	Turner
Mittelhand und Grundgelenke	Boxer
Schultergelenk (Akromioklavikulargelenk)	Golfer

Nährstoffe für gesunde Gelenke und Gelenkschutz beim Sport

Aufbau und Funktion des Knorpels

Der Gelenkknorpel überzieht die Oberflächen unserer Gelenke in einer glatten, elastischen und gelartigen Schicht. Diese sorgt zum einen dafür, dass die Gelenke unter variierender Belastung reibungslos aneinander vorbeigleiten können und zum anderen, dass Bewegungsstöße abgefangen und gedämpft werden. Für diese Eigenschaften sorgt die hyaline Knorpelmatrix, die von den Knorpelzellen (Chondrozyten) produziert wird und aus Kollagenfasern, Proteoglykanen sowie Wasser besteht. Kollagen (Stützskelett des Knorpels) ist ein wichtiges strukturelles Protein und bildet als Hauptbestandteil des hyalinen Knorpels die extrazelluläre Matrix, die aus einem Netzwerk verschiedener Kollagenfasern besteht. Diese sind für die Architektur und die mechanische Elastizität des Knorpels verantwortlich. Bei den Proteoglykanen handelt es sich um lange verzweigtkettige Moleküle, die aus Protein- und Zuckerbestandteilen zusammengesetzt sind und Wasser binden. Proteoglykane ermöglichen eine gute Gleitung und Dämpfung der Gelenke und kommen auch in der Synovialflüssigkeit vor.

Der Aminozucker Glucosamin und das langkettige Glucosaminoglykan Chondroitin sind Bausteine der Proteoglykane. Sie werden aus der Nahrung gebildet und sind als Grundbaustoff für Knorpel, Sehnen, Bänder und Knochenstrukturen, aber auch für das Bindegewebe, die Arterienwände und die Haut allgemein von lebensnotwendiger Bedeutung.

Glucosamin und Chondroitin

Jede Bewegung verbraucht Teile der Gelenkknorpel, die wieder nachgebildet werden müssen. Bei starker Abnutzung kann der Körper jedoch nicht mehr genug Knorpelsubstanz produzieren, da ihm die notwendigen Bau- und Nährstoffe fehlen. Zusammen mit Chondroitin zählt Glucosamin (Aminozucker) zu den gelenkschützenden und die Knorpeldegeneration hemmenden Substanzen, den so genannten Chrondroprotektiva. Glucosamin ist der Hauptbaustein für die Synthese der Proteoglykane. Das sind diejenigen Knorpelstrukturen, die durch Wasseraufnahme quellen. Proteoglykane sind nicht nur für die dämpfende Wirkung des Knorpels verantwortlich, sie nähren ihn auch. Alle wichtigen Aminozucker der Prote-

Tab. 86: Glucosaminsulfat – Eigenschaften und Funktionen

Stimulation anaboler Prozesse im Knorpel

- ✔ Stimulierung des Knorpelaufbaus (Proteoglykansynthese)
- ✔ Bestandteil von Proteoglykan-Makromolekülen im Knorpel und der Synovialflüssigkeit (→ Verbesserung der Synoviaviskosität)
- ✔ Steigerung des Einbaus von Prolin und schwefelhaltigen Komponenten (z. B. Methylsulfonylmethan, Sulfat) in die Knorpelmatrix
- ✔ Regeneration geschädigter Knorpelmatrix

Hemmung kataboler Vorgänge im Knorpel

- ✔ Hemmung der Peroxidbildung (Oxidativer Stress → Aktivierung des redoxsensitiven Transkriptionsfaktors NF-kappa B → entzündungsfördernde Zytokine)
- ✔ Aktivitätsminderung knorpel- und kollagenabbauender Enzyme (z. B. Kollagenase, Phospholipase A)
- ✔ Verringerung entzündlicher Prozesse (z.B. durch entzündungsfördernde Zytokine wie IL-1 und TNF-alpha)

oglykane werden im Körper ausgehend von Glucosamin gebildet. Auch die Hyaluronsäure als Rückgrat der Proteoglykankette sowie als Bestandteil der synovialen Gelenkflüssigkeit, wird aus Glucosamin gebildet. Chondroitin, ein Glucosaminoglykan, ist wie Glucosamin ein wesentlicher Bestandteil der Proteoglykane (93a).
Glucosaminsulfat (GS) und Chondroitinsulfat (CS) regen den Knorpelaufbau und die Regeneration geschädigter Knorpelmatrix an (anabole Wirkung). Auch die Gelenkschmiere (Synoviaviskosität) wird verbessert. Der Einbau von L-Prolin und von schwefelhaltigen Komponenten in die Gelenke wird durch die beiden Gelenknährstoffe gefördert und die Kollagenfasern gestärkt. Die Aktivität von knorpel- und kollagenabbauenden Enzymen wird verringert.
Zahlreiche Studien und Meta-Analysen bescheinigen Glucosaminsulfat (Dosierung: 1500 mg GS/Tag) und Chrondoitinsulfat (800-1200 mg CS/Tag) eine schmerzreduzieren-

Kurzinfo

Glucosaminsulfat – Einnahmeempfehlung

Es empfiehlt sich die Tagesdosierung über den Tag verteilt zu den Mahlzeiten (z. B. 2 x 750 mg Glucosaminsulfat/d) einzunehmen. Eine Intervalltherapie, z. B. 1500 mg Glucosaminsulfat/d für 2 bis 3 Monate gefolgt von einer 3-wöchigen Therapiepause ist sinnvoll. Glucosaminsulfat kann mit anderen Gelenknährstoffen wie Chondroitinsulfat und Kollagenhydrolysat kombiniert werden.

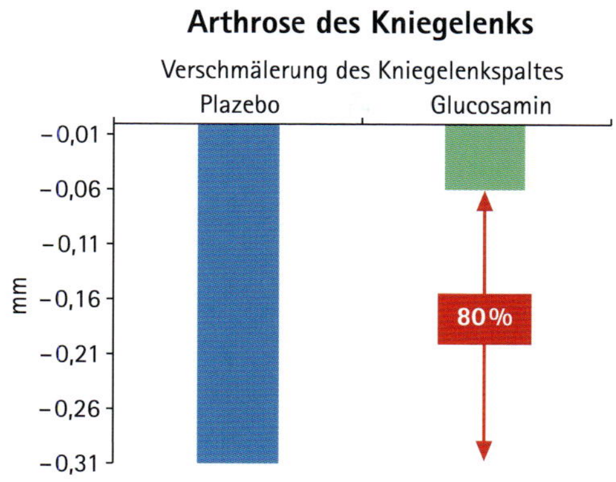

Studiendesign:	plazebokontrolliert, randomisiert, doppelblind
Dosierung:	3 x 500 mg Glucosamin-sulfat/Tag, p.o.
Probanden:	212 Patienten mit Kniegelenksarthrose
Zeitraum:	3 Jahre

Abb. 25: *Glucosaminsulfat und Arthrose*

de, abschwellende und die Gelenkbeweglichkeit verbessernde Wirkung in der Therapie der Kniegelenksarthrose (94, 95). In einer Studie an über 200 Patienten mit Kniegelenksarthrose konnte durch die tägliche Behandlung mit 1500 mg Glucosaminsulfat über drei Jahre das Fortschreiten der Erkrankung (klinischer Parameter: Zunahme der Gelenkspaltverengung) um 80% verringert werden (siehe Abb. 25). Auch die Schmerzen und körperlichen Funktionen wurden deutlich gebessert (96). In Schmerzstudien mit Ibuprofen als Vergleichssubstanz (siehe Abb. 26) war Glucosaminsulfat überlegen oder zumindest ebenbürtig bei besserer Verträglichkeit (97).

Die Einnahme von Gelenknährstoffen wie Glucosaminsulfat oder Kollagenhydrolysat empfiehlt sich allerdings nicht nur zur begleitenden Therapie degenerativer Gelenkerkrankungen, sondern auch zur Prävention. Sportler setzen ihre Gelenke häufig extremen Belastungen aus. In Kombination mit Verletzungen oder erblich- und altersbedingten Verschleißerscheinungen kann dies zu schmerzhaften Gelenkbeschwerden führen. Das reibungslose Funktionieren der Gelenke ist jedoch eine wesentliche Voraussetzung für die sportliche Leistungsfähigkeit.

Aufgrund der guten Ergebnisse mit Glucosaminsulfat in der Arthrosetherapie ist es naheliegend, Sportlern mit einem hohen Risiko für degenerative Gelenkerkrankungen (Tab. 85) unter präventivmedizinischen Aspekten die periodische Einnahme von Glucosaminsulfat und anderen Chondroprotekiva (z. B. Chondroitinsulfat, Kollagenhydrolysat) zu empfehlen. Dazu würde sich, vor allem über ein Jahr hinweg, eine Intervalltherapie mit dem Chrondroprotektivum Glucosaminsulfat eignen, die auf die jeweiligen sportartspezifischen Trainings- und Wettkampfphasen mit hoher Belastung abgestimmt ist.

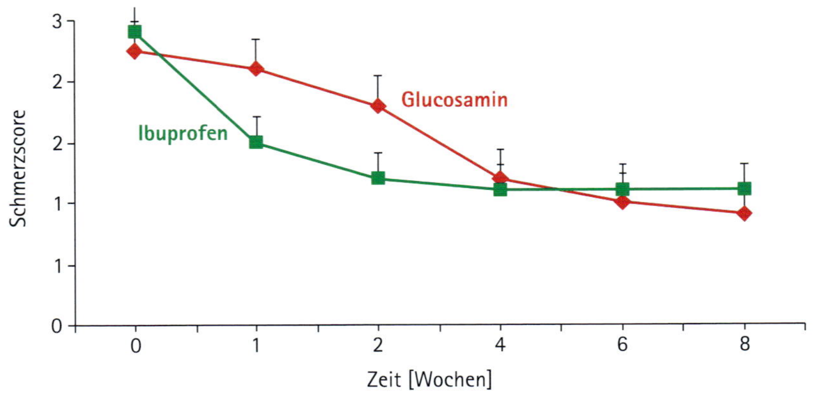

Abb. 26: *Wirksamkeitsvergleich zwischen Glucosaminsulfat (3 x 500 mg/d, p.o.) und Ibuprofen (3 x 400 mg/d, p.o.) bei Kniegelenksarthrose.*

Laborparameter: COMP

Ein neuer Marker, der zur Früherkennung, aber auch zur Verlaufs- und Therapiekontrolle der Arthrose herangezogen wird, ist das so genannte Cartilage Oligomeric Matrix Protein (COMP). COMP ist ein spezifischer Laborparameter für Gelenkknorpelschäden bei entzündlichen und degenerativen Gelenerkrankungen wie Arthrose. Ein weiterer Laborparameter zur Erfassung von Störungen des Knorpel- und Knochenstoffwechsels sind die Pyridinolin-Crosslinks im Urin.

Kollagenhydrolysat

Kollagenhydrolysat ist eine reichhaltige Quelle von Hydroxyprolin, einem Baustein der Knorpelsubstanz. Der Knorpelstoffwechsel wird durch Kollagenhydrolysat gefördert und die Knorpelsynthese in den Chondrozyten angeregt (98, 99). In Studien konnte unter der Einnahme von 10 g Kollagenhydrolysat nach bis zu 14 Wochen eine signifikante Reduktion der Gelenkschmerzen und des Schmerzmittelbedarfs (z. B. nicht steroidale Antirheumatika) sowie eine Verbesserung der Gelenkbeweglichkeit und Gelenkkraft beobachtet werden (100, 101).

In einer aktuellen Anwendungsbeobachtung an 88 Sportlern verschiedener Alters- und Leistungsklassen des Olympiastützpunktes Rhein-Ruhr, die alle unter Schmerzen im Knie-, Hüft- oder Schultergelenk litten, führte die tägliche Einnahme von 10 g Kollagenhydrolysat über einen Zeitraum von 12 Wochen zu einer deutlichen Reduktion der Gelenkprobleme.

Nach Abschluss des Beobachtungszeitraums zeigte sich bei etwa 80 % der Sportler mit Kniegelenksbeschwerden eine Schmerzlinderung von bis zu vier Punkten auf der Schmerzskala. 55 % der Leistungssportler mit Schmerzen im Hüftgelenk schilderten einen Rückgang der Beschwerden um bis zu zwei Punkte. Die deutlichste Verbesserung des klinischen Befunds Bewegungsschmerz zeigte die Gruppe mit Schmerzen im Schultergelenk. Bei 82 % der betroffenen Sportler konnte eine Verbesserungen um bis zu vier Punkte festgestellt werden (101a).

S-Adenosylmethionin (SAM): Funktionen und Aufgaben

S-Adenosylmethionin (SAM) wird im Homocysteinstoffwechsel aus der essenziellen Aminosäure L-Methionin gebildet (Abb. 19). SAM ist der wichtigste Überträger von Methylgruppen in unserem Stoffwechsel und als schwefelhaltige Verbindung unentbehrlich für den Knorpelaufbau (Proteoglykansynthese), die Neurotransmittersynthese und die Zellentgiftung. In zahlreichen Studien wurde die schmerzreduzierende und entzündungshemmende Wirksamkeit von SAM bei Arthrosen des Knie- und Hüftgelenks belegt. In mehreren doppelblinden Multizenterstudien an Patienten mit Arthrosen der Hüfte und des Knies war SAM in einer Dosierung von 800 bis 1200 mg pro Tag genauso wirksam wie Ibuprofen, Piroxicam oder andere Schmerzmittel (102-105).

Neben der oralen Supplementierung von SAM (800-1200 mg SAM pro Tag) hat sich zur Initialbehandlung einer entzündlichen Arthrose des Knies, der Hüfte oder der Wirbelsäule auch die langsame intravenöse Gabe von 200 bis 400 mg SAM täglich über einen Zeitraum von vier bis sieben Tagen bewährt. Bei einer Therapie mit SAM sollte auf eine ausreichende Zufuhr von Folsäure und Vitamin B_{12} geachtet werden. SAM kann mit anderen Gelenknährstoffen kombiniert werden.

Neben der Supplementierung von Gelenknährstoffe wie Glucosaminsulfat und Kollagenhydrolysat sollte auch immer auf eine gute Versorgung mit Antioxidanzien (z. B. Vitamin E, Selen, Zink), Omega-3-Fettsäuren und Vitamin D geachtet werden (siehe Tab. 88).

Tab. 87: *S-Adenosylmethionin – Wichtige Aufgaben und Funktionen*

S-Adenosylmethionin (SAM)	Physiologisch aktive Form von L-Methionin
Wichtigste Aufgabe	SAM ist der wichtigste Überträger von Methyl-Gruppen im Stoffwechsel
Phospholipidsynthese	Synthese von Phosphatidylcholin (Lecithin)
Neurotransmitter	Synthese von Adrenalin und Serotonin

Tab. 87: S-Adenosylmethionin – Wichtige Aufgaben und Funktionen (Fortsetzung)

S-Adenosylmethionin (SAM)	Physiologisch aktive Form von L-Methionin
Gehirn	Beteiligung an bioelektrischen Informationsvorgängen und Informationsübertragung
Entgiftung (Leber)	SAM und L-Glutathion (GSH) spielen eine wichtige Rolle bei Entgiftungsprozessen in der Leber
Erbsubstanz	DNA-Methylierung
L-Carnitin-Biosynthese	Synthese von Kreatin zusammen mit Eisen, Vitamin C und L-Lysin
Kreatin-Synthese	Synthese von Kreatin zusammen mit L-Arginin und L-Glycin
Anwendungsgebiete	SAM wird seit über 25 Jahren erfolgreich in der Therapie von entzündlichen Gelenkerkrankungen und Depressionen eingesetzt
Therapie der entzündlich aktivierten Arthrose (z.B. des Knies, der Hüfte und der Wirbelsäule)	Entzündungshemmende und analgetische Effekte

Tab. 88: MT-Zufuhrempfehlungen von gelenkaktiven Mikronährstoffen in der Prävention und Therapie der Arthrose

Mikronährstoff	Dosierungsempfehlung pro Tag	
	Prävention	Therapie
Glucosaminsulfat (GS)	1500 mg (z. B. 2 x 750 mg/d) als Intervalltherapie in Phasen hoher Belastung (z. B. Wettkampfvorbereitung)	1500 mg (z. B. 2 x 750 mg/d) für 2-3 Monate, dann 3-wöchige Therapiepause
Chrondoitinsulfat (CS)	400-1200 mg (z. B. 2 x 400 mg/d) als Intervalltherapie in Phasen hoher Belastung (z.B. Wettkampfvorbereitung)	800-1200 mg (z. B. 3 x 400 mg/d) für 2-3 Monate, dann 3-wöchige Therapiepause
Kollagenhydrolysat	10 g als Intervalltherapie in Phasen hoher Belastung (z. B. Wettkampfvorbereitung)	10 g für 2-3 Monate, dann 3-wöchige Therapiepause
Methylsulfonylmethan (MSM)	200 – 800 mg (z. B. 400 mg/d)	400-800 mg (z.B. 2 x 400 mg/d) für 2-3 Monate, dann 3-wöchige Therapiepause
S-Adenosylmethionin (SAM)	-	a) Oral: 800-1200 mg SAM b) Initial bei entzündlicher Arthrose: 1-2 x 200 mg/d, langsam intravenös Dauer: 7 Tage, Hinweis: Auf Begleitmedikation mit Folsäure und Vitamin B_{12} achten
Omega-3-Fettsäuren	500 – 1000 mg	1000 – 3000 mg
Vitamin C/Vitamin E	200-500 mg/100-200 I.E.	1000 - 2000 mg/500-1000 I.E.
Selen	50-100 µg	100-300 µg
Zink	5-10 mg	10-20 mg
Kupfer	0,5-1 mg	1-2 mg
Mangan	5-10 mg	10-30 mg
Vitamin D	500-1000 I.E.	1000-2000 I.E.
Calcium	500-1000 mg	1000-1500 mg

Fettsäuren: Fett ist nicht gleich Fett!

Fett ist der wichtigste Energielieferant mit dem höchsten Brennwert in unserer Nahrung. Im Körper fungiert Fett als Energiereserve für schlechte Zeiten und als Isolierschicht gegen Kälte. Zu viel Fett, vor allem der falschen Fette, fördert jedoch Übergewicht und ernährungsbedingte Krankheiten. Kein Wunder, dass über 50 % der Erwachsenen in Deutschland bereits übergewichtig sind und über 16 % an Fettsucht leiden! Die Qualität eines Fettes hängt vom Gehalt der unterschiedlichen Fettsäuren ab. Fettsäuren sind natürliche Bestandteile aller Fette und Öle. Sie lassen sich aufgrund ihrer Zusammensetzung in drei Gruppen unterteilen:

- ✔ gesättigte (z. B. Palmitinsäure in Butter, Palmkern- und Kokosfett),
- ✔ einfach ungesättigte (z. B. Ölsäure im Olivenöl und Rapsöl) und
- ✔ mehrfach ungesättigte Fettsäuren (z. B. Omega-3-Fettsäuren im Lachsöl).

Fettsäuren sind Vorläufer hormonähnlicher Reglersubstanzen, der so genannten Eicosanoide, die an vielen lebenswichtigen Prozessen im Körper beteiligt sind. Dazu gehören u. a. das Immunsystem, die Sauerstoffversorgung der Organe, die Regulation des Blutdrucks, die Entwicklung des Nervensystems, die Blutfließeigenschaften sowie der Aufbau aller Zellmembranen, die über die Stoffwechselleistung der Körperzelle entscheiden.

Gesättigte Fettsäuren: Tierische Lebensmittel, wie fettes Fleisch und Wurstwaren sind reich an gesättigten Fettsäuren. Diese steigern die Blutspiegel des schädlichen LDL-Cholesterins und erhöhen damit das Arterioskleroserisiko. Darüber hinaus enthalten tierische Nahrungsmittel wie Schweinefleisch, Leber oder Eier viel Arachidonsäure, eine Omega-6-Fettsäure. Je mehr Arachidonsäure wir über die Nahrung aufnehmen, desto mehr enzündungsfördernde Stoffwechselprodukte werden im Körper gebildet. Entzündliche Erkrankungen wie Rheuma oder Psoriasis werden dadurch verschlimmert.

Einfach ungesättigte Fettsäuren: Indem Sie gesättigte Fettsäuren (z. B. in der Butter) durch einfach ungesättigte Fettsäuren (z. B. Ölsäure im Olivenöl) ersetzen, senken Sie nicht nur den Anteil des Gesamtcholesterins im Blut, sondern auch den des schlechten LDL-Cholesterins. Die wichtigsten Lieferanten für einfach ungesättigte Fettsäuren sind Oliven- und Rapsöl.

Linolsäure
(18:2, Ω-6)

Arachidonsäure (AA)
(20:4, Ω-6)

Linolensäure
(18:3, Ω-3)

Eicosapentaensäure (EPA)
(20:5, Ω-3)

Docosahexaensäure (DHA)
(22:6, Ω-3)

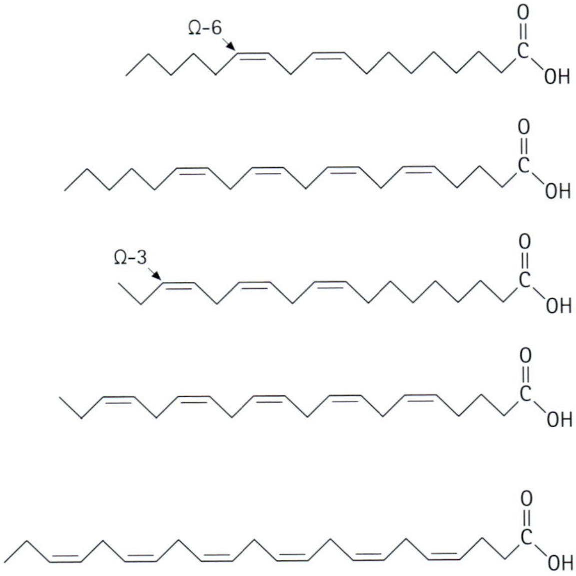

Abb. 27: Struktur der mehrfach ungesättigten Fettsäuren

Essenzielle mehrfach ungesättigte Fettsäuren: Die langkettigen mehrfach ungesättigten Fettsäuren werden in Omega-6- und Omega-3-Fettsäuren eingeteilt. Linolsäure ist eine mehrfach ungesättigte Omega-6-Fettsäure, die z. B. im Soja- und Maiskeimöl vorkommt. Lein- und Rapsöl enthalten die Omega-3-Fettsäure α-Linolensäure (Abb. 27).

Omega-6-Fettsäuren

Die wichtigsten Omega-6-Fettsäuren sind die Linolsäure, gamma-(γ)-Linolensäure (GLA) und Arachidonsäure. Omega-6-Fettsäuren sind vor allem in pflanzlichen Ölen enthalten. Linolsäure, die Ausgangsfettsäure der Omega-6-Fettsäuren, kommt reichlich in Sonnenblumenöl, Sojaöl und Pflanzenmargarine vor.

Aus Arachidonsäure werden im Körper hormonähnliche Entzündungsvermittler gebildet. Diese haben bei vielen entzündlichen Erkrankungen wie z. B. Rheuma ihre schmutzigen Finger im Spiel. Je mehr Arachidonsäure unser Körper mit der Nahrung aufnimmt, desto mehr dieser entzündungsfördernden Botenstoffe werden gebildet. Arachidonsäurereiche Nahrungsmittel wie Fleisch oder Wurstwaren sollten daher bei entzündlichen Erkrankungen (z. B. Rheuma, Schuppenflechte) gemieden werden.

Linolsäure	
Sonnenblumenöl	62,2 g
Sojaöl	54,2 g
Arachidonsäure	
Schweineschmalz	1,7 g
Schweineleber	0,8 g
Eigelb	0,3 g
γ-Linolensäure (GLA)	
Borretschöl	bis 25 g
Nachtkerzenöl	bis 10 g

Tab. 89: Nahrungsmittel: Omega-6-Fettsäure-Gehalt je 100 g

Gamma-Linolensäure (GLA) kommt vor allem im Samenöl der Nachtkerze und des Borretsch vor. Diese essenzielle Fettsäure wandelt der Körper in hormonähnliche Stoffe, die sogenannten Prostaglandine, um. Die Prostaglandine aus der Gamma-Linolensäure (GLA) wirken entzündungshemmend und schützen die Membranen der Nervenzellen. Gamma-Linolensäure wird deshalb zur Behandlung von Neurodermitis, diabetischer Neuropathie (Nervenschädigungen), Menstruationsbeschwerden (bei Prämenstruellem Syndrom) und Migräne eingesetzt.

Omega-3-Fettsäuren

Zu den wichtigsten Omega-3-Fettsäuren gehören α-Linolensäure, Eicosapentaensäure (EPA) und Docosahexaensäure (DHA). α-Linolensäure, die Ausgangsfettsäure im Stoffwechsel der Omega-3-Fettsäuren, findet sich in Farnen, Moosen und einigen pflanzlichen Ölen wie Leinsamen- und Rapsöl. Unter gesundheitlichen Aspekten sind die im Öl von Seefischen

Kurzinfo

Einnahme von Omega-3-Fettsäuren

Um ihre volle Wirksamkeit im Körper entfalten zu können, müssen Omega-3-Fettsäuren dem Körper regelmäßig (täglich) und in ausreichender Menge (≥ 500 mg/Tag) zugeführt werden. Wenn Sie Omega-3-Fettsäuren einnehmen, ergänzen Sie bitte auch immer eine Kombination von Antioxidanzien, damit die Fettsäuren im Körper nicht ranzig werden! Omega-3-Fettsäuren sollten zu den Mahlzeiten eingenommen werden. Nur eine langfristige und regelmäßige Einnahme ist sinnvoll! Der therapeutische Dosierungsbereich liegt bei etwa 30 bis 40 mg/kg KG und kann initial bis zu 90 mg/kg KG betragen. Generell wir die Kombination mit Antioxidanzien empfohlen (→ Lipidperoxidation begrenzt die biologische Wirksamkeit der Omega-3-Fettsäuren).

Linolensäure	
Leinsamenöl	54,2 g
Rapsöl	9,2 g
Eicosapentaensäure (EPA)	
Hering	2,3 g
Lachs	0,65 g
Makrele	0,95 g

Tab. 90: Nahrungsmittel: Omega-3-Fettsäure-Gehalt je 100 g

(z.B. Hering, Wildlachs) vorkommenden langkettigen mehrfach ungesättigten Omega-3-Fettsäuren Eicosapentaen- (EPA) und Docosahexaensäure (DHA) die absoluten Stars unter den bioaktiven Nährstoffen. Ein hoher Gehalt an Omega-3-Fettsäuren in Algen und Plankton sichert Seefischen im kalten Wasser der Polarmeere das Überleben (Abb. 28). Der menschliche Organismus kann die kürzerkettige α-Linolensäure kaum (etwa zu 5-10%) in EPA und DHA umwandeln. Daher können die gesundheitsfördernden Effekte von EPA und DHA nicht durch Gabe der pflanzlichen α-Linolensäure erreicht werden.

Die beiden maritimen Omega-3-Fettsäuren Eicosapentaensäure (EPA) und Docosahexaensäure (DHA) sind unentbehrliche Bausteine jeder Zellmembran und daher maßgeblich für unsere Gesundheit verantwortlich. Sie stärken das Immunsystem, wirken antientzündlich, unterstützen die Leistungsfähigkeit des Herzmuskels, wirken antiarrhythmisch, verbessern die Sauerstoffversorgung der Organe, senken erhöhte Blutfette (z.B. Triglyceride), schützen unsere Gefäße, steigern die Konzentrationsfähigkeit und mentale Leistungsfähigkeit und beugen verschiedenen Zivilisationskrankheiten wie Herzinfarkt und Schlaganfall vor. Da unser Körper diese beiden essenziellen Fettsäuren nur unzureichend im Stoffwechsel herstellen kann, müssen wir DHA und EPA regelmäßig mit der Nahrung zuführen. Allerdings kommen diese Fettsäuren in nennenswerten Mengen nur in fettem Seefisch vor, z.B. Hering, Lachs und Makrele. Um gut mit EPA und DHA versorgt zu sein, müssten wir in der Woche wenigstens zwei- bis dreimal Seefisch essen!

Kurzinfo

Der übermäßige Konsum Omega-6-fettsäurereicher Nahrungsmittel und viel zu geringer Omega-3-Fettsäureanteil in unserer Ernährung wird für die Entwicklung zahlreicher Zivilisationskrankheiten wie Allergien, Asthma, Herzinfarkt, Bluthochdruck, Schlaganfall, Rheuma und Krebsarten wie Brust- und Kolonkarzinom verantwortlich gemacht.

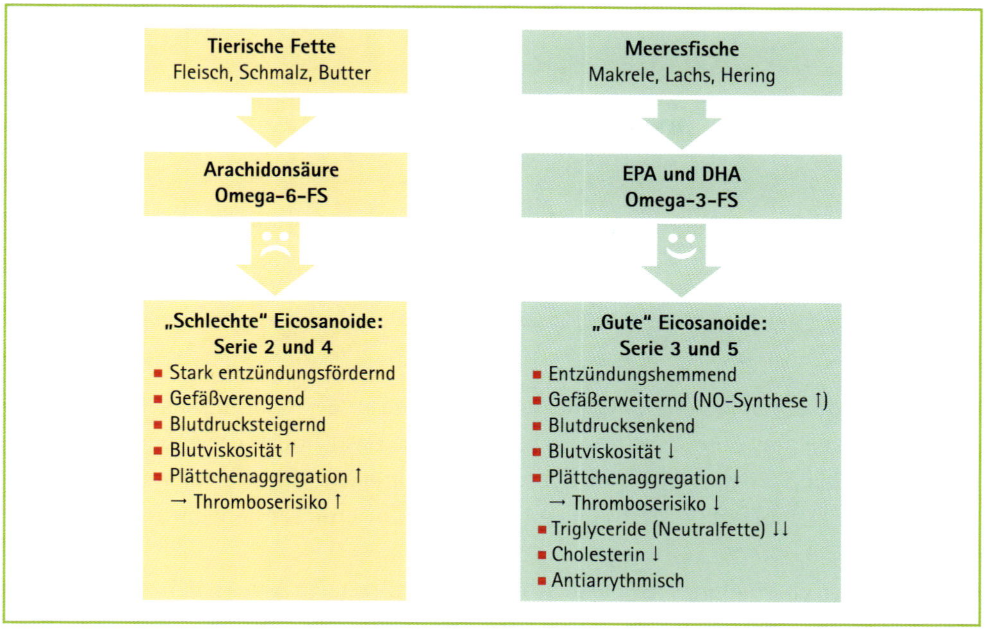

Abb. 28: Wichtige Aufgaben und Funktionen der Omega-3-Fettsäuren Eicosapentaensäure (EPA) und Docosahexaensäure (DHA)

Warum Eskimos erstaunlich selten einen Herzinfarkt haben!

Dänische Wissenschaftler stellten in Studien an Grönland-Eskimos fest, dass diese deutlich bessere Blutfettwerte aufweisen als der Durchschnittseuropäer. Obwohl sich die Eskimos relativ fett- und cholesterinreich ernähren, haben sie statistisch gesehen eine drastisch verringerte Herzinfarktrate (7 %) im Vergleich zu Westeuropäern (50 %). Die Ursache hierfür liegt in der traditionellen Eskimoernährung, die einen relativ niedrigen Anteil an Omega-6-Fettsäuren, dafür aber einen sehr hohen Anteil an Omega-3-Fettsäuren (aus Robben, Walfleisch und Fisch) aufweist.

Kurzinfo

Wollen Sie Ihre Konzentrationsfähigkeit und mentale Leistungsfähigkeit steigern, Entzündungen abwehren und Zivilisationskrankheiten wie Herzinfarkt und Schlaganfall auf sanfte Weise vorbeugen, dann sollten sie tägliche Ihre Extraportion Omega-3-Fettsäuren (500 bis 1000 mg Omega-3-Fettsäuren/Tag) in Form einer Lachsölkapsel aus der Apotheke einnehmen!

Tab. 91: Omega-3-Fettsäuren (EPA, DHA) – wichtige Stoffwechselfunktion im Sport

Stoffwechselsparameter	Wichtige Stoffwechselfunktion im Sport
Immunsystem	Stärkung der Immunabwehr, Modulation des Entzündungsstoffwechsels (antientzündliche Wirkung)
Energiestoffwechsel	Verbesserung der Sauerstoffversorgung und -verwertung der Organe (z.B. Gehirn, Herz, Muskulatur)
Blut	Verbesserung der Blutfließeigenschaften, Verringerung der Blutviskosität und des Thromboserisikos
Herzmuskel	Erhöhung der Leistungsfähigkeit des Herzmuskels, antiarrhythmische Wirkung
Neurotransmitter	Regulation des Neurotransmitterstoffwechsels im Gehirn, mentale Ausgeglichenheit und Stärke

Das Verhältnis von Omega-6- zu Omega-3-Fettsäuren in der Nahrung der Eskimos liegt bei etwa 1:1, bei uns Europäern bei etwa 20 bis 50:1. Das ist auch der Grund warum neben Herz-Kreislauf-Erkrankungen vor allem auch entzündliche Erkrankungen (z. B. Asthma, Rheuma, Psoriasis) bei den Eskimos im Vergleich zu Bevölkerungsgruppen westlicher Industrienationen viel seltener auftreten.
Aufgrund ihrer entzündungshemmenden und herzschützenden Eigenschaften werden die Omega-3-Fettsäuren vor allem in der Vorbeugung und Behandlung von Herz-Kreislauf-Erkrankungen (z. B. erhöhte Blutfette) und entzündlichen Krankheiten wie Rheuma, Schuppenflechte, Multiple Sklerose, Morbus Crohn und Allergien eingesetzt. Daneben haben EPA und DHA auch einen sehr großen Einfluss auf den Neurotransmitterstoffwechsel im ZNS. Bei Erkrankungen wie Aufmerksamkeitsdefizit-Hyperaktivität-Syndrom (ADHS) oder Depressionen werden diese beiden Gehirnfettsäuren daher auch zunehmend mit Erfolg angewendet.

Omega-3-Fettsäuremangel ist häufig

Ernährungswissenschaftlern zufolge besteht in Europa derzeit ein erheblicher Mangel an maritimen Omega-3-Fettsäuren, da hier der Fischkonsum seit dem zweiten Weltkrieg kontinuierlich zurückgegangen ist. Das errechnete Defizit pro Tag liegt bei über 500 mg EPA und DHA. Wenn wir auf Dauer zu wenig EPA und DHA mit der Ernährung aufnehmen, kann das mit der Zeit ernsthafte Gesundheitsstörungen nach sich ziehen. Bei Kindern wird die Entwicklung von Verhaltensstörungen (Zappelphilipp) und allergischen Hauterkankungen begünstigt, bei Erwachsenen wird das Risiko für Herz-Kreislauf-Krankheiten, entzündliche Erkrankungen wie Rheuma und Allergien, sowie neurodegenerative (z. B. Alzheimer) und neuropsychiatrische Erkrankungen (z. B. Depressionen) gefördert.
Unter präventiven Gesichtspunkten sollten Jugendliche und Erwachsene täglich 500 bis 1000 mg EPA und DHA pro Tag aufnehmen. Auch Breiten- und Leistungssportler können von den

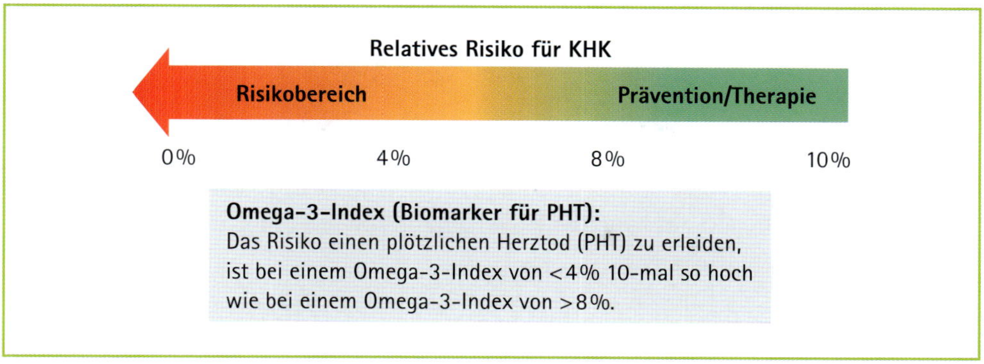

***Abb. 29:** Omega-3-Index: Risikoabschätzung für Herz-Kreislauf-Erkrankungen (KHK)*

zahlreichen positiven Wirkungen dieser beiden Fettsäuren profitieren, insbesondere im Hinblick auf das Immunsystem und die Sauerstoffverwertung im Körper (siehe Tab. 92).

Omega-3-Fettsäure-Status

Normbereich (Serum): α-Linolensäure: 15-30 mg/l, EPA: 20-55 mg/l, DHA: 50-110 mg/l. Material/Methode: Nüchternserum/GC. Hinweis: Fettsäuren-Verteilung unterliegt erheblichen ernährungsbedingten Schwankungen (besser: Membranlipide der Erythrozyten).

Omega-3-Index und plötzlicher Herztod

Die Wahrscheinlichkeit, den plötzlichen Herztod zu erleiden, ist abhängig vom Gehalt der Erythrozyten an EPA und DHA. Der prozentuale Anteil dieser beiden Omega-3-Fettsäuren wird als Omega-3-Index bezeichnet. Der Omega-3-Index ist ein neuer Risikofaktor für den plötzlichen Herztod und kardiovaskuläre Komplikationen (Abb. 29). Das Risiko, einen

***Tab. 92:** MT-Zufuhrempfehlungen für Omega-3-Fettsäuren*

	EPA und DHA pro Tag (oral)
Breitensportler	500-1000 mg (mit 100-200 I.E. Vitamin E)
	Bei Entzündungen, Infektanfälligkeit, Fettstoffwechselstörungen: 1000-2000 mg (mit 200-500 I.E. Vitamin E)
Leistungssportler	1000 – 2000 mg (mit 200-500 I.E. Vitamin E)
	Bei Entzündungen, Infektanfälligkeit, Muskelschmerzen: 2000-3000 mg (mit 500 I.E. Vitamin E)

Hinweis: Bei Einnahme von Omega-3-Fettsäuren (EPA, DHA) sollte immer auch auf einen gute Versorgung mit Vitamin E , Selen und Coenzym Q_{10} geachtet werden.

plötzlichen Herztod zu erleiden, ist Studien zufolge bei einem Omega-3-Index von < 4 % zehnmal so hoch wie bei einem Omega-3-Index von > 8 %.

Auch im Leistungssport gibt es immer wieder Fälle eines plötzlichen Herztodes, wie zum Beispiel 2003 der Radfahrer Fabrice Salanson († 22 Jahre alt) oder der Fußballer Marc-Vivian Foe († 27 Jahre alt) aus Kamerun.

Konjugierte Linolensäure (CLA) – Abbau von Körperfett

Konjugierte Linolensäure (CLA = Conjugated Linoleic Acid) ist ein Sammelbegriff für besondere Fettsäuren, die von Mikroorganismen im Magen von Rindern und Schafen gebildet werden. Das wissenschaftliche Interesse an dieser besonderen Fettsäureform wächst, da man in einigen Untersuchungen positive Effekte von CLA auf das Herz und das Immunsystem beobachtet hat. In Studien an Übergewichtigen zeigt CLA in Verbindung mit gesunder Ernährung und regelmäßiger körperlicher Betätigung einen günstigen Einfluss auf die Körperfettmasse (Body Fatt Mass, BFM). Der Körperfettanteil wurde dabei durch CLA verringert und zum Teil der Anteil an Muskelmasse (Lean Body Mass, LBM) erhöht (106-108).

CLA-reiche Nahrungsmittel: Milch und Milchprodukte, inklusive Butter und Joghurt, sind reich an CLA (bis zu 30 mg/g Milchfett). Butter enthält relativ viel CLA, ist allerdings auch sehr kalorienreich. Um täglich 2 bis 5 g CLA über die Ernährung aufzunehmen, müsste man beispielsweise 600 bis 1500 g Butter essen!

Bodybuilding: Die Eigenschaften auf die Zusammensetzung der Fett- und Muskelmasse haben vor allem bei Kraftsportlern und Bodybuildern das Interesse an CLA wecken. Unter der täglichen Einnahme von 2 bis 5 g CLA berichten Bodybuilder schon nach wenigen Monaten von einer deutlichen Reduktion des Körperfettanteils und Steigerung der Muskelmasse.

Kurzinfo

Tipp

CLA-Präparate sind relativ teuer und sind daher vor allem für Topathleten geeignet. Im Kraftsport werden täglich 2 bis 5 g CLA empfohlen, die über einen Zeitraum von 2 bis 3 Monaten (z.B. vor einem Wettkampf) eingenommen werden.

Vitaminoide – die mitochondrialen Blockbuster

α-Liponsäure, Coenzym Q_{10} und L-Carnitin gehören zu den vitaminähnlichen Verbindungen, den so genannten Vitaminoiden. Der Körper kann sie in begrenzter Menge selbst herstellen und nimmt sie zum Teil auch mit der Nahrung auf, d. h. sie müssen nicht zwingend wie die allermeisten Vitamine mit Nahrung zugeführt werden. Dennoch kann der Bedarf an diesen Mikronährstoffen erhöht sein, insbesondere in Phasen hoher mentaler und physischer Belastungen, im ambitionierten Breitensport sowie im Leistungssport. Alle drei Vitaminoide spielen eine zentrale Rolle bei der Energiegewinnung in unseren Zellkraftwerken, den sogenannten Mitochondrien. Die Bezeichung „mitochondriale Blockbuster" ist daher für diese drei außergewöhnlichen Mikronährstoffe mehr als gerechtfertigt.

α-Liponsäure – Powerantioxidans und Zellschutzfaktor

α-Liponsäure, auch Thioctsäure genannt, ist eine schwefelhaltige Fettsäure, die in zwei Formen vorliegen kann: als Liponsäure, ein cyclisches Disulfid, oder als Dihydroliponsäure, in einer reduzierten offenkettigen Form. Gewebe mit hoher Mitochondriendichte und intensivem Energiestoffwechsel wie das Herz, die Skelettmuskulatur oder die Leber weisen eine besonders hohe Konzentrationen an α-Liponsäure auf. α-Liponsäure fungiert zusammen mit Vitamin B_1 als Coenzym mitochondrialer Enzymkomplexe, die für die zelluläre Energiegewinnung aus Kohlenhdyraten in Form von ATP von elementarer Bedeutung sind (Abb. 30). α-Liponsäure ist das einzige Antioxidans, welches im fettlöslichen und wässrigen Bereich unserer Zellen seine Schutzfunktion gegen freie Radikale ausübt. Der Schutzeffekt anderer Antioxidanzien wie Vitamin E, Vitamin C und Coenzym Q_{10} wird durch α-Liponsäure ver-

Tab. 93: α-Liponsäure - Wichtige Aufgaben und Funktionen

Energiestoffwechsel	Energiegewinnung (ATP-Produktion) aus Kohlenhydraten (zusammen mit Vitamin B_1), Glucoseverwertung, Förderung der Glykogensynthese (Speicherform der Glucose)
Radikalfänger	Starkes Antioxidans im wässrigen und fettlöslichen Bereich der Zelle, Reaktivierung von Vitamin C, Vitamin E, Glutathion und Coenzym Q_{10}
Immunsystem	Stärkung des Abwehrsystems (z. B. T-Helferzellen)
Aminosäuren	Abbau von Glycin, Leucin, Isoleucin und Valin
Nerven	Nervenzellschutz, verringert gefürchtete Gefäß- und Nervenschäden bei Diabetikern, verbessert Gedächtnisfunktion und mentale Leistungsfähigkeit
Leber	Leberzellschutz und -entgiftung (z.B. Alkohol, Knollenblätterpilz)

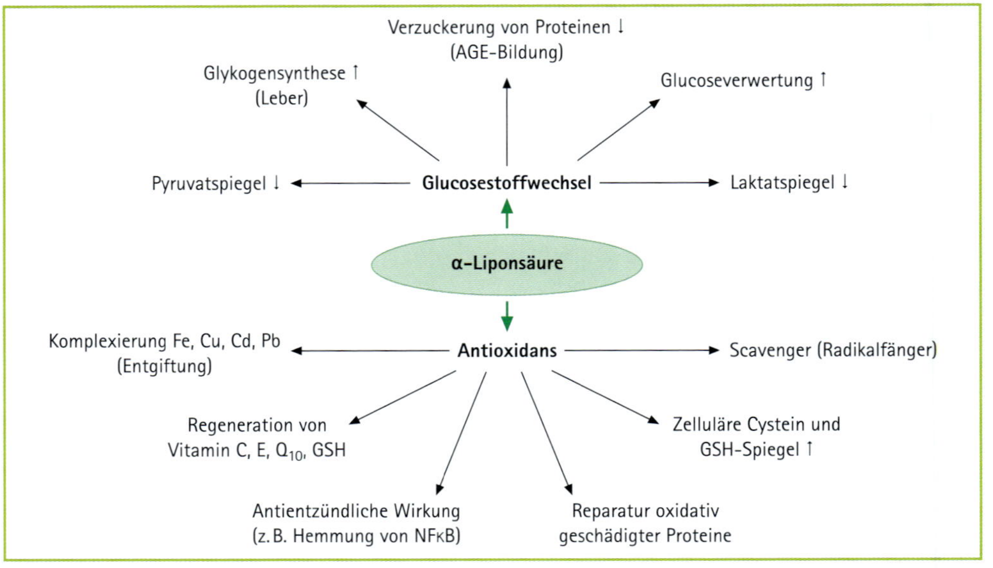

Abb. 30: α-Liponsäure – Wichtige Funktionen

stärkt. Außerdem schützt α-Liponsäure die Leber vor freien Radikalen und hilft Giftstoffe (z. B. Schwermetalle) aus dem Körper zu entfernen (109).

α-Liponsäure wird vor allem in der Behandlung diabetischer und alkoholischer Neuropathien (Nervenschäden, z. B. Fußbrennen, Kribbeln) eingesetzt. Die antioxidativen, antientzündlichen und bioenergetischen Eigenschaften der α-Liponsäure machen diesen mitochondrialen Blockbuster auch im Leistungsport, insbesondere bei hochintensiven Ausdauerbelastungen interessant.

Kurzinfo

Einnahmeempfehlung

α-Liponsäure sollte immer nüchtern (etwa 1 h vorher) eingenommen werden, da durch die Einnahme zu den Mahlzeiten die Bioverfügbarkeit sehr stark beeinträchtigt werden kann.

Tab. 94: MT-Zufuhrempfehlungen für α-Liponsäure

	α-Liponsäure pro Tag (oral)	
Breitensportler	In Phasen hoher Ausdauerbelastung (z.B. Marathon): 200 mg	Bei Diabetes mellitus, Nervenschmerzen und -entzündungen 200–600 mg (zusammen mit Benfotiamin)
Leistungssportler	100–600 mg	
	In Phasen hoher Ausdauerbelastung (z.B. Triathlon): 600–1200 mg	Bei Diabetes mellitus, Nervenentzündungen und -schmerzen 600–1200 mg (zusammen mit Benfotiamin), initial auch intravenös

Coenzym Q_{10} (Ubichinol/-on) – der Energy Response Modifier

Nur wenn ausreichend Coenzym Q_{10} in unserem Körper vorhanden ist, sind die Zellen in der Lage, die für alle Stoffwechselprozesse notwendige Energie zu produzieren. Egal, ob Kohlenhydrate oder Fette zu Energie (ATP) verbrannt werden – nötig ist dazu in jedem Falle Sauerstoff, den Coenzym Q_{10} zu den Zellkraftwerken, den sogenannten Mitochondrien transportiert. Coenzym Q_{10} übernimmt als regulierender Bestandteil der ersten drei mitochondrialen Enzymkomplexe eine zentrale Stellung im gesamten Energiestoffwechsel (siehe Abb. 31). Etwa 50 Prozent des körpereigenen Coenzyms Q_{10} sind in den Mitochondrien gespeichert, in denen die lebenswichtige Umwandlung von Nahrungsenergie in Zellenergie (ATP) stattfindet. Coenzym Q_{10} katalysiert metabolische Prozesse und hält die zelluläre ATP-Produktion am Laufen, weshalb es u.a. auch als Energy Response Modifier (ERM) bezeichnet wird.

Bei der Produktion von Adenosintriphosphat (ATP) in der mitochondrialen Atmungskette fungiert Coenzym Q_{10} (Ubichinol/Ubichinon) zum einen als Elektronentransporter (Komplex I-III). Die Konservierung der hierbei freiwerdenden Energie in Form von ATP wird auch oxidative Phosphorylierung genannt. Coenzym Q_{10} bringt dadurch den Energiefluss in den Zellen in Gang und wirkt einem zellulären Energiemangel entgegen. Zum anderen schützt das Antioxidans (Ubichinol/Ubichinon) die Bausteine der Zell- und Mitochondrienmembran vor der Zerstörung durch freie Sauerstoffradikale, die bei jedem Verbrennungsprozess in den Mitochondrien anfallen.

Coenzym Q_{10} wirkt darüber hinaus der Oxidation von Blutfetten (Lipidperoxidation) entgegen und verbessert die Flexibilität der Zellmembranen und Blutgefäße. Die Abwehrleistung und Schlagkraft der Immunzellen wird durch Coenzym Q_{10} gestärkt. Organe und Gewebe

***Tab. 95:** Coenzym Q_{10} – Wichtige Aufgaben und Funktionen*

Energiestoffwechsel	Elektronenübertragung (Redoxsystem: Ubichinol/Ubichinon) in der mitochondrialen Atmungskette zur Produktion von Zellenergie (ATP)
Fettlösliches Antioxidans	Schutz der DNA, Lipide (z.B. LDL) und Zellmembranen (z.B. Mitochondrien) vor Zerstörung durch freie Radikale sowie reaktive Sauerstoff- und Stickstoffspezies (z.B. Peroxynitrit)
Regeneration von Vitamin E	Reaktivierung von oxidativ verbrauchtem Vitamin E
Herzfunktion	Verbesserung von Herzkraft, Pump- und Auswurfleistung (Herzschlagschlagvolumen), Herzfrequenz, Herzrthythmus
Immunsystem	Stärkung des körpereigenen Abwehrsystems (Phagozyten)
Zellmembran	Stabilisierung und Stärkung der Zellmembranen

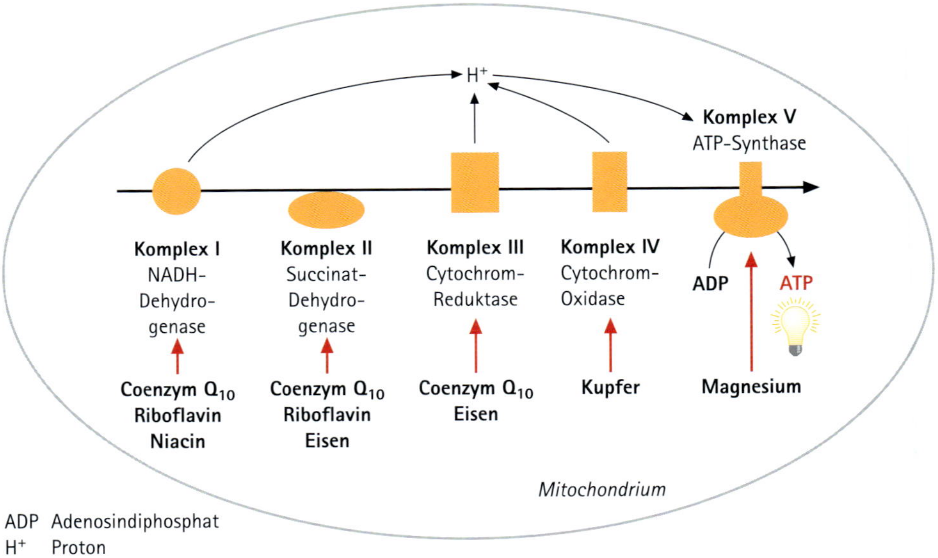

ADP Adenosindiphosphat
H^+ Proton

Hinweis:
Eine einzelne gesunde menschliche Zelle enthält bis zu 2000 Mitochondrien (Zellkraftwerke)! Über 90% der Zellenergie werden in den Mitochondrien produziert.

Abb. 31: *Coenzym Q_{10} und die Enzymkomplexe der mitochondrialen Atmungskette*

mit hohem Energieumsatz, wie das Herz, die Skelettmuskulatur oder die Milz, sind besonders reich an Coenzym Q_{10}. Ein Coenzym-Q_{10}-Mangel kann die Leistungsfähigkeit des gesamten Organismus beeinträchtigen.

Erhöhter Bedarf an Coenzym Q_{10}

Im Alter sinkt der Coenzym-Q_{10}-Gehalt im Blut und den Organen deutlich ab (Tab. 96). Ein erhöhter Bedarf kann zudem auftreten bei Stress, starker Muskelarbeit, (Leistungs-)

Organ	Abnahme in Prozent (%)	
	Alter: 39 - 43 J.	Alter: 77 - 81 J.
Herz	32	58
Milz	13	60
Lunge	–	48
Niere	27	45
Leber	5	17
Bauchspeicheldrüse (Pankreas)	8	83

Tab. 96: *Abnahme der Coenzym-Q_{10}-Produktion in einzelnen Organen im Vergleich zu einer 19- bis 21-jährigen Person*

Kurzinfo

Selen und Coenzym Q_{10}

Ein guter Selenstatus ist auch für die zelluläre Verwertung von Coenzym Q_{10} wichtig. Die selenabhängige Thioredoxin-Reduktase-1 ist nämlich das effektivste Enzym außerhalb der Mitochondrien, welches oxidiertes Coenzym Q_{10} regeneriert. Dieses Enzym reduziert oxidiertes Coenzym Q_{10}, das Ubichinon, wieder in seine reduzierte und antioxidativ wirksame Form, das Ubichinol.

Sport, Infektionen, hohem Alkoholkonsum sowie bei Krankheiten, die mit Störungen der Mitochondrienfunktion verbunden sind wie Herzmuskelschwäche, Diabetes mellitus, Krebs, Alzheimer, Morbus Parkinson, Muskelschwund und Schilddrüsenüberfunktion. Auch die medikamentöse Therapie mit Cholesterinsenkern (Statine), Parkinsonmitteln (L-Dopa), Krebsmitteln, Betablockern (Timolol) und Antidepressiva steigert den Coenzym-Q_{10}-Bedarf.
Wir altern und degenerieren zuerst in den Mitochondrien, den Kraftwerken unserer Zellen (Abb. 32). Wenn der Herzmuskel, das Gehirn und andere Organe und Gewebe nicht mehr ausreichend mit Coenzym Q_{10} versorgt sind, können frühzeitig mentale und physische Leistungseinbußen auftreten. Ab dem 30. Lebensjahr nimmt die Produktion von Coenzym Q_{10} in der Körperzelle stetig ab. Damit sinkt auch die Produktion des Zellkraftstoffs ATP. Davon sind vor allem die Blutzellen und verschiedene Organen wie der Herzmuskel und das Gehirn betroffen. Ein schlechte Coenzym-Q_{10}-Versorgung kann die Leistungsfähigkeit des gesamten Organismus beeinträchtigen. Zum Ausgleich der verminderten körpereigenen Synthese empfiehlt sich ab dem 40. Lebensjahr täglich eine Extraportion von 30 bis 50 mg Coenzym Q_{10} zu ergänzen.

Coenzym Q_{10} im Sport

Eine unzureichende Versorgung mit Coenzym Q_{10} ist bei ambitionierten Breitensportlern und Leistungssportlern, insbesondere bei Ausdauerathleten häufig anzutreffen. Ein suboptimaler Coenzym-Q_{10}-Status kann sich beim Sportler durch verschiedene Symptome äußern: Störung der aeroben Kapazität, vorzeitige Erschöpfung, chronische Müdigkeit, verstärkte

Tab. 97: *Coenzym-Q_{10}-Status (MT-Spiegel)*

Coenzym-Q_{10}-Status	Serumspiegel (MT-Spiegel) (gute Versorgung)	MT-Dosierungsbereiche (ungefähre Angaben)
Referenzwert (Nicht-Sportler)	0,85-1,5 µg/ml	30-50 mg Coenzym Q_{10}/Tag
Ambitionierter Breitensportler (z.B. Marathonläufer)	1,2-2,5 µg/ml	60-150 mg Coenzym Q_{10}/Tag
Leistungssportler (z.B. Ausdauersportarten)	2,5-4 µg/ml	150-500 mg Coenzym Q_{10}/Tag

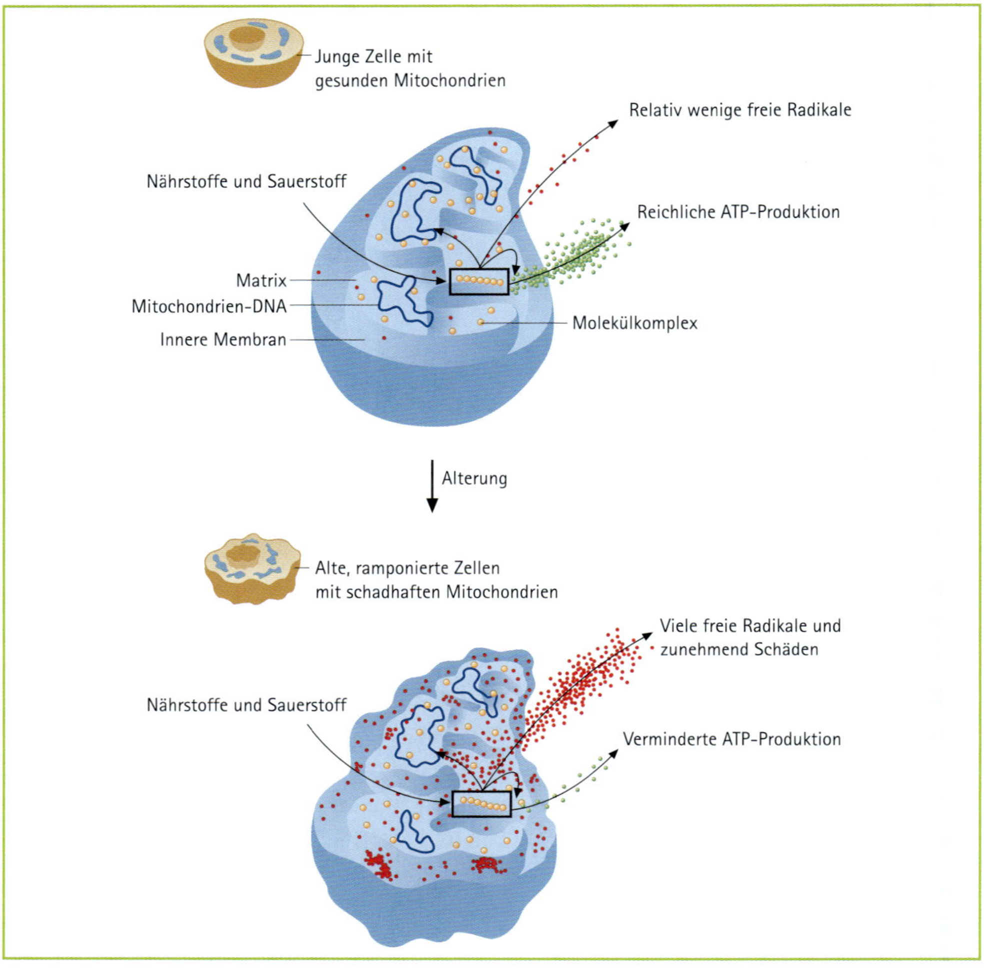

Abb. 32: *Zellalterung und nachlassende Mitochondrienfunktion*

Atmung unter Belastung, erhöhter Puls, erhöhte Laktatwerte (z. B. Laktat: Pyruvat im Blut ≥ 20:1), schlechte Ausdauerleistung und Infektanfälligkeit (z. B. häufige Infekte der oberen Atemwege). Die gezielte individuelle Supplementierung von Coenzym Q_{10} kann bei Sportlern

Kurzinfo

Einnahme von Coenzym Q_{10}

Coenzym Q_{10} in Form von Pulver- oder Ölkapseln sollten Sie zu den Mahlzeiten einnehmen, da Nahrungsfette die orale Bioverfügbarkeit deutlich verbessern. Die therapeutische Dosierung von Coenzym Q_{10} liegt bei etwa 2 bis 12 mg pro kg Körpergewicht pro Tag.

Tab. 98: MT-Zufuhrempfehlungen für Coenzym Q_{10}

	Coenzym Q_{10} pro Tag (oral)
Breitensportler	30–60 mg
	In Phasen hoher Ausdauerbelastungen, bei Infektanfälligkeit: 100 –200 mg
Leistungssportler	100–300 mg
	In Phasen intensiver Trainings- und Wettkampfbelastungen, bei Infektanfälligkeit: 200–500 mg

mit unzureichendem Coenzym-Q_{10}-Status die Ausdauerleistungsfähigkeit verbessern, die Regenerationsphasen verkürzen und das Immunsystem stärken.
Für eine optimale Versorgung der Gewebe, Mitochdondrien und Zellen mit Coenzym Q_{10} sind Blutspiegel von mindestens 2,5 µg/ml notwendig. Um derartige Coenzym-Q_{10}-Spiegel im Blut zu erreichen, ist die regelmäßige Einnahme eines gut bioverfübaren Coenzym-Q_{10}-Präparates in einer Dosierung von wenigstens 100 mg pro Tag notwendig (110, 111).

Mark Spitz und Coenzym Q_{10}

Dr. Franz Enzmann, Experte für Coenzym Q_{10}, erinnert sich:
„1968 im September waren Professor Karl Folkers und ich von Kalifornien nach Texas an die Universität in Austin umgezogen. Professor Folkers, der Entdecker der chemischen Struktur von Coenzym Q_{10}, führte die klinische Forschung mit Coenzym Q_{10} am Institute for Biomedical Research weiter. Eines Tages im Frühjahr 1969 überraschte mich Professor Folkers mit der Feststellung, dass sich die amerikanische Schwimm-Nationalmannschaft in der Universitäts-Schwimmhalle befände und es doch eine gute Gelegenheit wäre, bei den Leistungsschwimmern die Coenzym-Q_{10}-Blutspiegel zu bestimmen. Die Mannschaftsärzte und die Sportler willigten ein.
Das Ergebnis war für uns zunächst überraschend: die Coenzym-Q_{10}-Spiegel lagen nämlich erschreckend niedrig; statt normal 0,85 +/- 0,15 µg/ml erhielten wir Werte zwischen 0,35 und 0,6 µg/ml und dies bei bester Ernährung, was eine deutliche Unterversorgung mit Coenzym Q_{10} widerspiegelte. Von oxidativem Stress hatten wir damals noch wenig Ahnung, allerdings spekulierten wir schon, dass bei diesen relativ niedrigen Werten das Immunsystem und damit die Abwehrkräfte geschwächt sein mussten. Die hohe Infektanfälligkeit bei übertrainierten Leistungssportlern war ja bekannt.
Was die Sportärzte der amerikanischen Schwimm-Nationalmannschaft damals daraus für Schlüsse zogen, ließ sich nur ahnen. Denn die US-Mannschaft der Schwimmer holte bei der Olympiade in München 1972 zahlreiche Medaillen. Und unter dieser Mannschaft befand sich auch Mark Spitz, der siebenfache Goldmedaillen-Gewinner, der auch 1969 in Austin, Texas, dabei war. Ein Zufall? Heute empfehlen wir den Leistungssportlern, je nach Trainingszustand und Belastungsdauer, täglich zwischen 2 und 12 mg/kg Körpergewicht Coenzym Q_{10} zu ergänzen. Dabei steht im Vordergrund, das Talent zu schützen und die Leistungsfähigkeit möglichst lange zu erhalten".

Interview

mit Dr. med. Matthias Stohrer

Sehr geehrter Herr Dr. Stohrer, Sie sind seit 15 Jahren für die Weiterbildung der Zusatzbezeichnung Naturheilverfahren ermächtigt. Welchen Stellenwert der Mikronährstoffmedizin haben Sie den über 3000 von Ihnen ausgebildeten Ärzten vermittelt?

Die Mikronährstoffmedizin ist eigentlich ein spezieller Bereich der klassischen Ernährungstherapie. Denken Sie an Hippokrates, der sagte: „Eure Nahrungsmittel sollen eure Heilmittel sein". Der Einsatz von Mikronährstoffen in der Prävention und Therapie ist meines Erachtens heute ein zentraler Baustein integrativer Therapiekonzepte.

Seit wann arbeiten Sie mit Mikronährstoffen und wie sind Ihre bisherigen Erfahrungen mit der Mikronährstoffmedizin bei Sportlern in Ihrer Praxis?

Ich bin seit 1990 in eigener Praxis tätig und setze seitdem auch Mikronährstoffe in der Therapie ein. Da der Patient in meiner Praxis oft einem gezielt polypragmatischem Therapiekonzept unterliegt, ist es manchmal schwer zu sagen, welchen Anteil die einzelne Heilmethode an der Besserung der Beschwerden hat. Jedenfalls hat die Applikation von Mikronährstoffen – häufig auch in pharmakologischen Dosierungen - sichtbare Ergebnisse gebracht.

Ist denn die Einnahme von Mikronährstoffen im Sport in Megadosen überhaupt sinnvoll?

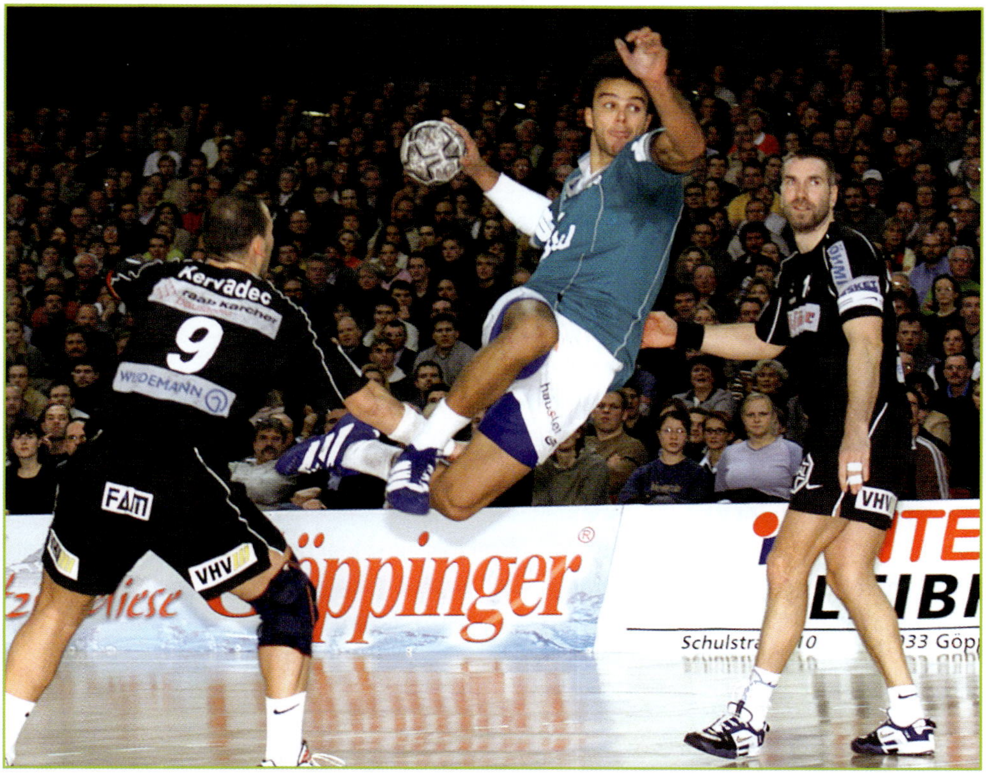

Abb. 33: Der brasilianische Weltklasse-Stürmer Bruno Souza

Die Einnahme von Mikronährstoffen in höherer Dosierung kann übergangsweise zur schnellen Auffüllung geleerter Mikronährstoffdepots beim Sportler sinnvoll sein. Idealerweise sollte diese Form der Supplementierung von Vitaminen und Mineralstoffen jedoch unter einer individuellen Laborkontrolle erfolgen!

Was halten Sie generell von der Einnahme von Mikronährstoffpräparaten im Spitzensport?

Schon aus präventiven Gründen halte ich dies aufgrund des hohen Trainings- und Wettkampfverschleißes für erforderlich. Bereits 1969 konnten Professor Folkers und Dr. Enzmann bei Leistungssportlern wie dem legendären Marc Spitz stark erniedrigte Coenzym-Q_{10}-Spiegel im Blut nachweisen, die mit einer erhöhten Infektanfälligkeit und verminderten Regenerationsfähigkeit verbunden sein können.

Auch in meiner Arbeit mit Handballern habe ich immer wieder feststellen müssen, wie schlecht zum Teil die Laborwerte bei Mikronährstoffen wie Magnesium oder Selen sind. Selen und Magnesium sollten übrigens im Vollblut bzw. den roten Blutkörperchen gemessen werden, um aussagekräftige Laborwerte zu erhalten. Ich erinnere mich an einen Satz eines prominenten Spitzensportlers, der zu mir sagte: „Weißt Du, bei den hohen Belastungen die ich habe, bekomme ich das, was ich verbrauche, mit normaler Ernährung gar nicht in mich hinein".

Welche Mikronährstoffe setzen Sie zum Beispiel bei Erschöpfung oder Infektanfälligkeit ein und wie hoch liegen die Dosierungen?

Bei Erschöpfung oder Infektanfälligkeit setze ich vor allem das Coenzym Q_{10} in einer gut verfügbaren Form, als Nano-Formulierung bis zu 300 mg täglich, Selen als Natriumselenit bis zu 300 µg täglich und das Vitamin C bis zu 3000 mg täglich oral ein. Zur Förderung der Regeneration und Stabilisierung der Immunität habe ich in meiner praktischen Tätigkeit mit Sportlern auch immer wieder sehr gute Erfahrungen mit Vitamin-C-Infusionen im Bereich von 7,5 bis 15 g gemacht, die ein- bis zweimal pro Woche appliziert wurden.

Bekommen die Spieler in der Handball-Bundesliga eine gezielte Substitution von Mikronährstoffen?

Meines Wissens nicht. Ich kenne etliche Spieler, die bei Bedarf ein handelsübliches Multivitaminpräparat einnehmen. Viele empfinden dies als Manko, weil Sie selbst glauben, dass beispielsweise Verletzungen aufgrund muskulärer Überlastungen damit vorgebeugt werden könnten. Betreuende Trainer und Ärzte sind teilweise nicht besonders gut über die Bedeutung des Mikronährstoffhaushaltes informiert. Die Mikronährstoffmedizin ist zudem bisher nicht Bestandteil der ärztlichen Ausbildung. Entsprechend unterschiedlich sind daher die Kenntnisse darüber. Im Spitzensport gibt es dafür bisher nur wenige Spezialisten!

Wie sind Sie als Sportmediziner zu Ihrem Wissen über die Mikronährstoffmedizin gekommen?

Unter anderem durch Eigeninteresse an entsprechender postuniversitärer Weiterbildung. Eine fundierte praxisorientierte Ausbildung für Ärzte, Ernährungsmediziner, Apotheker und Heilpraktiker bietet beispielsweise die Akademie für Mikronährstoffmedizin in Essen an.

Ist die Mikronährstoffmedizin eine Kassenleistung?

In der Regel nicht. Mikronährstoffpräparate zählen überwiegend zu den Nahrungsergänzungsmitteln, welche vom Sportler selbst bezahlt werden müssen.

Herr Dr. Stohrer, ich bedanke mich herzlich für das interessante Interview.

Kurzvita

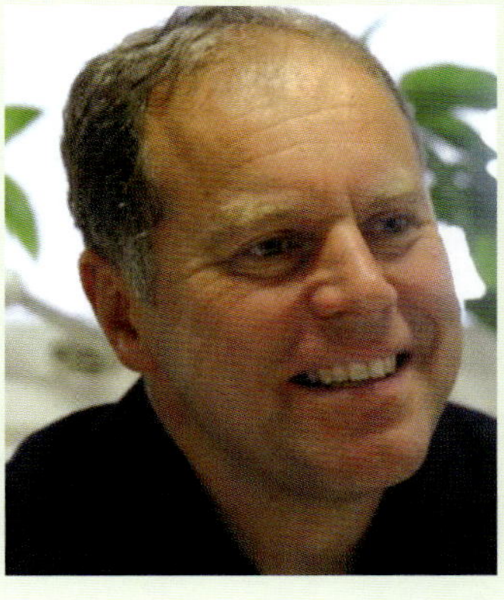

Dr. med. **Matthias Stohrer,** geb. am 31.5.1959, seit 1990 in eigener Praxis in Göppingen tätig

- Facharzt für Allgemeinmedizin, Naturheilverfahren, Sportmedizin, Akupunktur
- Tätigkeitsschwerpunkt Naturheilverfahren im Spitzensport (u. a. Handball)
- Gastprofessor der Shanghai University of TCM/ China (2001-2003)
- Lehrtätigkeit für Komplementärmedizin an der UMF Neumarkt / Rumänien
- Fußballweltmeister in der deutschen Ärztenationalmannschaft 1994 und 1995

L-Carnitin – physiologische Leistungssteigerung

Der Name Carnitin stammt vom lateinischen Wort carne (= Fleisch), da dieser vitaminähnliche Nährstoff fast ausschließlich in Fleisch enthalten ist. Reich an L-Carnitin sind alle Gewebe, die ihren Energiebedarf hauptsächlich aus Fetten decken, wie das Herz, die Muskeln, die Leber und die Nieren. Eine gute Versorgung mit L-Carnitin lässt die Muskulatur und das Herz-Kreislauf-System weniger schnell ermüden, da L-Carnitin die Sauerstoffaufnahme bei körperlicher Belastung erleichtert. Die Durchblutung wird durch L-Carnitin gefördert und Gefäße erweitert. Studien haben gezeigt, dass auch die sportliche Leistung und Regeneration durch L-Carnitin verbessert werden kann. Das Immunsystem wird durch L-Carnitin gestärkt, vor allem die Abwehrzellen unseres Körpers.

L-Carnitin wird therapeutisch unter anderem bei Herz-Kreislauf-Krankheiten (z. B. Herzmuskelschwäche), Durchblutungsstörungen, Krebs (z. B. Fatigue-Syndrom), Nierenerkrankungen (z. B. Blutwäsche) und beim Post-Polio-Syndrom erfolgreich eingesetzt. Die dabei messbare Steigerung der körperlichen Leistungsfähigkeit durch L-Carnitin ist auch im Sportbereich interessant. Vor allem bei Ausdauersportarten wie Radrennen, Marathonlauf und Schwimmen ist der Körper auf eine optimale Versorgung mit L-Carnitin angewiesen. Eine unzureichende Verfügbarkeit von L-Carnitin (L-Carnitin-Insuffizienz) kann sich daher durch eine ungenügende Energieverwertung leistungsmindernd auswirken. Studien haben gezeigt, dass L-Carnitin die Erholungsphasen nach einer sportlichen Anstrengung verkürzt und dem Auftreten eines Muskelkaters entgegenwirken kann. Auch eine geringe Belastung des Sportlers mit freien Radikalen im Blut und Stärkung seines Immunsystems konnte nachgewiesen werden. Neueste Studien an Radfahrern zeigen, dass die messbare Maximalleistung durchschnittlich um 10 bis 20 % bei Carnitinergänzung gesteigert werden kann (112).

Tab. 99: *L-Carnitin - Wichtige Aufgaben und Funktionen*

Fettstoffwechsel	Transport von Fettsäuren in die Zellkraftwerke unserer Körperzellen
Energiestoffwechsel	Energiegewinnung (ATP-Produktion) aus der Fettverbrennung
Mitochondrienschutz	Entgiftung der Mitochondrien von giftigen Stoffwechselabfällen
Herzmuskel	Energiestoffwechsel, Stabilisierung der Herzmuskelzellen, Verbesserung der Sauerstoffversorgung und Durchblutung
Immunsystem	Stärkung und Aktivierung der Immunzellen
Zellmembran	Stabilisierung von Zellmembranen
Nerven	Antioxidativer Nervenzellschutz, Neurotransmitterhaushalt
Leber	Leberzellschutz, -entgiftung

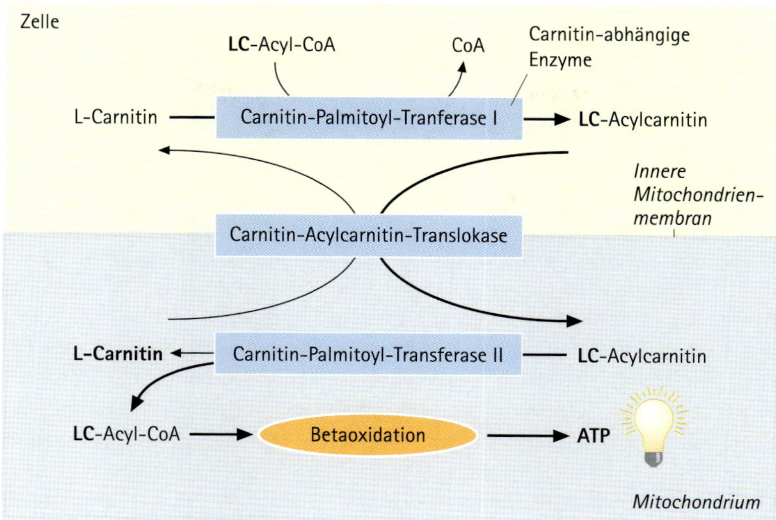

LC	Langkettige Fettsäure
LC-Acyl-CoA	Aktivierte langkettige Fettsäure für den Transport ins Mitochondrium
Betaoxidation	Oxidation und energetische Verwertung von Fettsäuren
ATP	Adenosintriphosphat (Zellkraftstoff)

***Abb. 34:** L-Carnitin und Fettsäuretransport. (Lit. 109)*

Der mitochondriale Stoffwechselregulator

L-Carnitin besitzt eine Schlüsselrolle beim Transport und der Verbrennung von langkettigen Fettsäuren (LC). Die Energiegewinnung aus Fetten, die so genannte Fettverbrennung, läuft in den Zellkraftwerken, den Mitochondrien ab. Die Außenhaut (Membran) der Mitochondrien ist allerdings fettundurchlässig. Damit die zu verbrennenden Fettsäuren (LC) hineingelangen können, braucht der Körper L-Carnitin. L-Carnitin nimmt die langkettige Fettsäure sozusagen Huckepack (LC-Acyl-Carnitin) und schleust sie mit Hilfe von carnitinabhängigen Enzymen in den Brennofen (β-Oxidation → ATP-Produktion) zur energetischen Verwertung ein (Abb. 34).

Durch seine zentrale Stellung im Stoffwechsel übernimmt L-Carnitin eine Reihe von Schutzfunktionen gegen metabolische Störungen der Zelle. Neben dem mitochondrialen Transport und oxidativen Abbau von Fettsäuren spielen dabei die Entgiftung der Mitochondrien von toxischen Stoffwechselprodukten und der Schutz der Mitochondrienmembran eine

Kurzinfo

Fußball: Italienischer Sieg dank Carnitin?

Es handelt sich um „ein kleines Molekül, einen Bestandteil des Muskelgewebes, das synthetisierbar ist", erläutert der italienische Biochemiker Francesco Conconi. Um das Stärkungsmittel Carnitin kursieren wilde Gerüchte: Es sei den Italienern über eine geheime Luftbrücke nach Madrid eingeflogen worden und hätte ihnen zum (gedopten) Sieg über die deutsche Mannschaft verholfen. Von Luftbrücke kann jedoch nicht die Rede sein und noch weniger von Doping: Carnitin ist in jeder italienischen und spanischen Apotheke frei erhältlich. Erprobt wird es bereits seit 20 Jahren, zunächst an Langstreckenläufern und später in der Leichtathletik. Hier erwies es sich als wirkungslos – die Substanz, so stellte sich heraus, erhöht zwar die Wiederstandsfähigkeit der Sportler, bessert jedoch nicht deren unmittelbare Leistung. Der Wirkungsmechanismus: Carnitin fördert den Energietransport zwischen Zytoplasma und Mitochondrien in den Muskelzellen. „ Es ist alles enttäuschend einfach", meint Mannschaftsarzt Prof. Vecchiet, „Carnitin regeneriert den Muskeltonus, indem es dem Organismus eine wichtige Substanz zuführt, die er bei größeren Anstrengungen nur unzureichend produziert." „Betäubend" an der Angelegenheit sei einzig und allein die Tatsache, dass den Italienern diesmal nicht nur auf dem Gebiet des Fußballs, sondern auch der Sportmedizin ein Weltmeistertitel verliehen werden müsse. (La Republica, 16.10.1982)

wesentliche Rolle. L-Carnitin besitzt zudem ausgeprägte antioxidative und antientzündliche Eigenschaften (109).

Alle Energieträger, die Kohlenhydrate, Fette und Proteine werden in unserem Stoffwechsel durch die Bindung an Coenzym A aktiviert. L-Carnitin reguliert die Verfügbarkeit von Coenzym A und unterstützt dadurch auch den Glucose- und Aminosäurestoffwechsel (Abb. 35). Die Bildung von Laktat aus Pyruvat wird beispielsweise durch L-Carnitin reduziert.

Die Zellen unseres Immunsystems sind auf eine gute Verfügbarkeit von L-Carnitin angewiesen – zum einen für die eigene Energieversorgung aus Fettsäuren und zum anderen für die ständige Modulierung ihrer Membranstrukturen, in die permanent Fettsäuren und andere Membranbausteine eingebaut werden müssen. Eine erhöhte Aktivität des Immunsystems (z. B. bei Entzündungen) führt zu einem starken Abfall des L-Carnitins im Blut, da

Tab. 100: Veränderungen des L-Carnitinstatus bei einem Marathonläufer (µmol/l) (Lit. 112)

Messzeitpunkt	Freies Carnitin (FC) (µmol/l)	Acyl-Carnitin (AC) (µmol/l)	AC/FC-Verhältnis
Vorher	27,93	14,90	0,53
Nachher	23,10	38,70	**1,67**
7 h nachher	25,80	17,20	0,67

die Immunzellen (z. B. Leukozyten) vermehrt L-Carnitin im Rahmen ihrer Abwehrfunktion verbrauchen.
Eine unzureichende metabolische Verfügbarkeit von L-Carnitin (L-Carnitin-Insuffizienz) beeinträchtigt die zelluläre Energie (ATP)-Bereitstellung aus der Fettverbrennung, hemmt Coenzym-A-abhängige Stoffwechselprozesse, steigert das Risiko für Mitochondrienschäden und schwächt das Immunsystem.

L-Carnitin im Sport

Körperliche Aktivität steigert die Kapazität der Verbrennung langkettiger Fettsäuren (LC). Da der Körper für die mitochondriale Energieverwertung der langkettigen Fettsäuren L-Carnitin benötigt, steigt in Abhängigkeit der sportlichen Belastung der L-Carnitinbedarf (117). Intensive körperliche Belastung, fleischarme Ernährung und/oder Eisenmangel können im Sport zu einer unzureichenden Verfügbarkeit an L-Carnitin führen. Ein suboptimaler L-Carnitin-Status äußert sich bei Sportlern durch unspezifische Symptome wie rasche Erschöpfbarkeit, Leistungsabfall, Muskelschwäche, chronische Müdigkeit, Verlängerung der Regenerationszeit nach Belastungen und erhöhte Infektanfälligkeit.
Sporttreibende Frauen, vor allem Ausdauerathletinnen, haben häufig einen erhöhten Eisenbedarf. Eisen ist ein limitierender Faktor für die L-Carnitin-Biosynthese. Niedrige Serum-Ferritinwerte sind bei Frauen mit einem erniedrigten L-Carnitinstatus im Blut und in der Muskulatur verbunden. Ein suboptimaler Eisenstatus äußert sich durch die gleichen Symptome (z. B. rasche Erschöpfbarkeit, verminderte Ausdauerleistungsfähigkeit) wie eine unzureichende Verfügbarkeit von L-Carnitin.

Tab. 101: *Faktoren, die beim Sportler zu einem Carnitinmangel bzw. erhöhten Carnitinbedarf beitragen können*

- ✔ Geringe diätetische Aufnahme von L-Carnitin (z.B. fleischarme Ernährung bei Vegetariern)
- ✔ Verringerte Carnitinbiosynthese (Abb. 36) durch Mangel an Cofaktoren (z.B. Eisen, Vitamin C, L-Lysin, L-Methionin, B-Vitamine)
- ✔ Intensive Ausdauerbelastungen (z.B. Radrennen, Marathon, Skilanglauf)
- ✔ Ausdauersportlerinnen mit unzureichendem Eisenstatus (menstruations-, belastungsbedingt)
- ✔ Bildung von Acyl-Carnitinen und Anstieg des AC/FC Verhältnis im Blut und Gewebe
- ✔ Erhöhte Ausscheidung von Acyl-Carnitin über den Schweiß und Urin
- ✔ Hoch intensive Ausdauerbelastungen wie Ultratriathlon (Freies L-Carnitin ist limitierender Faktor für die Fettverbrennung bei Belastungen oberhalb von 55 % VO_2max) (112)
- ✔ Infektanfälligkeit

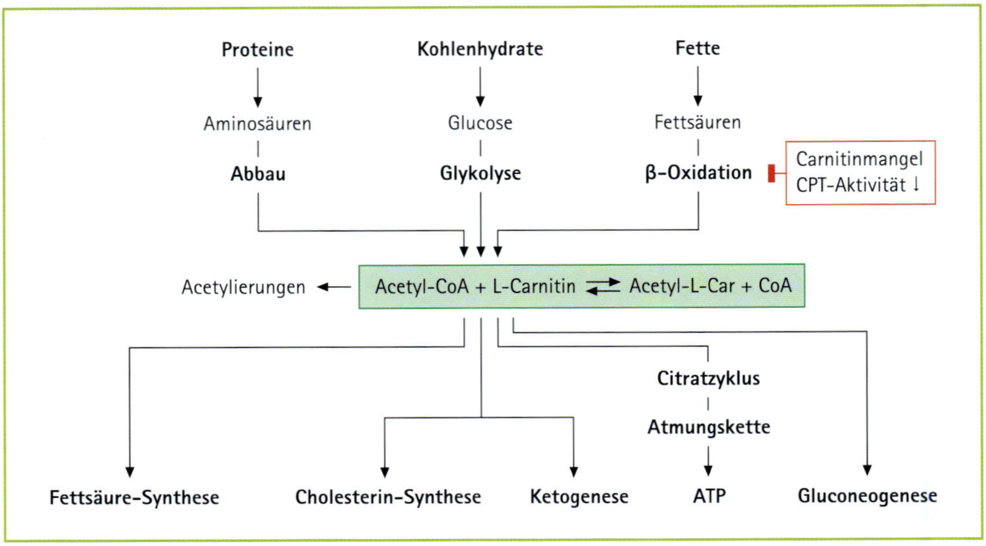

Abb. 35: Carnitin: Stoffwechselregulation (Lit. 14)

Bei Sportlern kann es unter Langzeitbelastung zu einer lokalen L-Carnitin-Verarmung in der betroffenen Muskulatur kommen, da vermehrt anfallende L-Carnitin-Fettsäureester (Acyl-Carnitin) aus der Zelle herausgeschleust und über die Niere ausgeschieden werden. Bei intensiven Ausdauerbelastungen (z. B. Marathon) wurde zum Teil eine Steigerung der L-Carnitin-Ausscheidung mit dem Urin um bis zu 200 % beobachtet. Bei Radsportlern konnte unter der hohen Belastung eines Etappenrennens (Giro d'Italia) im Verlaufe des Rennens ein signifikanter Abfall der Carnitinblutspiegel um 20 % nachgewiesen werden (112, 116).

Bei niedrigen L-Carnitin-Spiegeln in Blut und Gewebe kann es bei Sportlern unter der Belastung schneller zu einer L-Carnitin-Insuffizienz, d. h. einem Mangel an freiem L-Carnitin kommen. Ein Carnitinmangel kann sich, infolge einer Beeinträchtigung der ATP-Bereitstellung aus der Fettsäureverbrennung und der Hemmung Coenzym-A-abhängiger Stoffwechselprozesse, leistungsbegrenzend auswirken und das Immunsystem des Sportlers schwächen (115).

Labor: L-Carnitin-Status

Das Verhältnis von verestertem Acyl-Carnitin (AC) zu freiem L-Carnitin (FC) ist ein Parameter, der den L-Carnitin-Status gut beschreibt und eine L-Carnitin-Insuffizienz, d. h. unzureichende Verfügbarkeit an freiem L-Carnitin anzeigt. Ein AC/FC-Quotient im Blut $< 0{,}4$ wird als normal angesehen. Steigt das AC/FC-Verhältnis $\geq 0{,}4$ spricht man von einer L-Carnitin-Insuffizienz.

Bei hohen und intensiven körperlichen Belastungen wie im Leistungssport erfolgt eine vermehrte Bildung von Acyl-Carnitinen im Blut und Gewebe. Dadurch erhöht sich das Verhältnis von Acyl-Carnitin zu freiem Carnitin (AC/FC-Ratio). Da die Nieren Acyl-Carnitin (AC) schlechter rückresorbieren als freies L-Carnitin, kommt es zu einem vermehrten Carnitinverlust mit dem Urin (113, 114).

L-Carnitin: Sporthistorischer Rückblick *(modifiziert nach Lit. 112)*

1980 L-Carnitin wurde erstmals 1980 bei der Olympiade von italienischen Ausdauerathleten eingesetzt, welche bei dieser Olympiade überraschend erfolgreich waren und viele Medaillen gewannen.

1982 L-Carnitin wurde bei der Fußball-WM in Spanien von der italienischen Nationalmannschaft eingesetzt, die letztendlich Weltmeister wurde und über die niedrigste Verletzungsrate aller Mannschaften des Turniers verfügte. In den folgenden 1980er- und 1990er-Jahren wird L-Carnitin von vielen Spitzensportlern verwendet, die darüber aber nicht öffentlich berichten wollen, denn L-Carnitin wird in Sportlerkreisen als Geheimtipp gehandelt. So setzen auch Thomas Muster, Martina Navratilova und Ivan Lendl L-Carnitin ein. L-Carnitin ist aber kein Dopingmittel und steht damals wie heute nicht auf der offiziellen Dopingliste.

1990 Der Fußballclub Grasshoppers Zürich erhält über zwei Jahre vom Mannschaftsarzt Dr. Werner Altdorfer täglich mehrere g L-Carnitin. Grasshoppers Zürich holt 1990 das Double und wird nach 6 Jahren wieder Schweizer Fußballmeister und auch Pokalsieger.

1996 Die Studie von Giamberardino belegt erstmalig eindeutig die positiven Effekte von L-Carnitin auf die Regeneration nach starker muskulärer Belastung.

1998 Der beste Skifahrer der 1990er-Jahre, der Österreicher Hermann Maier, erklärt im Kurier 1998, täglich L-Carnitin in größeren Mengen (bis zu 5 g täglich) im Rahmen seiner Ernährung zu sich zu nehmen („Maier-Drink-Vitacan").

1999 Die Weltrekordhalterin im Triathlon, Astrid Benöhr, supplementiert bis zu 7 g L-Carnitin täglich und erreicht einen neuen und bisher ungeschlagenen Weltrekord im Fünffach-Triathlon über Männer und Frauen. Nach ihren Angaben hat sie sich danach körperlich so gut wie nie nach so einem Wettkampf gefühlt und hatte sehr niedrige Creatinkinase-Werte im Blut (Abb. 37).

2000 Bei den Olympischen Spielen in Sydney zählt L-Carnitin neben Kreatin zu den am häufigsten von Athleten eingenommenen Mikronährstoffen.

2001 Die amerikanischen Wissenschaftler Jeff Volek und William Krämer finden den biochemischen Mechanismus, wie L-Carnitin die Regeneration fördert, und belegen ihn in einer doppelblinden, plazebo-kontrollierten Crossover-Studie (in Am J Physiol Endocrinol Metab, 2002; 282: 474-482).

2002 Daniel Wyss fährt nach der Einnahme von 5 g L-Carnitin täglich einen neuen 24-Stunden-Distanz-Weltrekord auf dem Rad beim 24-Stunden-Rennen in Schötz (Schweiz).

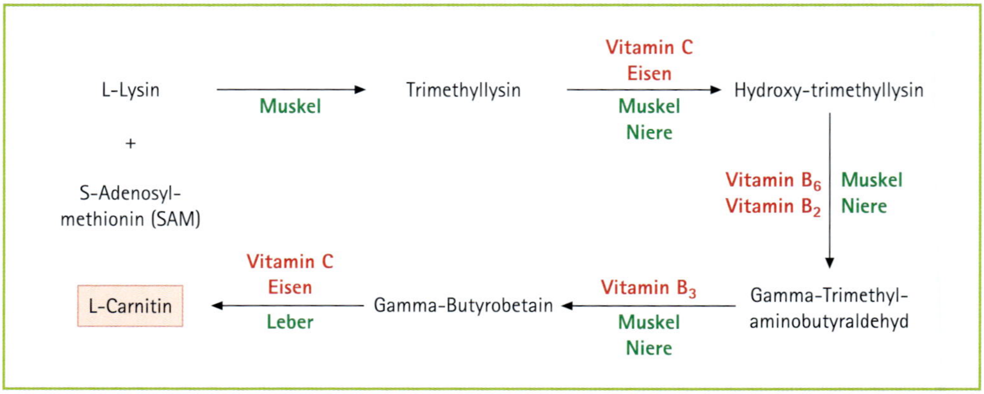

Abb. 36: L-Carnitin-Biosynthese

Tab. 102: L-Carnitin-Status

Laborparameter	Carnitinmangel	Normale bzw. gute Versorgung
Freies Carnitin (FC) im Plasma (µmol/l)	Frauen: < 30 µmol/l Männer: < 35 µmol/l	Frauen: 30-60 µmol/l Männer: 35-74 µmol/l
Verhältnis von Acyl-Carnitin zu freiem Carnitin (AC/FC-Quotient)	Postprandial: ≥0,4	Nüchtern: < 0,7 Postprandial: < 0,4

Interview

mit Prof. Dr. med. Gerhard Uhlenbruck

Teil II

Beim Sport wird zur Energiegewinnung mehr Sauerstoff vom Körper umgesetzt. Dadurch können vermehrt freie Radikale und oxidativer Stress entstehen. Sollten Sportler zusätzlich Antioxidanzien wie Vitamin E und Selen einnehmen?

Geradezu auf natürliche Weise entstehen durch den stark erhöhten Sauerstoffverbrauch bei sportlichen Belastungen des Körpers freie Sauerstoff-Radikale bzw. ein erheblicher oxidativer Stress, der im übrigen sich nicht unbedingt negativ auswirken muss, da freie Radikale auch eine Art Munition des immunologischen Abwehrapparates darstellen. Interessant ist, dass der trainierte Körper gleichzeitig seine körpereigenen Radikalfänger und antioxidativen Mechanismen hoch reguliert – er passt sich also diesem Stress an. Doch um diese Anpassung optimal gestalten zu können, benötigt der sportlich geforderte Organismus Nachschub an Vitaminen, Antioxidanzien, Selen usw., nicht zuletzt auch um seine Depots zu ergänzen, denn unter der Belastung übersteigt der Bedarf an diesen Mikronährstoffen bei weitem die Norm und die Reserven sind schnell verbraucht.

Leider kann man nun nicht permanent seinen oxidativen Stress bestimmen. Man muss mithin andere Parameter zu Rate ziehen. Wenn ich zwar erwähnt habe, dass etwa 2500 Kcal pro Woche ein moderates sportliches Ausdauertraining vom Verbrennungstyp her charakterisieren, so empfehle ich denjenigen Sporttreibenden, welche die doppelte Anzahl pro Woche verbrauchen, also 5000 Kcal und mehr, auf zusätzliche antioxidative Mikronährstoffe zurückzugreifen. Diese einfache Regel gilt beispielsweise für viele Marathonläufer und 100-km-Läufer, aber auch für Triathleten, die leistungsorientiert trainieren. Das sind natürlich allesamt Breitensportler, die den Sport als eine Art persönlicher Selbstbestätigung und mit Spaß am Erfolgserlebnis betreiben.

Ein interessanter Mikronährstoff im Sport ist das L-Carnitin. Sportler und Besucher von Fitnesscentern verbinden mit L-Carnitin vorrangig ein Mittel zum Körperfettabbau. Was ist eigentlich L-Carnitin und wie wirkt es im Körper?

Natürlich hat L-Carnitin etwas mit dem Fettstoffwechsel zu tun, was aber nicht bedeutet, dass zusätzlich zugeführtes L-Carnitin auch vermehrt den Fettabbau fördert. Ich habe mich in meinen sportimmunologischen Arbeiten viel mit L-Carnitin beschäftigt. L-Carnitin ist ein sehr interessantes Aminosäurederivat, welches im Rahmen des Fettstoffwechsels eine Schlüsselfunktion beim Transport und bei der Verstoffwechselung von Fettsäuren übernimmt. Die Substanz hat eine so genannte Shuttle-Funktion beim Abbau von Fettsäuren, d. h. sie ist unbedingt notwendig bei der Energiegewinnung aus Fett, die bekanntlich beim Ausdauersport eine große Rolle spielt. Dabei geht man von der Vorstellung aus, dass durch L-Carnitin die Fett- zugunsten der Glykogenverbrennung gefördert und somit eine längere Arbeitszeit unter maximaler Belastung erreicht wird.
Ich habe im meinen eigenen Untersuchungen an Sportlern gefunden, dass diese basische Aminosäure zusätzlich einen immunmodulatorischen Effekt besitzt, also ebenfalls zur Stabilisierung der körpereigenen Abwehr beitragen kann, was beim Sport nicht uninteressant ist. Auch die mir bestens bekannte Weltrekordlerin im mehrfachen Triathlon und Ultratriathlon Astrid Benöhr aus Bergisch-Gladbach hat mir gegenüber immer wieder betont, dass zum Beispiel ihre Infektanfälligkeit im Hochleistungstraining drastisch reduziert wurde, wenn sie L-Carnitin eingenommen hatte.

Es existieren zahlreiche Studien, die eine Steigerung des Stoffwechsels und der Herzleistung sowie eine messbare Verbesserung sportlicher Leistung und Regeneration durch L-Carnitin nachweisen. Warum ist L-Carnitin für die körperliche Leistungsfähigkeit so wichtig?

Diese Frage ist nicht so einfach zu beantworten, obwohl die von Ihnen angesprochenen Studien absolut einwandfrei sind. Die Wirkung auf die Herzleistung ist unbestritten. Die Verbesserung sportlicher Leistung und Regenerationsfähigkeit ist ebenfalls ausreichend evaluiert. Hier scheint mir vor allem die Resynthese des verbrauchten Carnitins entlastet zu werden, aber auch der Effekt von L-Carnitin auf die Zellmembran ist nicht zu unterschätzen, denn schließlich spielen sich nicht nur im Inneren der Zelle sondern auch an den Membranen der Zelle extreme Belastungen beim Sport ab, worauf bisher so gut wie gar nicht hingewiesen wurde.

Ich fand jedoch bei den Körperzellen von Leistungssportlern eine beachtliche Zunahme der Membran-Rezeptoren, vor allem der kohlenhydrathaltigen, wozu übrigens auch der Insulin-

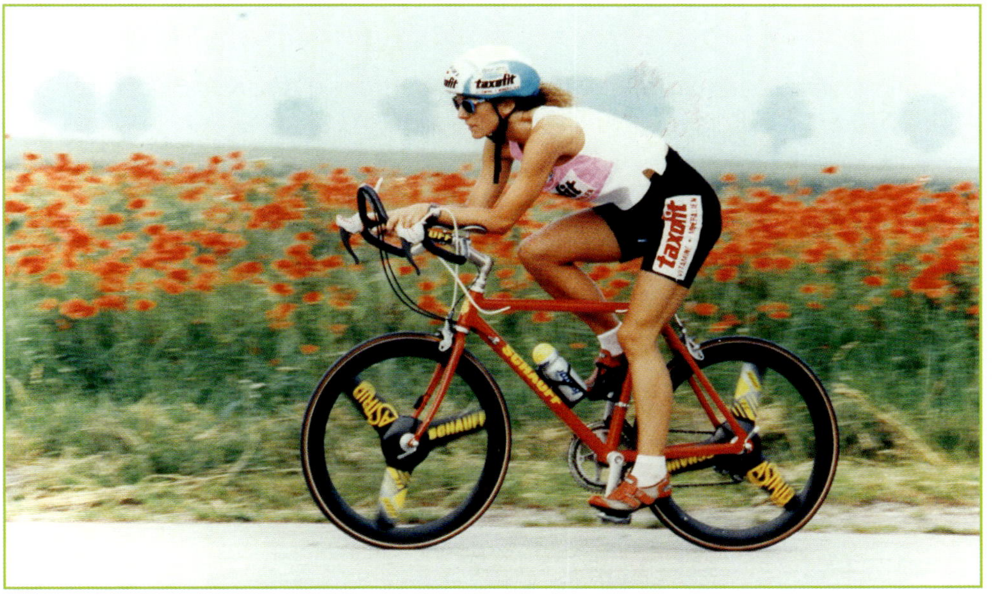

Abb. 37: Die deutsche Ultratriathletin und vielfache Weltmeisterin Astrid Benöhr

Rezeptor gehört. Dass außerdem die Fettreserven des Körpers besser genutzt werden können, liegt auf der Hand. Bei der Wirkung von Carnitin spielt die Aminogruppe eine bedeutende Rolle: Die Acetyl-Verbindung wirkt mehr neuroprotektiv, die freie Aminogruppe vorwiegend immunstabilisierend, während die Propionyl-Verbindung für die Herzleistung effektiver ist.

In welcher Dosierung sollte L-Carnitin im Sport ergänzt werden und wer kann noch von L-Carnitin profitieren?

L-Carnitin kann „grammweise" – um es grob zu sagen – von Leistungssportlern eingenommen werden, in der Regel 1 bis 3 g, manchmal sogar auch mehr, zum Beispiel im mehrfachen Triathlon und bei 100-km-Läufen. Wegen der neuroprotektiven Wirkung würde ich es auch Boxern und Fußballern (Kopfbälle!) empfehlen, sowie in der Regeneration nach Extrembelastungen und bei leichteren Infekten.

Lieber Herr Professor Uhlenbruck, ich bedanke mich ganz herzlich für das interessante Interview.

Kurzinfo

Carnitin verringert oxidative Muskelschäden bei intensiver Belastung und fördert die Regenerationsfähigkeit (119, 112)

In einer klinschen Studie erhielten 10 Sportler über einen Zeitraum von 3 Wochen entweder 2000 mg L-Carnitin (als Carnitintartrat) täglich oder Plazebo. Dann wurde ein Kurzzeit-Belastungstest mit sehr hoher Intensität durchgeführt (Stepping 15–20 Steps pro min für 5 min, dann 2 min Pause mit 5 Wiederholungen). Die Supplementierung von L-Carnitin zeigte dabei die folgenden Effekte:

- ✔ Reduktion von oxidativem und hypoxischen Stress während der Belastung (geringere Malondialdehyd-Spiegel weisen auf reduzierte Lipidperoxidation hin)
- ✔ Reduktion der Zerstörung von Muskelzellstrukturen (geringere Serum-Myoglobin- und Creatinkinase- (CK) Konzentrationen weisen auf verringerte Membranschädigung hin)
- ✔ Reduktion von Muskelschmerzen
- ✔ Erhöhte Fettverbrennung in der Erholungsphase (weist auf verstärkte Nutzung von Fettsäuren in der Regenerationsphase hin)

L-Carnitin-Effekte und Wirkungen beim Sportler

In zahlreichen Studien führte die Supplementierung von L-Carnitin zu einer Verbesserung metabolischer Leistungsparameter. Studien an Sportlern haben gezeigt, dass L-Carnitin im aeroben Bereich die körperliche Leistungsfähigkeit, sowohl Kraft als auch Ausdauer, auf physiologische Weise und in einer physiologischen Größenordnung von 5 bis 20 % steigern kann (Abb. 39). Eine aktuelle Studie konnte unter der Supplementierung von 2000 mg L-Carnitin eine signifikante Steigerung der durchschnittlichen Maximalleistung bei Radsportlern um 11 bis 19 % sowie eine Verkürzung der Regenerationszeit gegenüber Plazebo nachweisen (112, 124).

Tab. 103: Effekte von L-Carnitin beim Sportler (Lit. 120-123)

- ✔ Steigerung der sportlichen Leistungsfähigkeit
- ✔ Reduktion von oxidativen Muskelschäden und Muskelschmerzen
- ✔ Steigerung von VO_2max
- ✔ Senkung des Laktatanstieges im Plasma
- ✔ Verringerung der Müdigkeit und Erschöpfung
- ✔ Verkürzung der Regenerationszeit
- ✔ Erhöhung der Glykogenspeicher

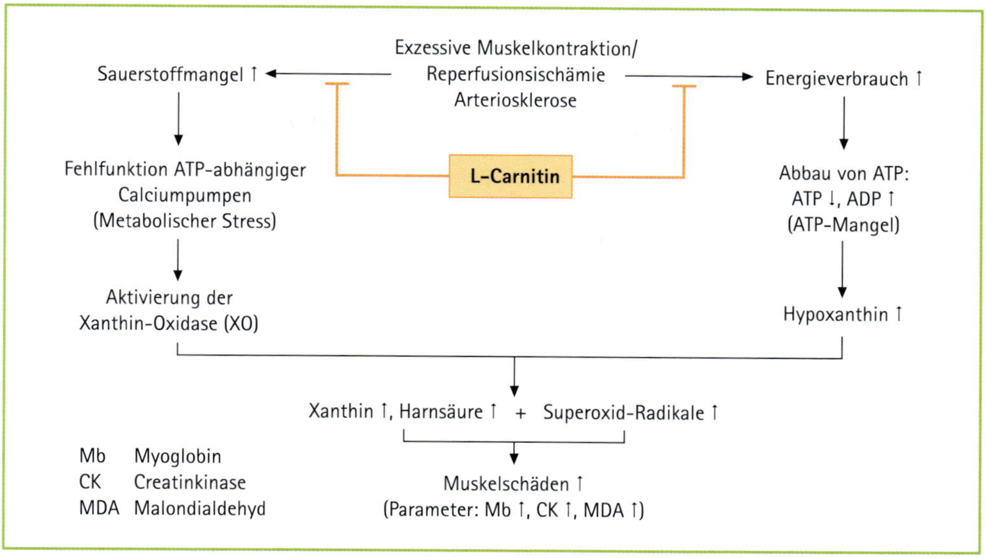

Abb. 38: Verringerung von oxidativem Stress und enzündungsbedingten Muskelschäden durch L-Carnitin (nach Lit. 199, 112)

L-Carnitin kann bei hoher körperlicher Belastung die Pyruvatspiegel im Plasma, die muskuläre Laktatanreicherung und die Aktivität der Xanthin-Oxidase (XO) reduzieren (Abb. 38). Die Fettverbrennung und der maximale Sauerstoffverbrauch werden durch L-Carnitin gesteigert und oxidative Muskelschäden und damit verbundene Muskelschmerzen verringert.

Kurzinfo

Herminators „Wunderdrink"

Vom harten Training und einem „Wundergetränk" soll er die Kraft haben. Der KURIER testete Hermann Maiers „Dopingmittel".

Von Gerald Reischl

Von Dopingjäger Holdhaus wurde der Drink bereits unter die Lupe genommen und auf verbotene Inhaltsstoffe getestet. Schon lange bevor gegen Hermann Maier Dopingvorwürfe bekannt wurden und der schweizer Cheftrainer den „legalen" Muskelzuwachs des Herminators bezweifelte. „Es kamen Spitzensportler und Verbände zu uns, die wissen wollten, was drinnen steckt und ob irgendwelche verbotene Substanzen enthalten sind." Seine Expertise: Der Support-Drink ist unbedenklich, auch für Normal-Konsumenten. Warum der Maier-Drink Vitacan als „Wundermittel" bezeichnet wird, ist selbst Holdhaus ein Rätsel. „Ich glaube, dass hier eine Art Placebo-Effekt auftritt. Man bildet sich einfach ein, dass man energievoller agiert."

Tatsächlich liest sich die Liste der Inhaltstoffe wie die Zusammensetzung einer ganz gewöhnlichen Limonade: Vitamin A, Vitamin B_1, Kalium, Magnesium etc. Doch ein Inhaltstoff macht den Drink zu etwas besonderem und deshalb für den Herminator interessant: L-Carnitin. „Das ist eine vitaminähnliche Substanz, die in der Leber gebildet wird", schildert Vitacan-Miterfinder Alfred Lohninger. Der Frauenarzt hat mit dem Wiener Neustädter Unternehmer Erich Drazdansky dieses L-Carnitin mit anderen Vitaminen in eine PET-Flasche gefüllt. „L-Carnitin ist einer der wichtigsten Stoffe im Körper – für Energie, Entgiftung und Herzfunktion. Es stimuliert das Immunsystem, fördert die Durchblutung sowie den Fettabbau." In einer Halbliter-Flasche Vitacan sind 500 mg L-Carnitin. Lohninger: „Diese Menge ist in einem viertel Kilo Schaf- oder eineinhalb Kilo Schweinefleisch enthalten."

Beispiele, wie L-Carnitin wirkt, gebe es genug. „Das italienische Nationalteam ist in jenem Jahr Fußballweltmeister geworden, in dem sich die Spieler einer L-Carnitin-Kur unterzogen hatten.", schildert Drazdansky. Immer mehr Spitzensportler und auch Teams folgen dem Beispiel Hermann Maiers und putschen sich mit Vitacan auf. Die Bezeichnung Aufputschgetränk hört Drazdansky allerdings gar nicht gerne. „Vitacan ist ein Support-Drink, unterstützt den Körper mit Mikronährstoffen, es ist kein Energy-Drink wie Red Bull.

Das „Wundermittel" gibt es in drei Geschmacksrichtungen (Orange, Himbeere, Kakao), ist in Supermarktketten erhältlich (auch in Instant-Form) und kostet zwischen 19,90 bis 22,90 Euro pro Flasche. Vitacan wird auch im medizinischen Bereich eingesetzt. So gibt es ein Abkommen mit Weight-Watchers, da sich Vitacan als hilfreich beim Abnehmen gezeigt hat. Auch von Schulkindern wurde der Drink nachgefragt, da er die Konzentrationsfähigkeit fördert, „und Manager trinken Vitacan gegen Stress", erklärt Drazdansky. Mediziner Alfred Lohninger ergänzt: „Es ist auch erwiesen, dass L-Carnitin die Funktionalität der Spermien verbessert." Im Frühjahr 1999 wird das Wundermittel am Institut von Hans Holdhaus einem genauen Feld-Test unterzogen. (Kurier, Sonntag, 20. Dezember 1998).

Tab. 104: MT-Zufuhrempfehlungen für L-Carnitin

	L-Carnitin pro Tag (oral)	L-Carnitin (intravenös)
Breitensportler	200-500 mg (z. B. 2 x 200 mg/d)	
	Bei intensiver Ausdauerbelastungen, hoher Infektanfälligkeit, vegetarischer Ernährung 500-1000 mg (z. B. 2 x 500 mg/d)	Bei Anämie und hoher Infektanfälligkeit, Infusionen mit L-Carnitin: 1000 mg L-Carnitin in 100 ml 0,9 % NaCl/Infusion, langsam i.v., z. B. 2 x/Woche für 2 Wochen
Leistungssportler	In Traininigsphasen 1000-3000 mg (z. B. 2 x 1000 mg/d)	
	Bei intensiven Ausdauerbelastungen, hoher Infektanfälligkeit, Wettkampfbelastung, vegetarischer Ernährung 2000-6000 mg (z. B. 3 x 1000 mg/d)	Bei Anämie, hoher Infektanfälligkeit, in der Wettkampfvorbereitung Infusionen mit L-Carnitin: 2000 mg L-Carnitin in 200 ml 0,9 % NaCl/Infusion, langsam i.v., z. B. 2-3 x/Woche für 2 Wochen

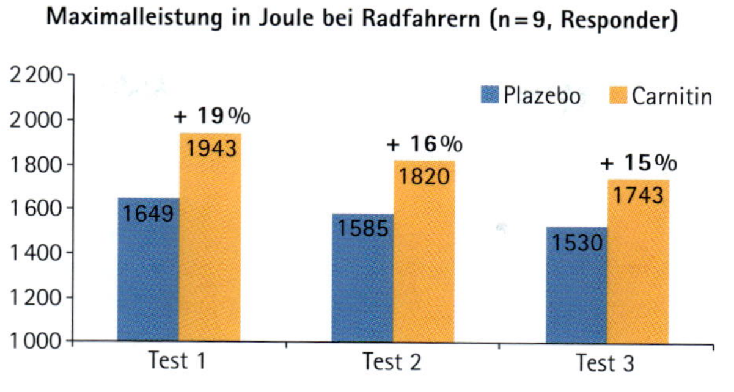

Abb. 39: Verbesserung der Maximalleistung (%) bei Radfahren durch L-Carnitin (Lit. 124, 112)

Kreatin – der Muskelenergator

Der muskuläre Energiestoffwechsel im Überblick

Die wichtigste und direkte Energiequelle für die Muskelleistung ist Adenosintriphosphat (ATP). Bei körperlicher Belastung wird die mechanische Energie der Muskelkontraktion direkt durch die chemische Spaltung von ATP in Adenosindiphosphat (ADP) und Phosphorsäure bereitgestellt. ATP enthält zwei Phosphorsäureanhydrid-Bindungen, deren Hydrolyse pro Mol ATP etwa 8 kcal (33 kJ) liefert:

$ATP + H_2O \rightarrow ADP + Pi +$ **Energie (8 kcal)**

Tab. 105 : Energiereserven und Nährstoffquellen zur ATP-Bildung

Anaerob

- ✔ Spaltung von Kreatin-Phosphat (KrP): KrP + ADP → Kr + ATP
- ✔ Abbau von Muskelglykogen, der Speicherform der Glucose (Traubenzucker): Glykogen → Glucose-6-Phosphat → Laktat

Aerob – Oxidative Verwertung von Nährstoffen

- ✔ Glucose → $CO_2 + H_2O$
- ✔ Glykogen → $CO_2 + H_2O$
- ✔ Fettsäuren → $CO_2 + H_2O$

Für kurze und intensive Schnellkraftleistungen (z. B. 100-m-Sprint, 50-m-Freistil) verwendet die Muskelzelle das sehr schnell verfügbare Kreatin-Phosphat (KrP) als Energiequelle. Je länger die Belastungsdauer, desto mehr greift der Körper auf die oxidative Verwertung von Nährstoffen zurück. So werden bei langandauernden Belastungen mit mittlerer Intensität wie beim Marathonlauf überwiegend die nur langsam verfügbaren Fettsäuren verbrannt.

Die in der Muskulatur verfügbare ATP-Menge ist jedoch begrenzt und reicht daher nur für wenige Kontraktionen aus: bei einem 100-m-Sprint etwa 2 bis 3 Sekunden. ATP muss daher bereits während der Belastung neu gebildet werden. In Abhängigkeit von der Intensität und Dauer der körperlichen Belastung bedient sich die Muskelzelle dabei verschiedener Energiereserven und Nährstoffquellen. Die schnellste anaerob verfügbare Energiereserve ist Kreatin-Phosphat (KrP).

Stoffwechselprozesse des arbeitenden Muskels in Abhängigkeit von der sportlichen Belastung

1. **Kurze körperliche Belastungen von wenigen Sekunden mit sehr hoher Intensität** (z.B. Bankdrücken, Gewichtheben, 50- und 100-m-Sprint, Kugelstoßen, Schwimmen: 50-m-Freistil, Speerwurf, Hoch- und Weitsprung).
   Bei Kurzzeitbelastungen mit maximaler Intensität greift die Muskelzelle anaerob auf das schnell verfügbare Kreatin-Phosphat (KrP) als Energiequelle für die ATP-Resynthese zurück (siehe unten).

2. **Körperliche Belastungen von wenigen Minuten** (z.B. Laufen: 400-m-, 1000-m-; Schwimmen: 100-m-, 200-m-Freistil, 200-m-Lagen).
   Da die KrP-Speicher rasch entleert werden (10-20 Sekunden), muss die Muskelzelle auf die nächste Energiereserve zurückgreifen. Die anaerobe Glykolyse (Glucoseabbau) übernimmt nun, bevor die KrP-Vorräte erschöpft sind, die führende Rolle bei der Energiegewinnung. Das im Muskel gespeicherte Glykogen (Muskelglykogen) wird dabei über Glucose-6-Phosphat zu Laktat (Milchsäure) abgebaut.

   Aus dem extrazellulären Raum aufgenommene Glucose und Muskelglykogen werden normalerweise über die Glykolyse in Pyruvat umgewandelt und im Citratzyklus und der Atmungskette aerob unter Energiegewinnung zu CO_2 und H_2O oxidiert. Erfolgt die körperliche Belastung allerdings mit hoher Intensität wie zum Beispiel beim 400-m-Sprint, reicht der für den aeroben Glucoseabbau notwendige Sauerstoff nicht aus. Neben der aeroben Glykolyse läuft deshalb der anaerobe Abbau von Muskelglykogen weiter. Die Anreicherung von Milchsäure und der damit verbundene Abfall des pH-Wertes in der Muskulatur hemmen die ATP-Bildung. Muskelermüdung und Muskelschmerzen (→ Muskelkater) sind die Folge.

3. **Körperliche Belastungen von bis zu einer halben Stunde** (z. B. 1500-m-Freistil, 5000-m-Lauf, Radtouren, Joggen, Inline-Skating).
   Bei längeren Belastungen mit niedriger bis mittlerer Intensität wird in der Regel Muskelglykogen aerob zur Energiegewinnung herangezogen. Über den Trainingseffekt kann die Belastungsintensität so weit verringert werden, dass die Sauerstoffaufnahme ausreicht um Glykogen überwiegend oxidativ zu verwerten und eine Übersäuerung der Muskulatur zu vermeiden. Dabei hängt die Sauerstoffverwertung auch von der Anzahl der entsprechenden Energiekraftwerke pro Muskelzelle, den sogenannten Mitochondrien ab. Spitzensportler besitzen nicht nur eine an das energiegewinnende System optimal angepasste Enzymausstattung, auch ihre muskuläre Mitochondriendichte ist gegenüber Untrainierten deutlich erhöht.

4. **Langandauernde körperliche Belastungen** (z. B. Biathlon, Marathon, Triathlon).
   Bei Ausdauerleistungen greift der Organismus neben Glucose und den zellulären Glykogenspeichern zunehmend auf die Oxidation freier Fettsäuren und Verwertung glukogener Aminosäuren zurück. Bemerkenswert ist, dass jede Steigerung des oxidativen Fettsäureabbaus (β-Oxidation) in der Muskelzelle zu einer Hemmung des Glucoseabbaus über die Glykolyse führt und damit einen glucoseeinsparenden Effekt hat. Die Zellen des Zentralnervensystems, die Erythrozyten und einige Zellen des Nierenmarks sind nämlich auf eine ausreichende Versorgung mit Glucose als einziges Substrat zur Deckung ihres Energiebedarfs angewiesen (124a).

Kreatin – Physiologische Bedeutung

Kreatin wurde im Jahre 1835 von einem französischen Wissenschaftler als natürlicher Inhaltsstoff des Rindfleisches (griech. kreas = Fleisch) entdeckt (125,126). Der Körper eines 70 kg schweren Erwachsenen enthält etwa 120 bis 140 g dieser zum Teil zu den Aminosäuren gerechneten Verbindung. 95 % des Gesamtkörperpools befinden sich in der Skelettmuskulatur – davon etwa $^1/_3$ in freier Form (Kr) und $^2/_3$ als Kreatin-Phosphat (KrP). Die restlichen 5 % verteilen sich auf Gehirn, Herzmuskel und Hoden. Vegetarier weisen in der Regel einen geringeren Kreatin-Gesamtgehalt auf als Menschen, die sich von Mischkost ernähren.
Kreatin (Kr) spielt eine zentrale Rolle im Energiestoffwechsel von Zellen mit hohem und fluktuierendem Energiebedarf wie der Skelett- und Herzmuskulatur, des Zentralnervensystems und der Spermien. Schlüsselenzym der zellulären Kreatin-Bioenergetik ist die Kreatinkinase. Sie steuert das Kreatin-Phosphat-ATP-System und ist in ihrer Funktion magnesiumabhängig.
Die Erregung von Nerven- und Muskelzellen sowie die damit verbundene Regulierung des aktiven Ionentransportes (Mg^{2+}, Ca^{2+}, Na^+, K^+) sind obligat an die Verfügbarkeit von ATP

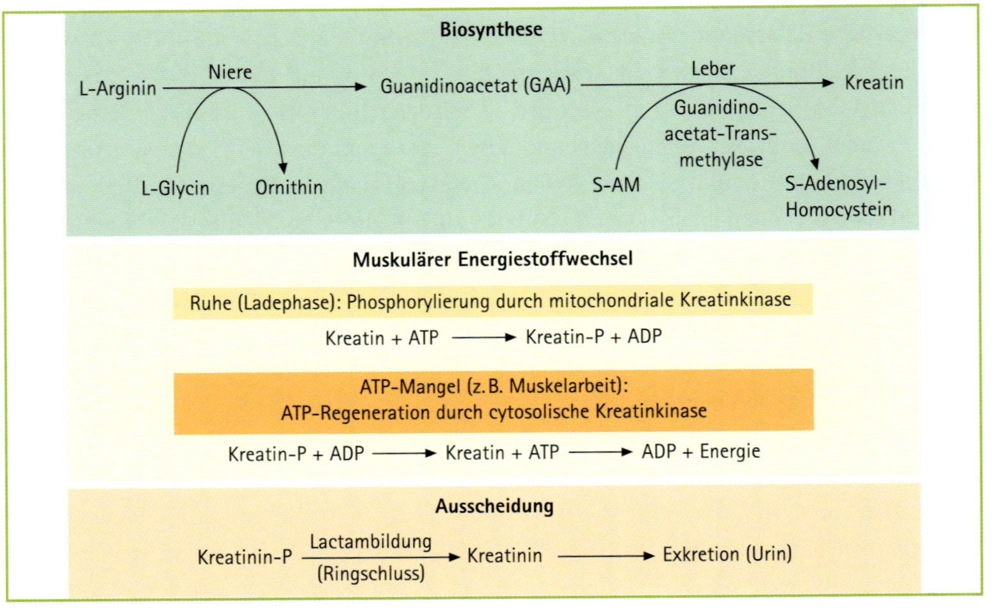

Abb. 40: Der Kreatin-Stoffwechsel

geknüpft. Der ATP-Gehalt der Muskulatur ist allerdings begrenzt (siehe oben). Als schnell verfügbare anaerobe Energiereserve speichert der Muskel Kreatin-Phosphat (KrP) zur ATP-Resynthese. Das Enzym Kreatinkinase katalysiert dabei die Übertragung der energiereichen Phosphat-Gruppe von Kreatin-Phosphat auf Adenosindiphosphat (ADP) (siehe Abb. 38).
Da diese Form der muskulären Energiebereitstellung keinen Sauerstoff benötigt und ohne die Bildung von Milchsäure (Laktat) abläuft wird das Kreatin-Phosphat-ATP-System auch als anaerobes-alaktazides System bezeichnet.

Vorkommen und Bedarf

Kreatin ist ein natürlicher Nährstoff der hauptsächlich in tierischen Lebensmitteln, vor allem in Fleisch und Fisch vorkommt. Pflanzliche Lebensmittel enthalten nur wenig Kreatin.
Um 5 g Kreatin mit der Nahrung aufzunehmen müsste man etwa 1 kg Rindfleisch verzehren! Der Organismus eines 70 kg schweren Erwachsenen verliert pro Tag etwa 2 g Kreatin in Form von Kreatinin über die Niere (Urin). Diese Menge wird täglich zu etwa gleichen Teilen über die Nahrungsaufnahme (ca. 1 g/d) und über die körpereigene Kreatin-Biosynthese (ca. 1 g/d) ersetzt.

Lebensmittel	Kreatingehalt (g/kg)
Hering	6 - 10
Thunfisch	4 - 6,5
Schweinefleisch	5
Rindfleisch	4,5 - 5
Milch	0,1

Tab. 106: Kreatingehalt (g/kg) ausgewählter Lebensmittel (Lit. 125)

Biosynthese

Kreatin ist eine körpereigene Verbindung, die aus den Aminosäuren Arginin, Glycin und Methionin gebildet wird. Die dafür notwendigen Enzyme sind beim Menschen in den proximalen Nierentubuli, der Leber, im Pankreas, in der Milz und im Gehirn lokalisiert. (siehe Abb. 40). In der Niere wird zunächst die Guanidino-Gruppe von Arginin auf Glycin übertragen. Das entstandene Guanidinoacetat (GAA), wird anschließend in der Leber durch das Enzym Guanidinoacetat-Methyltransferase (GAMT) zum Kreatin (Kr) methyliert und über den Blutkreislauf an die Gewebe verteilt. In das Muskelgewebe wird Kreatin mittels eines natriumabhängigen Transportproteins aufgenommen und durch das Enzym Kreatinkinase reversibel zum energiereichen Kreatin-Phosphat (KrP) aufgeladen (phosphoryliert). Das dazu notwendige ATP stammt aus dem aeroben Abbau von Glucose und Fettsäuren. Insulin steigert in hohen Konzentrationen die muskuläre Kreatinanreicherung (127).

Tierversuche haben gezeigt, dass die langfristige exogene Kreatinzufuhr in hoher Dosierung die körpereigene Kreatin-Synthese herabsetzt. Auch die Expression des Kreatin-Transporterproteins, das die zelluläre Kreatinaufnahme steuert, wird downreguliert (128).

Ausscheidung

Kreatin-Phosphat wird unter Ringschluss und Abspaltung von Phosphat zu Kreatinin abgebaut. Letzteres wird in den Nieren glomerulär filtriert und mit dem Urin ausgeschieden. Bei normaler Muskelfunktion ist die Kreatinin-Bildung nur von der Muskelmasse abhängig und wird in weitgehend konstanten Mengen pro kg Körpergewicht (Mann: 160-280 µmol/kg KG/Tag) ausgeschieden. Bei erhöhter exogener Zufuhr von Kreatin steigen die Kreatinin-Serumspiegel und damit auch die renale Kreatinin-Clearance.

Nach Einnahme von Kreatinmonohydrat oder endogener Synthese tritt Kreatin ins Blut über. Die normalen Kreatin-Plasmaspiegel betragen 40-130 µmol/l, bei Vegetariern liegen die Werte zwischen 25 und 34 µmol/l.

Resorption

Kreatin wird im Magen-Darm-Trakt wahrscheinlich quantativ resorbiert (129). Die Aufnahme in die Skelettmuskulatur kann durch körperliche Aktivität und/oder gleichzeitige Einnahme von schnell resorbierbaren Kohlenhydraten mit hohem glykämischen Index (z. B. Maltodextrine) erhöht werden. Bei letzterem dürfte die durch den erhöhten Blutzuckerspiegel stimulierte Insulinsekretion für die gesteigerte muskuläre Kreatinaufnahme verantwortlich sein (130).

Mögliche Ursachen für einen erhöhten Kreatinbedarf

- ✔ Genetische Störungen: Guanidinoacetat-Methyltransferase-(GAMT)-Mangel (133)
- ✔ Neuromuskuläre Erkrankungen: Duchenne'sche Muskeldystrophie, Amyotophe Lateralsklerose (ALS), mitochondriale Zytopathien
- ✔ Ernährung: fleisch- und fischarme Ernährung, Vegetarier
- ✔ Lebensstil: Schwere körperliche Arbeit, Kraftsport, Stress

Mögliche Mangelsymptome

- ✔ GAMT-Mangel: Kreatin-Depletion des Organismus und des Zentralnervensystems mit schweren, progressiven extrapyramidal-motorischen Störungen
- ✔ Störungen des mitochondrialen Energiestoffwechsels
- ✔ Störungen des kardialen Energiestoffwechsels (→ Herzinsuffizienz (?))
- ✔ Eingeschränkte körperliche Leistungsfähigkeit: Müdigkeit, Muskelschwäche und Muskelatrophie
- ✔ Erhöhte Stressanfälligkeit
- ✔ Verminderte Regenerationsfähigkeit

Kurzinfo

Kreatin-Loading

Die normale muskuläre Kreatinkonzentration liegt zwischen 90 und 125 mmol/kg Trockenmasse und kann, insbesondere bei erniedrigten Ausgangswerten, durch eine hochdosierte orale Kreatin-Zufuhr (Loading: 20 g/d über 5-6 Tage) um bis zu 20 % (25 mmol/kg) auf 150 mmol/kg gesteigert werden (obere Sättigungsgrenze: 150-160 mmol/kg) (131)(132). Eine andere, jedoch länger dauernde Möglichkeit um den Kreatin-Pool mit dem gleichen Effekt zu erhöhen besteht in der Einnahme von 3 g/d über einen Zeitraum von 28 Tagen. Bei beiden Methoden ist im Anschluss die Zufuhr von 2 g Kreatin täglich als Erhaltungsdosis ausreichend.

Tab. 107: Ausgewählte Studien zur Leistungssteigerung durch Kreatin im Sport

Studienkollektiv (n=Anzahl)	Art der Belastung	Kreatin-Supplementierung	Effekte	Studie
Gut trainierte Männer (n=18, Alter: ~26 J.)	Supramaximale Laufbandbelastung (120 % der VO_2max) 2,6 km Waldlauf	Dosierung: 4 x 5 g Kreatin/d + 1 g Glucose Dauer: 6 Tage	Signifikante Leistungsverbesserung beim Waldlauf verglichen mit Plazebo	(150) Balsom et al., 1993
Durchschnittlich trainierte Personen (9 Männer, 3 Frauen, Alter: ~25 J.)	5 Sets à 30 isokinetischer max. Kniebeugungen und -streckungen auf Dynamometer	Dosierung: 4 x 5 g Kreatin/d + 1 g Glucose Dauer: 5 Tage	Signifikante Verbesserung der isokinetischen Kraft und Kraftausdauer	(151) Greenhaff et al., 1993
US-College-Athleten (16 Männer, 20 Frauen)	1. Vertikalsprünge 2. 5 max. WINGATE-Tests 3. Lauftests	Dosierung: 0,3 g Kreatin/kg KG/d + 1 g Glucose Dauer: 6 Wochen	Signifikante Verbesserung der max. Kraft im WINGATE-Test	(152) Kirksey et al., 1997
Durchschnittlich trainierte Frauen (n=19, Alter: 19-22)	5 Sets à 30 isokinetischer max. Armbeugungen und Beinübungen auf Dynamometer	Dosierung: 4 x 5 g Kreatin/d über 4 Tage, dann 2 x 2,5 g Kreatin für 10 Wochen	20-25 % Steigerung der Maximalkraft bei Beinübungen und Erhöhung der LBM (nicht nach Loadingdose, erst nach 5 bzw. 10 Wochen)	(153) Vandenberghe et al., 1997
Triathleten (n=12)	Leistung im Intervalltest (15 sec Radfahren bei 7,5W/kg)	Dosierung: 6 g Kreatin/d Dauer: 5 Tage	Signifikante Zunahme der alaktaziden Leistungsfähigkeit bei Fahrradergometrie (Abb. 41)	(154) Engelhardt et al., 1998
NCAA Division IA-US Football-Spieler (n=25, Alter: ~25 J.)	1. Gewichtheben 2. 6-Sekunden-Sprints	Dosierung: 15,75 g Kreatin/d Dauer: 28 Tage	Signifikante Verbesserung der Hebe- und Sprintleistung	(155) Kreider et al., 1998
Kraftsportler (11 Männer, 2 Frauen)	Beinstrecker(Kraftausdauerleistung), Kreuzheben (Maximalleistung)	Dosierung: 9 g Kreatin/d + 4 g Maltodextrin Dauer: 6 Tage	Signifikante Steigerung der Kraftausdauerleistung im Beinstrecker und Maximalleistung im Kreuzheben	(156) Rossouw et al., 2000
15 trainierte Frauen	Stufentest auf Fahrradergometer	Dosierung: 20 g Kreatin/d + 80 g Glucose, Dauer: 5 Tage	Signifikante Steigerung bei Fahrrad-Stufentest bis zur muskulären Ermüdung	(157) Stout et al., 2000

Kreatin im Sport

Die Nachricht, dass eine Reihe internationaler Topathleten, unter anderen auch der Sprintolympiasieger von 1992, Linford Christie, regelmäßig Kreatin zur Verbesserung der körperlichen Leistung einnehmen, verursachte Mitte der 1990er Jahre buchstäblich einen „Run“ auf kreatinhaltige Nahrungsergänzungsmittel. Seitdem ergänzen Athleten der unterschiedlichsten Sportarten wie Bodybuilding, Fußball, Leichtathletik, Radfahren oder Schwimmen Kreatin. Immer wieder imponieren subjektive Berichte über erstaunliche Leistungssteigerungen durch Kreatin insbesondere im Sprintbereich. Auch im freizeit- und leistungsorientiertem Breitensport gehören Kreatin-Päparate mittlerweile zu den am häufigsten eingenommenen Nahrungsergänzungsmitteln. An den Gebrauch dieses Leistungsförderers werden hohe Erwartungen geknüpft, die zusätzlich durch das breite Angebot an kreatinhaltigen Nahrungsergänzungsmitteln geschürt werden. Sportler erhoffen sich durch die Einnahme von Kreatin vor allem eine erhöhte körperliche und mentale Leistungsfähigkeit (→ Training

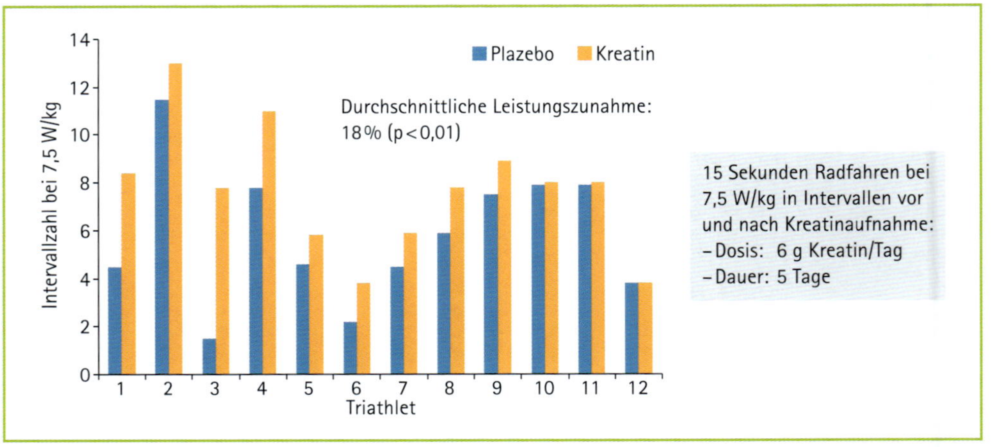

***Abb. 41:** Einfluss von Kreatin auf die alaktazide Leistungsfähigkeit bei Triathleten (n=12) im Ergometerstufentest. (Lit. 154)*

und Wettkampfphase), verkürzte Regenerationszeiten sowie eine Steigerung der Muskelzellmasse und Muskelkraft (Abb. 41).

Sprint-, Kraft- und Ausdauersport

Eine Erhöhung der intramuskulären Kreatin-Phosphat-Speicher verzögert den ATP-Abbau bei kurzen, sich wiederholenden Belastungen mit maximaler Intensität. Notwendige Erholungsphasen werden durch die gesteigerte Kreatin-Phosphat- und ATP-Resynthese verkürzt und die individuelle körperliche Leistungsfähigkeit im anaerob-alaktaziden Bereich

Kurzinfo

Kreatin-Monohydrat-Dosierung im Bodybuilding

- ✔ **Ladephase** – 5 bis 6 Tage lang relativ hohe Kreatindosen von bis zu 30 g Kreatin/d, aufgeteilt in 4 Einzelgaben.
- ✔ **Dosisreduktion** – 5 Tage lang reduzierte Dosis (etwa 2/3 der Ladephase – z. B. 20 g/d), aufgeteilt in 4 Einzelgaben.
- ✔ **Training** – Dosisreduktion auf etwa 1/3 der Ladedosis (ca. 10 g/d), die nur an Trainingstagen zugeführt wird. Die Tagesdosis wird in 2 Einzelgaben aufgeteilt, wobei die erste ca. 45 Minuten vor dem Training und die zweite unmittelbar danach eingenommen wird.

Nach einem Monat wird eine Einnahmepause von 4 Wochen eingelegt, bevor der nächste Zyklus beginnt (→ abhängig von der Wettkampfvorbereitung).

Kurzinfo

Kreatin im Bodybuilding

Im Bodybuilding wird Kreatin subjektiven Erfahrungen zufolge mit einer Zunahme der Maximalkraft, einem besseren „Muscle-Pump", einer höheren Trainingsintensität sowie einer Gewichtszunahme von bis zu 4 kg in Verbindung gebracht. Dabei dürfte die Gewichtszunahme der fettfreien Körpermasse (lean body mass, LBM) überwiegend auf die vermehrte Einlagerung von Wasser in die Muskulatur und nicht auf potentiell anabole Effekte des Kreatins, wie z. B. die Stimulation der Muskelproteinsynthese, zurückzuführen sein. Aktuelle Untersuchungen zeigen jedoch, dass erhöhte Kreatinkonzentrationen in der Muskelzelle bei Belastungen zu einer geringeren Zellschwellung führen und dass unter der Kreatineinnahme eine verringerte Oxidation der Aminosäure Leucin sowie eine Reduktion des Proteinabbaus auftritt. Dadurch ist auch der in einigen Untersuchungen nachweisbare Anstieg der fettfreien Muskelmasse zu erklären. Die Zunahme der Muskelmasse unter der Einnahme von Kreatin ist insofern nicht nur eine Folge der erhöhten Wassereinlagerung, sondern auch einer echten Muskelhypertrophie beim Krafttraining (158, 159).

gesteigert (134,135). Eine tendenziell verminderte Bildung von Hypoxanthin, Ammoniak und Laktat lässt ebenfalls auf eine erhöhte ATP-Verfügbarkeit und ein erhöhtes anaerobes Leistungspotential durch Kreatin schließen. Bei kurzandauernden Belastungen wie zum Beispiel im Sprint, kann ab einer bestimmtem Intensität der ATP-Abbau die ATP-Regeneration übersteigen, mit der Folge einer vermehrten Bildung von Hypoxanthin und Harnsäure (136, siehe auch Abb. 38)).

Subjektive Leistungssteigerungen durch Kreatin sind vor allem im Schnellkraft- und Kraftausdauerbereich beobachtet worden (siehe Tab. 107). Je höher zum Beispiel der Kreatin-Phosphat-Speicher in der Muskulatur eines Sprinters, desto länger ist er in der Lage seine maximale Leistungsfähigkeit aufrechtzuerhalten. Die gesteigerte muskuläre Belastbarkeit und bessere Regenerationsfähigkeit sollen es dem Athleten in der Phase der Wettkampfvorbereitung zudem ermöglichen, auf einem höheren Leistungsniveau zu trainieren.

Kreatin wird aber nicht nur in Sprint- und Kraftsportarten eingesetzt sondern zunehmend auch in Mannschafts- (z. B. Fußball) und Ausdauersportarten. Im Fußball wäre beispielsweise eine verbesserte Sprintkapazität der Stürmer und Verteidiger denkbar (146). Obwohl Ausdauersportler kurzandauernde und hochintensive Belastungen wenn überhaupt nur in sehr begrenztem Umfang erbringen müssen, profitieren sie möglicherweise durch ein besseres Stehvermögen bei einem End- oder Zwischenspurt von einer Kreatin-Substitution (145).

Kreatin übernimmt im muskulären Energiestoffwechsel eine sehr spezifische Funktion und ist daher sicherlich nicht für alle Sportarten eine sinnvolle Nahrungsergänzung zur Trainingsverbesserung und Wettkampfvorbereitung. Die Wirksamkeit einer oralen Kreatin-

Tab. 108: Potentiell ergogene Effekte einer Kreatin-Substitution

✔ Signifikante Erhöhung der muskulären Kreatin- und Kreatin-Phosphat-Konzentrationen insbesondere bei niedrigen Ausgangswerten (132)
✔ Verbesserte anaerobe ATP-Verfügbarkeit der Muskulatur und Stimulation des Kreatin-Kreatinkinase-Kreatin-Phosphat-Systems (137)
✔ Verlängerung der anaerob-alaktaziden Leistungsfähigkeit bei kurzen, sich wiederholenden Belastungen mit maximaler Intensität (z.B. Bankdrücken, Hochsprünge, 100-m-Freistil) (138, 139)
✔ Steigerung der fettfreien Körperzellmasse (bis zu 2,7 kg) (138,140)
✔ Geringere Bildung von Hypoxanthin, Ammoniak und Laktat unter körperlicher Belastung → ATP-Resyntheserate ↑ u. anaerobes Leistungspotential ↑ (141,142,143) .
✔ Wachstumshormon-Sekretion ↑ (144)
✔ **Training und Wettkampfvorbereitung:** ✔ Höhere Belastbarkeit und Belastungstoleranz (Intensitätsstufe, Umfang) ✔ Verkürzte Regenerationsphase und verzögerte Muskelermüdung ✔ Höheres Stehvermögen und verbesserte Kurzzeitausdauer
✔ **Bodybuilding:** ✔ Kraft- und Muskelzuwachs * (→ intensiveres Training!) ✔ Beschleunigter Muskelaufbau * (→ intensiveres Training!) ✔ „Muscle Pump" *
✔ Ausdauer- und Kraftausdauersportarten: Zunahme der Schnellkraftleistung innerhalb und am Ende der Ausdauerbelastung – möglicherweise verbesserte aerobe Kurzzeitausdauer (→ Zwischensprint, Endspurt) (145)
✔ Beschleunigter Muskelaufbau bei Rekonvaleszenten *
✔ Bessere geistige Leistungsfähigkeit, vor allem in Stressperioden *
* zum Teil auf empirischen und subjektiven Erfahrungen beruhend

Substitution unterliegt zudem starken interindividuellen Schwankungen: Es gibt Responder und Non-Responder (126). Eine signifikante Erhöhung der muskulären Kreatinspeicher durch orale Applikation von Kreatin-Monohydrat ist vor allem bei Personen mit niedrigen Ausgangswerten zu erwarten.

Ein Wundermittel ist Kreatin ganz bestimmt nicht! Ohne entsprechende Trainingsmethoden, die sportwissenschaftlich und trainingsmethodisch optimal durchgeführt werden, wird aus einem Sportler auch durch Kreatin kein Olympiasieger!

Kreatin und Doping

Eine Kreatin-Substitution im Leistungssport sollte immer kontrolliert, sportartspezifisch und zielgerecht erfolgen. Kreatinhaltige Nahrungsergänzungsmittel stehen nicht auf der Liste

Kurzinfo

Kreatinpyruvat

Pyruvat ist ein wichtiger Stoffwechselmetabolit, der im Körper als natürliches Zwischenprodukt im Kohlenhydratstoffwechsel entsteht. Je nach Art des Trainings (aerob, anaerob) kann Pyruvat ein Stoffwechselprodukt in den Systemen der Energiebereitstellung der aeroben oder anaeroben Glykolyse sowie ein Ausgangsprodukt in der Gluconeogenese sein. Aus Pyruvat wird im Citronensäure-Zyklus (ein wichtiges System der Energieproduktion) Adenosintriphosphat (ATP) gebildet.
Kreatinpyruvat soll die positiven Effekte von Kreatin (z. B. Leistungsfähigkeit) und Pyruvat (z. B. Fettabbau) vereinen. Nach der gegenwärtigen Studienlage scheint allerdings die Einnahme von Kreatinpyruvat (z. B. 2 x 3,5 g Kreatinpyruvat/d) keine Vorteile gegenüber Kreatinmonohydrat im Hinblick auf die sportliche Leistungsfähigkeit zu bringen (160).

der verbotenen Substanzen des Internationalen Olympischen Comitee (IOC). Seit geraumer Zeit ist Kreatin allerdings ins Gerede gekommen, nachdem bekannt wurde, dass einige Kreatin-Präparate mit anabolen Steroiden belastet sind und die Einnahme zu unerwarteten Dopingfällen geführt hat (147).

Einnahme-Hinweis

Bei einer Kreatin-Kur sollte wegen der vermehrten Wassereinlagerung in die Muskelzelle dem Körper ausreichend Flüssigkeit zugeführt werden (2-3 l Wasser/d). Es wird empfohlen, die Tagesdosis in 2 Einzelgaben aufzuteilen, wobei die erste ca. 30-45 Minuten vor dem Training und die zweite unmittelbar danach eingenommen wird. Kohlenhydrate mit hohem glykämischen Index sollen die Kreatinaufnahme in die Muskelzelle steigern (→ fruchtzuckerinduzierter Insulin-Peak). Durch den Zusatz von Magnesium können mögliche muskuläre Störungen reduziert werden. Kreatin sollte nicht zusammen mit coffeinhaltigen Getränken eingenommen werden, da Coffein den ergogenen Effekt des Kreatin-Phosphats verringern kann (148).

Obwohl auch bei langfristiger Anwendung keine schwerwiegenden Nebenwirkungen beobachtet wurden (149), kann eine dauerhafte Einnahme ohne Einnahmepausen wegen der ungünstigen Wirkung auf die endogene Kreatinsynthese nicht empfohlen werden.
Für Sportler wird abgesehen von einem hochdosierten Kreatin-Loading (20 g/d über 5-6 Tage) ein Substitution von 2-5 g pro Tag empfohlen. In Abhängigkeit von der Trainingsintensität und Wettvorbereitung sollten regelmäßig Einnahmepausen eingehalten werden!

Nebenwirkungen

Bei kurzzeitiger Anwendung und Einhaltung von Einnahmepausen werden keine Nebenwirkungen beobachtet. Mögliche Nebenwirkungen einer dauerhaften Kreatin-Applikation sind eine sinkende endogene Kreatinsynthese, steigendes Körpergewicht (Wassereinlagerung), reduzierte intrazelluläre Verfügbarkeit von Magnesium und muskuläre Hypertonisierungen (erhöhte Krampfanfälligkeit). Bei hoher Dosierung (z. B. 20 g/d) über längeren Zeitraum (> 28 Tage) kann aufgrund der gesteigerten Ausscheidung von Kreatinin eine erhöhte Nierenbelastung nicht ausgeschlossen werden. Mögliche Belastungen der Leber könnten von den bei der Herstellung aus den Ausgangsstoffen Sarcosin und Cyanamid entstehenden Verunreinigungen (z. B. Dicyandiamid, Dihydrotriazin) ausgehen (137).

Interview

mit Michael Schetter
Kreatin im Bodybuilding

Sehr geehrter Herr Schetter, Sie sind mehrfacher deutscher Meister und Europameister im Bankdrücken und Bodybuilding.
Wie stellt ein so erfolgreicher Kraftsportler seine Ernährung im Hinblick auf den Aufbau von Muskelmasse und Verringerung des Körperfettanteils zusammen?

Im Hinblick auf die Zusammensetzung der Ernährung spielt der Proteinanteil eine entscheidende Rolle. Hierbei sollten mindestens 3 g Protein pro kg Körpergewicht und Tag verzehrt werden. Kohlenhydrate sollten generell als komplexe, ballaststoffreiche Kohlenhydrate aufgenommen werden und möglichst nicht mehr als 5 % der Tageskalorien in Form von Fetten in die Ernährung einfließen. Bei der Auswahl der Nahrungsfette sollte auf einen ausreichend hohen Anteil an mehrfach ungesättigten Fettsäuren, zum Beispiel den so genannten Omega-3-Fettsäuren, geachtet werden.

Bodybuilder erhöhen vor allem in der Aufbauphase die Proteinzufuhr, damit so viel Muskelmasse wie möglich aufgebaut wird.
Worauf sollten Kraftsportler bei der Auswahl von Proteinkonzentraten und Aminosäurenhydrolysaten achten?

Wichtig ist die Zusammensetzung des Proteinkonzentrats. Ein gutes Konzentrat sollte nicht mehr als 2 bis maximal 5 % Kohlenhydrate enthalten und einen Eiweißgehalt von mindestens 85 % besitzen. Wichtig ist ebenfalls ein hoher Anteil an Isolaten und frei verfügbaren Aminosäuren, wie zum Beispiel in Molkeproteinprodukten. Neben der hochwertigen Zusammenset-

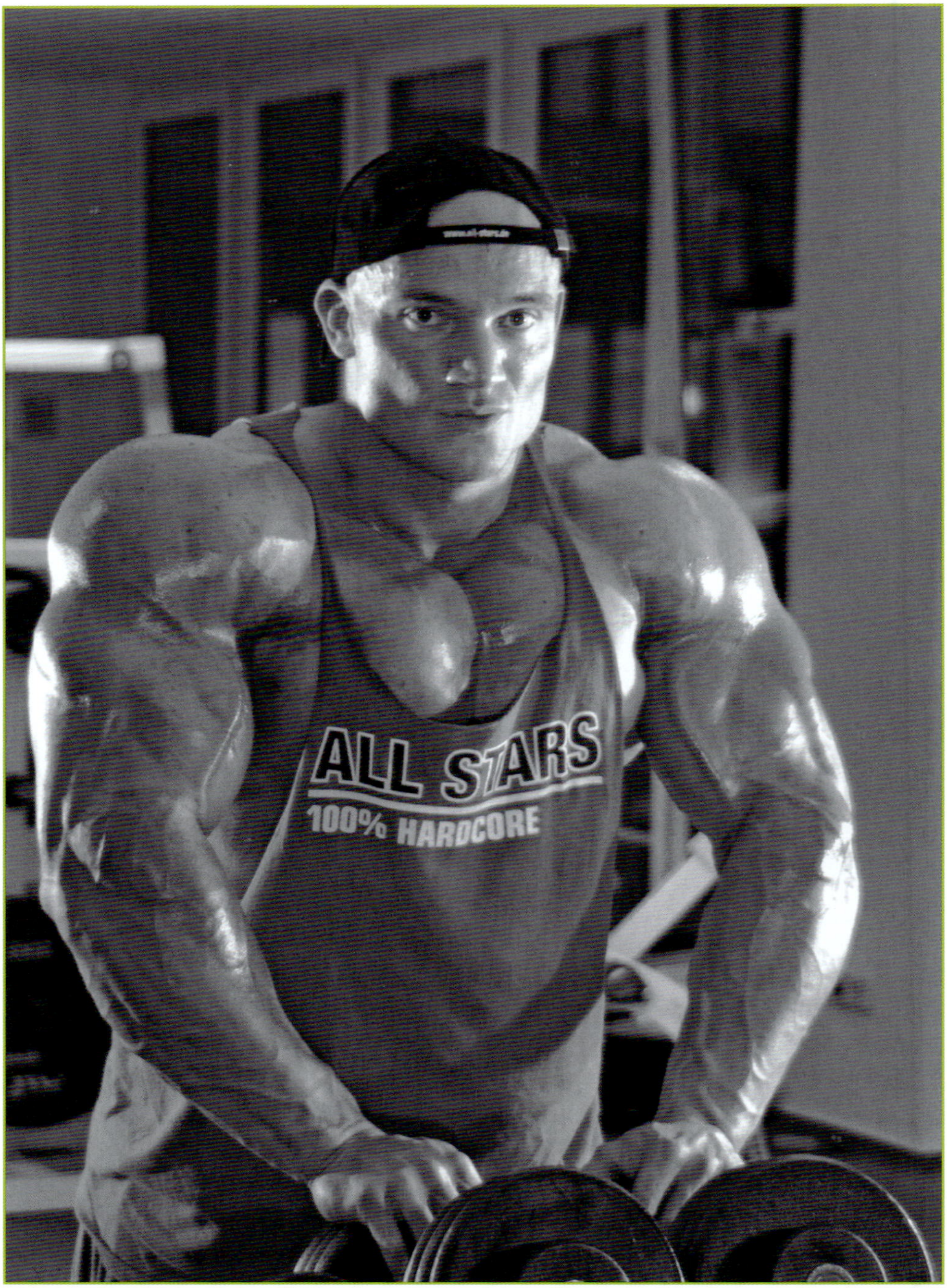

Abb. 42: Der mehrfache deutsche Meister im Bodybuilding Michael Schetter

zung wird Molkeprotein durch seine gute Löslichkeit auch vom Körper schneller aufgenommen als Milchprotein. Durch Molkeprotein kommt es zu einem raschen Anstieg der Aminosäuren im Blut. Das ist vor allem für Wettkampf-Bodybuilder von Bedeutung, da für den maximalen Muskelaufbau ein gleichbleibend hoher Aminosäurespiegel wichtig ist. Gute Molkeproteinisolate enthalten einen Proteinanteil von über 90 %.

Sollte man bei dem hohen Proteinanteil in der Ernährung auch auf eine Ergänzung mit B-Vitaminen achten?

Unbedingt! Gerade auf einen Vitamin-B-Komplex mit ausreichend Vitamin B_6 sollte geachtet werden, da durch die hohe Eiweißzufuhr der tägliche Bedarf an Vitamin B_6 steigt.

Die nicht-proteinogene Aminosäure Kreatin ist ein Energiezwischenspeicher, der in Form von Kreatinphosphat an der Resynthese von ATP beteiligt ist. In Sportarten mit kurz andauernden, hoch intensiven Belastungen wie zum Beispiel Bankdrücken gilt die Einnahme von Kreatinpräparaten seit langem als Tipp, um die Kraft- und Schnellkraftleistung zu verbessern.

Wie sind Ihre eigenen Erfahrungen mit Kreatin? In welcher Dosierung und in welchem Zeitraum haben Sie Kreatinmonohydrat eingenommen?

Während der Vorbereitungsphase wurden von mir im Zyklus von 8 Wochen mit jeweils 4-wöchiger Pause 15 g Kreatinmonohydrat täglich in Verbindung mit Fruchtsaft eingenommen. Um gute Resultate zu erzielen, ist dabei eine Einnahme direkt nach dem Training wichtig!

Wird die Tagesdosis von 15 g also in 2 Dosen gesplittet?

Ja! An Trainingstagen ist der so genannte Post-Workout-Shake wichtig. Hierbei wird unmittelbar nach dem Training ein Shake mit etwa 10 g Kreatin, Kohlenhydraten und Eweiß verzehrt. Die zweite Portion Kreatin ist morgens mit Fruchtsaft einzunehmen. An trainingsfreien Tagen wird stattdessen vor dem Schlafen eine Portion Kreatin verzehrt. Resultat war bei mir eine Gewichtszunahme durch die Wassereinlagerung in der Muskelzelle in Verbindung mit einer Steigerung der Maximalkraft. Am Ende des Einnahmezyklus gingen in etwa 60 % des

Kraftzuwachses sowie des Gewichtszuwachses wieder verloren. Insgesamt war jedoch stets eine Verbesserung in Verbindung mit einer abgestimmten Ernährung und intensiven Trainings zu verzeichnen.

Lieber Herr Schetter ich bedanke mich herzlich für das interessante Interview!

Kurzvita

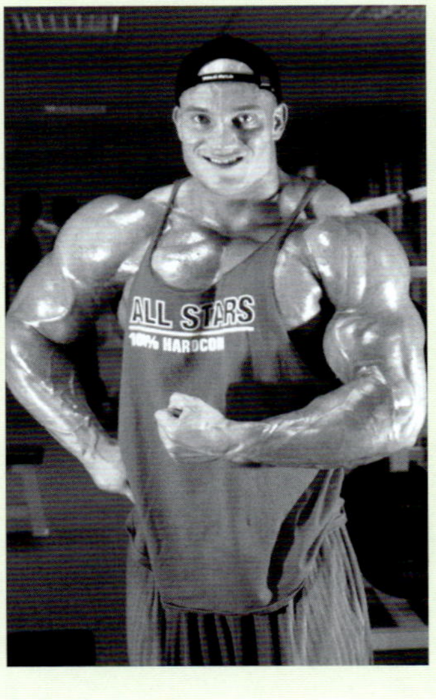

Michael Schetter
geboren am 21.04.1975 in Göppingen

Diplom-Physiker, momentan geschäftsführender Gesellschafter zweier Fitnessclubs in Göppingen.

Sportliche Erfolge:
Mehrfacher Deutscher Meister und Europameister im Bankdrücken mit Europarekord (1997) von 275 kg.

Int. Deutscher Meister und Deutscher Meister im Bodybuilding sowie 2-facher WM Teilnehmer 2003 und 2004 (jeweils 7. Platz)

Aminosäuren – Bausteine des Lebens

Täglich verzehren wir Eiweiß in Form von Fleisch, Fisch, Eiern oder pflanzlichen Lebensmitteln (z. B. Kartoffeln), ohne einen Gedanken daran zu verschwenden, welche außerordentliche Bedeutung dieser Nährstoff für unsere Gesundheit hat. Eiweiß, auch Protein genannt, ist der Grundstoff allen Lebens, denn Proteine spielen eine fundamentale Rolle bei allen biologischen Prozessen.

Proteine bilden zusammen mit Fetten und Kohlenhydraten die Haupt- bzw. Makronährstoffe für unseren Körper. Die Hauptaufgabe der Proteine ist im Gegensatz zu den beiden anderen Stoffgruppen nicht die Energielieferung, sondern die Bereitstellung von Aminosäuren für die körpereigene Synthese. Nur etwa 10 bis 12 % des Gesamtenergiebedarfs werden in Form von Eiweiß gedeckt. Werden Aminosäuren im Überschuss zugeführt oder ist die Versorgung mit anderen Nährstoffen mangelhaft, werden auch Aminosäuren (z. B. glukogene Aminosäuren wie Valin, Isoleucin, Glutamin) zur Energiegewinnung genutzt.

Proteine dienen in erster Linie dem Aufbau körpereigener Substanzen wie z. B.

- ✔ Zellmembranen,
- ✔ Muskulatur, Sehnen, Bänder, Nerven- und Bindegewebe,
- ✔ Haut, Haare und Nägel,
- ✔ Enzyme (Stoffwechselkatalysatoren),
- ✔ Abwehrstoffen, wie z. B. Antikörpern,
- ✔ Bausteinen der DNA (Erbsubstanz),
- ✔ Hormone (z. B. Wachstumshormon, Insulin),
- ✔ Neurotransmitter (z. B. Dopamin, Serotonin),
- ✔ Bluteiweißkörper, z. B. Hämoglobin für den Sauerstofftransport.

Der menschliche Körper besteht zu einem großen Teil aus Proteinen, die einem ständigen, natürlichen Verbrauch unterworfen sind. Um das Gleichgewicht zwischen Aufbau und Abbau der Eiweiße zu halten, braucht der Mensch täglich etwa 1 g reines Nahrungseiweiß pro kg Körpergewicht. Über das Blut gelangen die Aminosäuren in die Leber, wo sie zu neuen körpereigenen Eiweißen zusammengebaut werden.

Aminosäuren – Bausteine der Proteine

Proteine setzen sich aus einer langen Kette von kleineren Einzelbausteinen zusammen, den so genannten Aminosäuren. Ein intaktes Verdauungssystem zerlegt das Nahrungsprotein in einzelne Aminosäuren, die dann in den Körperzellen zum Aufbau körpereigener Proteine wieder zusammengesetzt werden. Der Mensch kann 20 verschiedene Aminosäuren in sein Körperprotein einbauen, die daher auch als *proteinogene Aminosäuren* bezeichnet werden.
Aminosäuren in natürlichen Proteinen liegen stets in der L-Form vor. Das L bezeichnet die räumliche Struktur des Moleküls (Abb. 43). Von wenigen Ausnahmen abgesehen, können nur L-Aminosäuren vom Körper verwertet werden. Wenn im Folgenden von Aminosäuren die Rede ist, sind stets die L-Aminosäuren (Glutamin: L-Glutamin) gemeint.
Ketten einzelner, miteinander verknüpfter Aminosäuren werden als Peptide bezeichnet. Verbindungen von zwei Aminosäuren werden Dipeptide (z.B. Alanyl-Glutamin) und von drei Aminosäuren Tripeptide (z.B. L-Glutathion: γ-Glutamyl-Cysteinyl-Glycin) genannt. Noch längere Ketten bezeichnet man als Oligo- oder Polypeptide.
Aminosäuren wie Glutamin, Valin oder Isoleucin, die zu Glucose abgebaut werden können, werden auch als glukogen bezeichnet. Im Gegensatz dazu bezeichnet man Aminosäuren wie Lysin und Leucin, die im Körper zu Ketonkörper (z.B. Acetat) abgebaut werden als ketogen.

Einteilung der Aminosäuren

Einige Aminosäuren müssen unbedingt *(essenzielle Aminosäuren)*, andere nur unter bestimmten Bedingungen *(bedingt essenzielle Aminosäuren)* mit der Nahrung zugeführt werden. Eine weitere Gruppe von Aminosäuren *(nicht essenzielle Aminosäuren)* kann der Körper selbst aus anderen Nahrungsbestandteilen bilden.
Für den Menschen sind 9 der 20 proteinogenen Aminosäuren unentbehrlich (essenziell). Da der Körper sie nicht selber bilden kann, ist er auf die regelmäßige Zufuhr mit der Nahrung angewiesen.
Zu den essenziellen Aminosäuren gehören: Histidin, Valin, Leucin, Isoleucin, Lysin, Methionin, Phenylalanin, Threonin und Tryptophan.

Biologische Wertigkeit (BW)

Der Begriff „Biologische Wertigkeit“ wird häufig im Zusammenhang mit Eiweißkonzentraten oder Aminosäuremischungen genannt und ist vor allem für Sportler ein wichtiger Aspekt bei der Wahl eines Proteinpräparates. Die biologische Wertigkeit eines Proteins

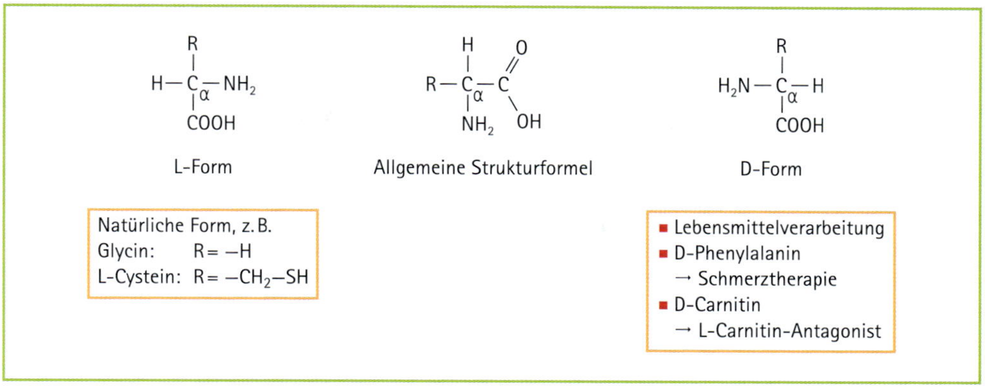

Abb. 43: Aminosäuren – Strukturformel

resultiert aus seinem Aminosäuremuster und gibt an, wie viel Gramm körpereigenes Eiweiß aus 100 Gramm Nahrungseiweiß gebildet werden kann. Je höher der Gehalt an essenziellen (lebensnotwendigen) Aminosäuren in einem Protein ist, desto mehr Nahrungseiweiß kann in Körpereiweiß umgebaut werden. Als Referenzwert dient das Vollei, das mit 0,5 g pro kg Körpergewicht den Tagesbedarf eines Erwachsenen an Aminosäuren deckt. Seine biologische Wertigkeit beträgt 100.

Das biologisch hochwertigste Eiweiß aus nur einer Proteinquelle mit einer Wertigkeit von 104 ist Molkeprotein oder Lactalbumin (englische Bezeichnung: Wheyprotein) (161). Durch die intelligente Kombination von pflanzlichen und tierischen Eiweißquellen können sich die Nahrungsproteine in ihrem Aminosäurenmuster zu einem noch hochwertigeren Protein ergänzen. Die höchste biologische Wertigkeit von 136 hat ein Gemisch (Mischungsverhältnis 36:64) aus Vollei und Kartoffelprotein.

essentiell	bedingt essenziell	nicht essenziell
Histidin		
Isoleucin	Arginin	Alanin
Leucin	Glycin	Asparaginsäure
Valin	Cystein	Asparagin
Lysin	Glutamin	Glutaminsäure
Methionin	Tyrosin	Ornithin
Phenylalanin	Serin	Prolin
Threonin	Taurin	
Tryptophan		

Tab. 109: Einteilung der Aminosäuren

Unser Körper ist in der Lage, die mit der Nahrung aufgenommenen Kohlenhydrate in Fett umzuwandeln, sowie aus Proteinen Kohlenhydrate zu bilden. Die Proteinversorgung ist jedoch ausschließlich von der Proteinzufuhr mit der Nahrung abhängig.

Molkeprotein

Molkeprotein weist neben seiner hohen biologischen Wertigkeit (BW: 104) einen besonders hohen Gehalt an Valin, Leucin und Isoleucin auf. Etwa ein Drittel des gesamten Muskelproteins besteht aus diesen drei verzweigtkettigen Aminosäuren (VKAS). Beim Sportler ist der Bedarf an Valin, Leucin und Isoleucin gerade in der Phase der Regeneration erhöht, da diese Aminosäuren vor allem für den Aufbau und die Reparatur der im Training oder Wettkampf zerstörten Muskelproteine genutzt werden.

Wie bei den Kohlenhydraten gibt es auch bei den Proteinen Unterschiede bei der Resorption. Molkeprotein wird aufgrund seiner guten Löslichkeit und Magen-Darm-Verträglichkeit viel schneller vom Darm aufgenommen als Milchprotein. Die sehr gute Resorption führt zu einem raschen und hohen Anfluten von Aminosäuren im Blut, die damit direkt für die Synthese von neuem Muskelprotein verwertet werden können. Molkeprotein hat dadurch eine hohe muskelaufbauende, d.h. anabole Wirkung, die vom Sportler insbesondere vor und unmittelbar nach einem anstrengenden Training sowie morgens nach dem Aufstehen genutzt werden sollte (siehe auch Tab. 111).
Wird Molkeprotein weiterverarbeitet zum Molkeprotein-Isolat (nicht Molkeprotein-Konzentrat) erhält man ein hochreines Molkeneiweiß mit einem Eiweißanteil von etwa 90 % sowie einem Fett- und Milchzuckeranteil von weniger als 1 %. Durch die schonende Herstellung mit Hilfe des Mikrofiltrationsverfahrens (Cross Flow Microfiltrated, CFM) enthält dieses Protein über 45 % essenzielle Aminosäuren, wovon etwa 25 % aus verzweigkettigen Aminosäuren bestehen. Zudem bleiben weitere Eiweißbestandteile wie alpha-Lactalbumin erhalten, die auf natürliche Weise das Immunsystem unterstützen und die Resorption von Mineralstoffen

Protein	Biologische Wertigkeit	Limitierende Aminosäure
Vollei	100	L-Threonin
Kartoffel	98	L-Methionin
Rindfleisch	92	L-Phenylalanin
Reis	81	L-Lysin
Weizenmehl	60	L-Lysin
Mais	72	L-Tryptophan
36 % Vollei + 64 % Kartoffel	136	-

Tab. 110: Biologische Wertigkeit von Proteinen

verbessern. Mikrofiltriertes Molkeprotein-Isolat ist daher vor allem für den leistungsorientierten Kraftsportler in der Wettkampfvorbereitung eine wertvolle Proteinquelle.

Milchprotein (Casein)

Im Vergleich zu Molkeprotein wird Milchprotein (Casein) über mehrere Stunden hinweg langsam aufgenommen. Die Eiweißmoleküle (Peptide) in der Milch sind relativ groß und müssen erst in kleinere Einheiten abgebaut werden. Da kann es bis zu zwei Stunden dauern, bis die einzelnen Aminosäuren im Muskel ankommen. Milchprotein eignet sich vor allem als Proteinmahlzeit vor dem Schlafengehen, um eine konstante Versorgung des Körpers mit Aminosäuren über mehrere Stunden in der Nacht zu gewährleisten. Darüber hinaus werden die laufenden Reparaturprozesse an den Muskelzellen nach intensivem Training

Tab. 111: Kennzeichen von Proteinpulvern (Auswahl)

Proteinquelle	BW	Kommentar	Geeignet für
Molkeprotein (Lactalbumin, engl. Wheyprotein)	104	Hoher Gehalt an VKAS (Valin, Leucin und Isoleucin), die etwa ein Drittel des Muskelproteins ausmachen. Zusätzlich hoher Cysteingehalt (schwefelhaltige Aminosäuren sind wichtig für anabole Wirkung). Durch Verarbeitung (z. B. CFM) zu einem Molke-Isolat erhält man einen Eiweißanteil von 85-90 % und einen Fett- und Milchzuckeranteil von weniger als 1 %.	Leistungssportler und ambitionierte Breitensportler in Kraft- und Ausdauersportarten **Einnahmehinweis:** Vor, zu oder unmittelbar nach dem Training
Cross-Flow-Microfiltration (CFM)- oder Cross-Flow-Ultratfiltration (CFU)-Molkeprotein (Lactalbumin, engl. Wheyprotein)	bis zu 140	Mikrofiltriertes Molkeeiweiß (Molke-Isolat) gilt als das hochwertigste Protein aus der Molke; durch schonende Verarbeitung bleiben natürliche Eiweißbestandteile wie alpha-Lactalbumin und bioaktive Peptide, welche die Verdauung und das Immunsystem (Immunglobuline) unterstützen, erhalten. Niedriger Natrium- und hoher Calciumgehalt!	Leistungssportler und ambitionierte Breitensportler in Kraft- und Ausdauersportarten **Einnahmehinweis:** Vor, zu oder unmittelbar nach dem Training
Milchprotein (Casein)	77	Langsame Verdauung und Resorption; unterstützt langsam den Muskelaufbau und wirkt Muskelabbau entgegen (antikatabol); hoher Anteil an Glutamin	Sportler (z. B. abendliche Proteinversorgung), Reduktionsdiäten **Einnahmehinweis:** zwischen den Mahlzeiten und abends
Milchprotein-Isolat (Casein: Lactalbumin)	80-140	Verhältnis Casein: Lactalbumin (80:20); schnellverfügbare und langsame Proteinkomponente; hoher Anteil an VKAS und Glutamin fördert die Regeneration; Eiweißanteil von über 90 %; niedriger Natrium- und hoher Calciumgehalt!	Zwischenmahlzeit für Wettkampfsportler **Einnahmehinweis:** Zwischen den Mahlzeiten und abends
Eiprotein	88	Hergstellt aus Eiklar (BW: 88), nicht aus Vollei (BW: 100); arm an Leucin (wirkt antikatabol), hoher Gehalt an schwefelhaltigen Aminosäuren	Kraftsportler
Sojaeiweiß	80	Preiswertes Eiweiß, für Muskelaufbau nur 2. Wahl; niedriger Gehalt an VKAS, hoher Gehalt an Glutamin und Isoflavonen (Daidzein, Genistein).	Fitness-Sportler, Vegetarier

und an verschlissenen Strukturproteinen in der Regenerationsphase unterstützt und einem Muskelabbau entgegengewirkt (antikatabole Wirkung) (161a).

Limitierende Aminosäuren

Eine limitierende Aminosäure ist die essenzielle Aminosäure eines Proteins, die in der geringsten Menge vorkommt. Die limitierende Aminosäure bestimmt die biologische Wertigkeit eines Proteins, da ein Aufbau von Körpereiweiß nur dann erfolgen kann, wenn diese Aminosäure in ausreichender Menge zur Verfügung steht. *L-Lysin* ist im Reis, Roggen und Weizen, *L-Tryptophan* im Mais und in der Gelatine und *L-Methionin* in Hülsenfrüchten und Kartoffeln die limitierende Aminosäure.

Im Vollei ist die limitierende Aminosäure *L-Threonin*, in der Kartoffel ist es *L-Methionin*. Durch die Kombination beider Nahrungsmittel und damit durch den Mengenausgleich der limitierenden Aminosäuren lässt sich eine wesentlich höhere biologische Wertigkeit des Proteins für den Körper erzielen.

Tab. 112: Aminosäuren – Wichtige Aufgaben und Funktionen

Aminosäure	Funktionen
Arginin (Ornithin)	Energiestoffwechsel, Ammoniak-Entgiftung (Harnstoffzyklus), Gefäßregulation, Blutfluss, Wachstumshormonausschüttung, Stimulierung des Immunsystems, Kreatinsynthese
Alanin	Bereitstellung von Muskelenergie (v. a. bei Ausdauerbelastungen), Blutzuckerregulierung
Asparagin/ Asparaginsäure	Energiegewinnung, Aufbau des Immunsystems, Bestandteil der Nukleinsäuren
Cystein (NAC)	Wichtig für das Immunsystem, Zellschutz gegen freie Radikale, Glutathion-Synthese, Entgiftung
Cystin	Aufbau von Haut, Haaren und Nägeln
Glutamin	Muskelaufbau, Energiegewinnung, wichtiger Nährstoff für die intakten Zellen der Darmschleimhaut, Stabilisierung des Blutzuckerspiegels, Verbesserung der Gedächtnisfunktion
Glutaminsäure	Steigerung der Konzentrations- und Leistungsfähigkeit, Gedächtnisfunktion
Glycin	Entgiftungsreaktionen der Leber, Stimulierung des Immunsystems, Bildung von Immunglobulinen
Histidin	Produktion der roten Blutkörperchen
Leucin, Isoleucin, Valin (BCAA)	Aufbau der Muskelmasse, Energiegewinnung, Schutz vor vorzeitiger Ermüdung (z. B. im Sport), Ammoniakentgiftung
Lysin	Wundheilung, Carnitinsynthese, Stimulierung des Immunsystems, unterstützt Heilung bei Herpes-simplex-Infektion
Methionin (schwefelhaltige AS)	Entgiftungsprozesse in der Leber, Bildung von L-Glutathion, wichtiger Proteinbaustein, Harnansäuerung (Urologie), Coenzym-Q_{10}-Synthese
Taurin	starkes Antioxidans, schützt Gewebe vor oxidativen, Schäden durch freie Radikale, stärkt das Immunsystem

Stoffwechselprodukte und Funktionen einiger Aminosäuren

Neben ihrer Funktion als Bausteine der Proteine erfüllen einzelne Aminosäuren spezielle Aufgaben in unserem Stoffwechsel, siehe Kasten (Tab. 112).
Die speziellen Funktionen der einzelnen Aminosäuren zeigen, dass ihre Wirkungsweisen in unserem Körper, wie auch die anderen Mikronährstoffe, wie das Räderwerk einer Uhr ineinander greifen.

Eiweißbedarf – eine variable Größe

Unseren täglichen Eiweißbedarf decken wir über die Nahrung. Gute Eiweißlieferanten sind vor allem: Eier, Fisch, mageres Fleisch, Quark, Joghurt, Milch, Käse, Hülsenfrüchte (z.B. Erbsen), Kartoffeln, Getreide. Besonders hochwertig sind tierische Eiweiße. Nicht alle Lebensmittel enthalten so genanntes vollwertiges Eiweiß, d.h. es fehlt ihnen die eine oder andere unentbehrliche (essentielle) Aminosäure. Das trifft vor allem auf pflanzliche Kost zu (z.B. die Aminosäure Lysin im Getreide). Die Kombination von Nahrungsmitteln kann die Qualität des Eiweißes verbessern. Ideal ist zum Beispiel die Kombination von Kartoffeln mit Ei oder Getreide mit Milch. Damit kein Mangel an Aminosäuren auftritt, sollte man sich deshalb möglichst ausgewogen mit einer abwechslungsreichen Mischkost ernähren.

Das mit der Nahrung zugeführte Protein wird im Magen und im Darm durch Verdauungsenzyme in die einzelnen Aminosäuren gespalten und anschließend durch spezifische Transportsysteme über den Darm aufgenommen. Der tägliche Eiweißbedarf wird auf das Körpergewicht bezogen. Der Eiweißbedarf pro kg Körpergewicht nimmt mit zunehmendem Alter ab. Säuglinge im Alter von einem Monat haben wachstumsbedingt mit 2,7 g pro kg Körpergewicht den höchsten Proteinbedarf. Für gesunde Erwachsene ist täglich eine Proteinzufuhr von etwa 0,9 g Protein pro kg Körpergewicht ausreichend. Ein erhöhter Bedarf besteht in der Schwangerschaft, in der der mütterliche Organismus etwa 12 kg Körpersubstanz – verteilt auf Fötus und Gewebe – neu aufbauen muss. Zudem scheidet die Schwangere vermehrt Aminosäuren über den Urin aus. In der Stillzeit hängt der Proteinbedarf von der Stillleistung ab. Die Bildung von 900 ml Muttermilch führt zu einem Verlust von etwa 10 g Körperprotein.

Bei katabolen (abbauenden, kräftezehrenden) Stoffwechselprozessen (z.B. Verletzungen) steigt der Proteinbedarf ähnlich wie bei erhöhter physischer und psychischer Belastung im Sport oder bei Stress:

- ✔ leichte Katabolie (z. B. mittelschwere Operationen): 1,0–1,3 g/kg KG pro Tag,
- ✔ schwere Katabolie (z. B. Polytrauma, Sepsis): 1,3–1,5 g/kg KG pro Tag,
- ✔ schwerste Katabolie (z. B. schwere Verbrennungen): bis zu 2,0 g/kg KG/Tag.

Eiweißbedarf im Sport

Der zentrale Stellenwert der Proteine und Aminosäuren im Sport beruht auf der Muskelbildung (Muskelhypertrophie) und der muskulären Regeneration nach hohen Belastungen. Beide Prozesse sind von der Menge und Qualität des täglich aufgenommenen Proteins abhängig. Bei extremen Langzeitbelastungen mit einem Kohlenhydratloch werden bis zu 10 % der körpereigenen Proteine energetisch verwertet, so dass es zu einem Abbau von Funktions- und Strukturproteinen kommt. Eine Proteinaufnahme unter 1 g pro kg Körpergewicht ist bei Leistungssportlern (v.a. Ausdauersportarten) mit einer negativen Stickstoffbilanz verbunden.

Im Sport gilt für den Muskelaufbau eine durchschnittliche Zufuhr von etwa 1,4 bis 2,0 g Eiweiß pro Kilogramm Körpergewicht (Leistungssportler, Bodybuilder: 1,5-2,5 g) als ausreichend. Je mehr essenzielle Aminosäuren dabei zugeführt werden, desto mehr wird die Proteinsynthese in den Muskeln hochgefahren (162). Direkt nach der körperlichen Belastung ist die Aminosäureaufnahme in die Muskulatur fast dreimal so hoch, bevor sie dann wieder abfällt. Im Bodybuilding hat sich daher zum Muskelaufbau die Einnahme von Proteinpulvern vor und nach dem Training bewährt. Da während und nach dem Sport die Eiweißsynthese im Muskel am höchsten ist, sollte im Kraftsport direkt vor und nach der Belastung ein gut verfügbares Molkeprotein ergänzt werden (163, 164). Dazu eignen sich vor allem resorbierbare und qualitativ hochwertige Molkeproteinisolate mit denen man zielsicher und praktisch das anabole Zeitfenster des Muskelstoffwechsels ausnutzen kann.

Im Hinblick auf die Auffüllung der Glykogenspeicher hat sich die Kombination von Proteinmischungen (z. B. Maltodextrin) mit Kohlenhydraten bewährt. Bei einer Protein-Kohlenhydrat-Kombination kommt es gegenüber einer reinen Kohlenhydratzufuhr zu einer deutlich gesteigerten Insulinfreisetzung. Insulin ist ein anabol wirkendes Hormon, das nicht nur für die Glucoseverwertung verantwortlich ist, sondern auch für die Aufnahme und Verwertung der Aminosäuren in die Muskelzelle (z. B. VKAS).

Ursachen für einen Eiweißmangel oder erhöhten Eiweißbedarf

Falsche Ernährungsgewohnheiten, insbesondere eine eiweißarme Ernährung, ist die Hauptursache für eine unzureichende Versorgung mit Eiweiß. Darüber hinaus gibt es zahlreiche Lebensumstände, bei denen ein erhöhter Bedarf an Nahrungsprotein bzw. Aminosäuren

Sportart	Eiweißbedarf g/kg KG pro Tag
✔ Eiweißbedarf im Sport	1,2 – 2,5 (je nach Sportart)
✔ Fitnesssport	1,0 – 1,2
✔ Ambitionierte Breitensportler: - Kraftsportler	1,2 - 1,5 1,4 - 2,0
✔ Leistungssportler: - Ausdauersport - Kraftsport -	1,4 – 2,5 1,4 – 2,0 1,5 – 3,0

Tab. 113: Im Sport ist der Eiweißbedarf erhöht, insbesondere in Kraft- und Ausdauersportarten.

besteht: Kinder und Jugendliche in der Wachstumsphase (v.a. an essenziellen Aminosäuren), Stress, geschwächtes Immunsystem, Sportler, Kranke, Genesende, Frauen in den Wechseljahren und Senioren.

- ✔ Erhöhter Bedarf: Frühgeborene, Kleinkinder, Wachstum, Alter, Regenerations- und Reparationsvorgänge (nach Verletzungen), Sportler, Personen mit Konzentrations- und Gedächtnisstörungen, chronische Blutverluste
- ✔ Eiweißmangelernährung: vegetarische Ernährung, Reduktionsdiäten, künstliche Ernährung, Alkoholismus
- ✔ Stress: hohe geistige und körperliche Belastung
- ✔ Arzneimittel: Schilddrüsenhormone und Cortison wirken proteinkatabol.
- ✔ Krebstherapie: Chemo-/Strahlentherapie, Operation
- ✔ Erkrankungen: AIDS/HIV-Infektion, Darmerkrankungen (z.B. Morbus Crohn, Colitis ulcerosa, Sprue), Krebs, Leber- (z.B. Leberzirrhose) und Nierenerkrankungen (Niereninsuffizienz), Schilddrüsenüberfunktion, Nebennierenrindeninsuffizienz (Morbus Addison)
- ✔ Knochenmarkstransplantationen
- ✔ Katabole Stoffwechsellage: Fieber, Operationen, Polytrauma, schwere Infektionen, Sepsis, Verbrennungen
- ✔ Sport, vor allem Ausdauer- und Kraftsportarten (siehe Tab. 113)

Mögliche Mangelsymptome und Folgen bei Eiweißmangel

- ✔ Allgemeine Symptome: Muskel- und Leistungsschwäche, Infektanfälligkeit, depressive Verstimmungen, geringe Stressresistenz, schlechte Regeneration
- ✔ Muskelabbau: Verlust immunkompetenter Muskelzellmasse, Kachexie (Tumorkachexie = körperliche Auszehrung), Wasting (starker Gewichtsverlust, z.B. bei AIDS)
- ✔ Immunschwäche: Infektanfälligkeit
- ✔ Störungen der Darmschleimhaut: Der Darm ist das erste Kontaktsystem für die Abwehr von Fremdstoffen und gilt als erste Barriere gegen Bakterien, Viren und allergieauslösende

Nahrungsbestandteile. Bei Eiweißmangel können diese Fremdstoffe durch die Darmschleimhaut in den Körper eindringen und allergische sowie entzündliche Reaktionen bis zu schweren Infektionen (z. B. Blutvergiftung) auslösen.

- ✔ Lungenentzündung
- ✔ Organversagen
- ✔ Wundheilungsstörungen
- ✔ Postaggressionsstoffwechsel: Anstieg der Krankheitsanfälligkeit und Sterblichkeit

Für die reibungslose Verstoffwechselung der Aminosäuren braucht unser Körper eine Vielzahl anderer Mikronährstoffe wie Vitamin B_6, Folsäure, Magnesium und Zink. Bei einem Mangel an diesen bioaktiven Nährstoffen können toxische Stoffwechselprodukte im Körper anfallen (z. B. bei Folsäuremangel: Homocystein).
Aufgrund ihrer vielfältigen Funktionen verwundert es nicht, dass in der Vorbeugung und Therapie von Erkrankungen in der Ernährungsmedizin neben Vitaminen, Mineralien und anderen essenziellen Nährstoffen seit einigen Jahren vermehrt Aminosäuren erfolgreich eingesetzt werden.

Kurzinfo

Tipp

Wer einzelne Aminosäuren oder Proteinpräparate ergänzt, sollte immer auch an eine gute Versorgung mit Vitaminen, Mineralstoffen und Spurenelementen denken.

Tab. 114: Ursachen für einen Mangel oder erhöhten Bedarf an einzelnen Aminosäuren

Faktor	Aminosäure
✔ Sport	vor allem BCAA (Leucin, Isoleucin, Valin), Glutamin, Cystein, Arginin
✔ Vegetarische Ernährung	Lysin, Methionin, Taurin, Carnitin
✔ Lebensmittelverarbeitung	Lysin (in Getreideprodukten)
✔ Mangel an: – Vitamin C und Eisen – Vitamin B_6	 Carnitin Taurin
✔ Schadstoffbelastung	L-Glutathion, Taurin
✔ Kachexie (körperliche Auszehrung)	Cystein, Glutamin (bei AIDS, Krebs)
✔ Oxidativer Stress	L-Glutathion, Cystein, Taurin
✔ Paracetamol	L-Glutathion
✔ Leberzirrhose	Cystein (Leber kann Methionin nicht mehr in Cystein umwandeln)
✔ Katabole Stoffwechsellage	Glutamin, L-Glutathion

Interview

mit Mark Warnecke

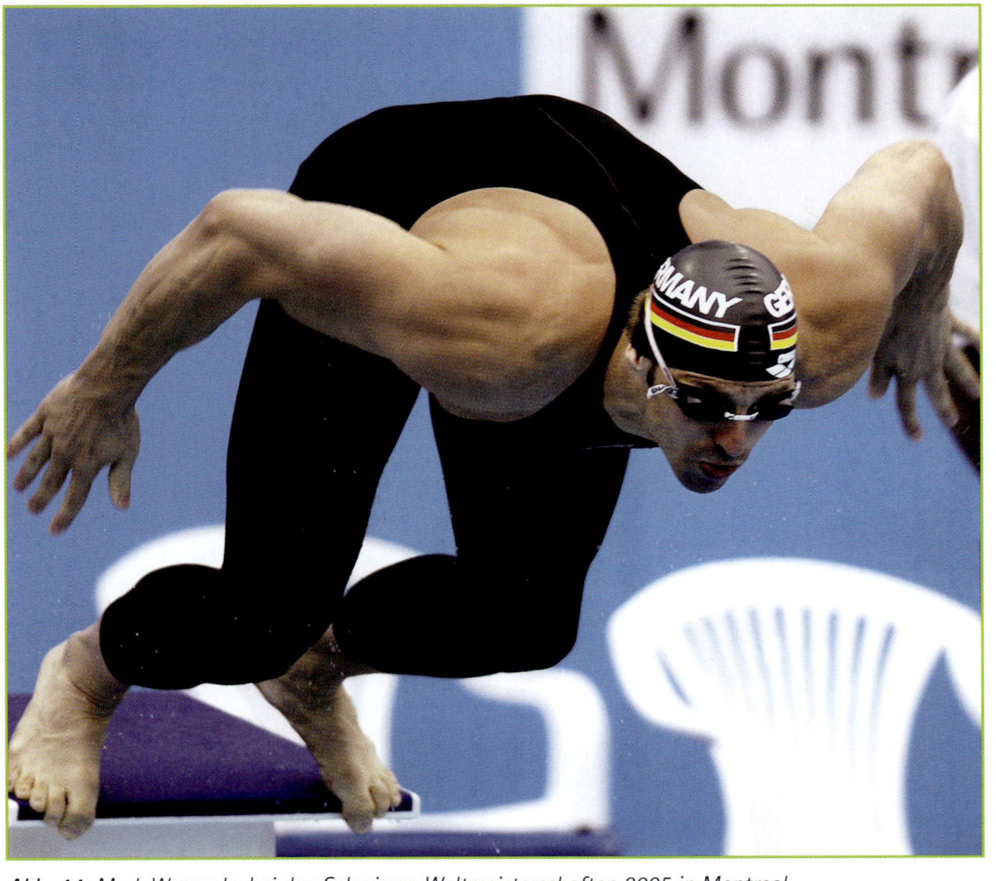

Abb. 44: Mark Warnecke bei den Schwimm-Weltmeisterschaften 2005 in Montreal

Sehr geehrter Herr Warnecke, Sie haben eine beispiellose Karriere auf der internationalen Bühne des Schwimmsports gemacht. 2005 haben Sie unter anderem Sportgeschichte geschrieben, als Sie in Montréal mit 35 Jahren als bislang ältester Schwimmer WM-Gold holten.
Welchen Anteil hat Ihrer Einschätzung nach die Ernährung am sportlichen Erfolg eines Athleten?

Die Ernährung hat einen sehr großen Anteil am Erfolg eines Sportlers. Ich selbst hatte mich früher nie richtig darum gekümmert, konnte 2005 mit Erlangen des Weltmeistertitels aber selbst feststellen, dass man seine sportliche Leistungsfähigkeit tatsächlich durch eine optimierte Ernährung und sinnvolle Zusatzsubstitution positiv beeinflussen kann.

Sie haben mittlerweile ein eigenes Diät-Konzept entwickelt.
Können Sie bitte kurz darstellen auf welchen Grundprinzipien Ihre Diät beruht?

Das Diät-Konzept besteht aus zwei Bausteinen, welche ich Ihrer Gewichtung nach aufzählen möchte. Zum einen muss eine Ernährungsumstellung erfolgen, zum anderen werden Aminosäuren während der Diät zugeführt. Die Umstellung der Ernährung und das Beseitigen des Ernährungsfehlers, der zum Übergewicht führte, ist aber der Hauptfaktor. Die Aminosäuren sollen dann helfen, die gewünschte Gewichtsreduktion, die optimal nur aus einer Fettreduktion bestehen sollte, zu unterstützen.

Welche Bedeutung haben Aminosäuren, die so genannten Bausteine des Lebens, und welche Funktionen erfüllen überhaupt Aminosäuren in unserem Körper?

Aminosäuren sind in jeder Zelle enthalten, bilden Hormone und unterstützen aktiv den Stoffwechsel und verschiedene Organfunktionen. Aminosäuren stärken das Immunsystem, optimieren Blutfett- und Blutzuckerspiegel, wirken laut aktueller Studienlage aktiv gegen Arteriosklerose, Bluthochdruck und vieles mehr.

Warum ist gerade die Zufuhr von Aminosäuren während einer Diät so wichtig?

In der Diät sollen Aminosäuren helfen, diese durch Ihre vielfältigen positiven Eigenschaften zu unterstützen.

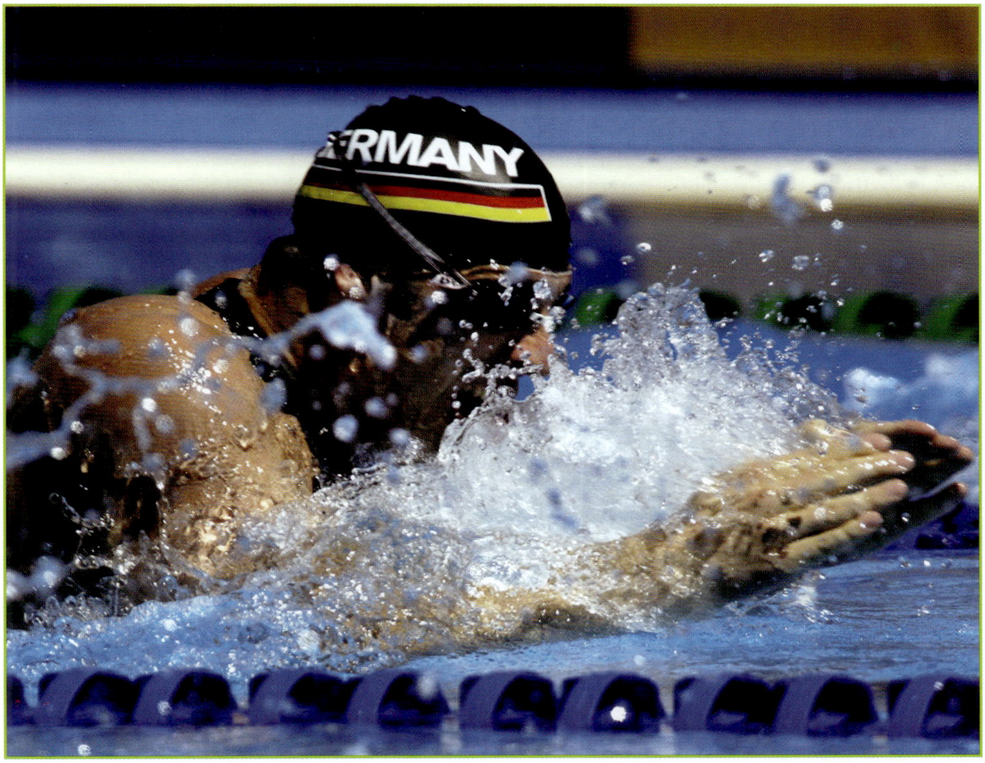

Abb. 45: Mark Warnecke – Schwimm-Weltmeister über die 50-Meter-Bruststrecke

Meiner Meinung nach sind die wissenschaftlich erwiesenen positiven Wirkungen der Aminosäuren bislang gar nicht genug umgesetzt worden. Wenn man sich intensiver mit der Wirkung von Aminosäuren auf den Organismus beschäftigt und sie ggf. selbst ausprobiert, kommt man nicht umhin, diese gerade für die Ausnahmesituationen Sport und Diät zu nutzen.
In den katabolen Stoffwechselzuständen, die man durch eine Diät bewusst provoziert, bzw. durch sportliches Training hinnehmen muss, sind die Vorteile einer Aminosäuresubstitution nicht von der Hand zu weisen. Einige Proteinpräparate, die zu einer Diät genutzt werden, haben die positive Wirkung von Proteinen bei einer Diät schon in Studien bestätigt.
Aminosäuren sind die Bestandteile von Proteinen und somit ohne lang anhaltende Verdauungsphasen schneller für den Organismus verfügbar als langkettige Proteine.
Aminosäuren haben den Vorteil, dass man sie in sehr hoher Konzentration substituieren kann, ohne Nebenprodukte wie Fett, Ballaststoffe (behindern in diesem Fall die Resorption), Purin und andere unerwünschte Begleitstoffe. Aminosäuren werden zu den diätoptimierten Mahlzeiten gegeben, um so die Nährstoffbilanz weiter zu optimieren.

Da in den Aminosäuren keine der oben aufgeführten Zusatzstoffe enthalten sein sollen, sind sie auch was die „Untermischbarkeit zu Mahlzeiten" und die Dosierungshöhe angehen, gegenüber den herkömmlichen Proteinpräparaten ganz klar im Vorteil.
Alle wissenschaftlich belegten positiven Eigenschaften von Aminosäuren, wie z.B. die besondere Bedeutung für die zelluläre Immunabwehr, Optimierung der Stickstoffbilanz usw. aufzuzählen, würde allerdings den Rahmen dieses Interviews deutlich sprengen.

Immer mehr Menschen leiden in Deutschland an Übergewicht. Altersdiabetes ist eine Erkrankung, die sich in den vergangenen Jahren sehr verjüngt hat und mittlerweile bei 12-Jährigen vermehrt auftritt.
Welchen Stellenwert hat Sport und regelmäßige körperliche Aktivität für die Prävention moderner Zivilisationskrankheiten? Kann man Krankheiten wie Altersdiabetes oder Arteriosklerose sozusagen „davonschwimmen"?

Regelmäßige körperliche Aktivität hat für die Prävention einen immens hohen Stellenwert und es ist sogar möglich, etlichen Erkrankungen bzw. den schweren Folgen dieser Erkrankungen etwas „davonzuschwimmen".
Körperliche Aktivität (Sport) kann vieles verbessern und muss in der Zukunft weiter unterstützt werden. Aber auch der Sport kann nicht alles, die Grundlage bildet immer der „gesunde" Lebensstil und vor allen Dingen die Ernährung.
Man wird nicht übergewichtig, weil einem die Knie wehtun und man keinen Sport mehr treiben kann, sondern man wird übergewichtig, weil man mehr Kalorien aufnimmt als man verbraucht! Die Reihenfolge ist also ganz klar: Erst Ernährung, dann aktiver Lebensstil, am besten natürlich beides.
Die Kinder mit Altersdiabetes setzten ein eindeutiges Zeichen. Wenn wir jetzt nicht handeln und aus „Angst" vor Investitionen für die Prävention nachgeben, werden wir, die noch etwas älter werden wollen, und unsere Kinder einem unglaublich großen Finanzierungsproblem der erkrankungsbedingten Kosten gegenüberstehen. Eine Schulung für gesunde (nicht unleckere) Ernährung, Verbot von Werbefallen (Süßigkeiten „ohne Fett") und ein sinnvoller Umgang mit Nahrungsergänzungen ist meiner Meinung nach notwendig.

Juristische und sportethische Gründe haben Sportler und Trainer in den vergangenen Jahren nicht vor unerlaubten Manipulationen zurückschrecken lassen, wie der aktuell Fall Marion Jones oder die Doping-Skandale um die Telekom-Radprofis gezeigt haben.

Sind die jüngsten Dopingfälle nur die Spitze des Eisbergs und wie sieht nach Ihrer persönlichen Einschätzung die Situation im internationalen Schwimmsport derzeit aus?

Auch das ist eine Frage, die sich nicht einfach beantworten lässt und viel Platz für Spekulationen offen hält. Ich persönlich denke, dass es durch die internationale Ungerechtigkeit bei der Dopingbekämpfung zur Zeit keine wirkliche Chancengleichheit gibt. In Deutschland sind wir schon sehr gut in der Dopingbekämpfung und lassen gerade durch häufige, unangemeldete Kontrollen wenig Spielraum für schwarze Schafe. Dennoch kann man natürlich auch bei uns noch etwas optimieren und das wird auch immer so bleiben, da dass „Dopinggeschäft" natürlich nicht ruht. Ein wichtiger Punkt zur Optimierung wäre z.B. eine deutlichere Bestrafung der Hinterleute im Dopingbusiness. Alle Menschen, die sich Fachwissen zur Umgehung der gängigen Kontroll- und Analysemöglichkeiten aneignen und dies direkt oder indirekt anwenden sind viel, viel schlimmer als ein erwischter Sportler! Wissenschaft zu betreiben, um zu betrügen, wie soll man das ethisch vertreten? Ohne die „Fachleute" im Hintergrund wäre ein Betrug, wie im Radsport gezeigt, kaum möglich gewesen, denn Sportler kommen nicht auf genaue gerade nicht detektierbare Konzentrationen oder auf chemisch wirkungsvolle Verschleierungsmethoden einfach nur so. Natürlich gibt es einen Markt für im Dopinglabor nicht auffindbare Designerdrogen, es gibt aber auch zu geringe Strafen für die Hersteller, Vertreiber und involvierte Zwischenglieder, wie z.B. Betreuer und Ärzte!

Ist es heute im Schwimmsport überhaupt noch möglich, ohne Doping Olympiasieger zu werden?

Ja! Begründung: vor 30 Jahren wäre keiner die Zeiten von heute geschwommen, egal mit was für einer Droge. Anabolika waren bekannt und damals teilweise auch systematisch verabreicht worden, dennoch geht die Weltrekordentwicklung weiter. Anabolika zählen auch heute noch im Schwimmen zu den potentesten verbotenen Dopingmitteln.

Natürlich reden wir heute vielfach von Epo, dies ist aber z. B. im Kurzstreckenbereich von untergeordneter Bedeutung und Wachstumshormon ist nicht das, was theoretisch so viel besser wirkt als Anabolika, um die Leistungsentwicklung alleine zu begründen. Trainingssteuerung und Professionalisierung des Schwimmsports sind in der Gesamtentwicklung viel entscheidender.

Zur Professionalisierung gehört in den Bereichen natürlich auch die Tatsache, dass die Athleten, zumindest international, von den Werbeeinnahmen leben können und sich so voll auf den Sport konzentrieren. Allein das bewirkt schon eine ganz andere Fokusierung auf den „Job". Sport ist heute kein Hobby mehr und wenn ja, wie es bei mir war, dann eckt man unentwegt an.

Lieber Herr Warnecke, ich bedanke mich ganz herzlich für das interessante Interview.

Kurzvita

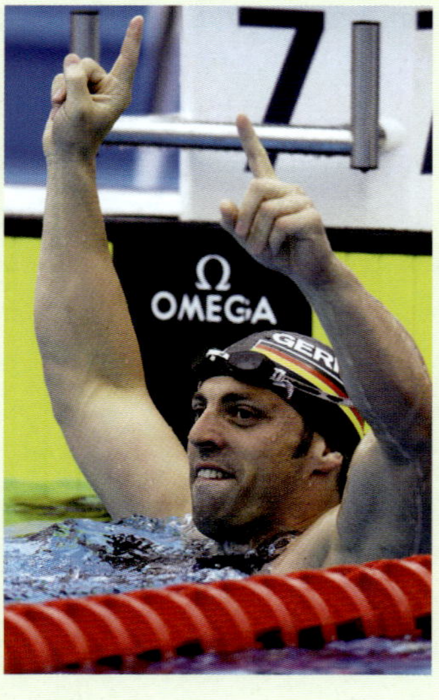

Mark Warnecke, geboren am 15.02.1970 in Bochum. Arzt, Ernährungsmediziner. 10 deutsche Meistertitel in Folge über 50 m Brust, insgesamt 21 deutsche Rekorde

- ✔ 25 internationale Medaillen bei Europameisterschaften, Weltmeisterschaften und Olympischen Spielen
- ✔ 3 Weltrekorde und 1 Weltbestzeit, zusätzlich eigenen Weltrekord 3-mal egalisiert, 7 Europarekorde
- ✔ Ältester Schwimmweltmeister aller Zeiten mit 35 Jahren
- ✔ Bestzeiten: 50 m Brust 0:27,44 min (2005: deutscher Rekord), 100 m Brust 1:01,33 min (1996)
- ✔ Größte Erfolge: Weltmeister 1995, 2000 und 2005, Olympia 3. 1996: 100 m Brust
- ✔ 4 Olympiateilnahmen

L-Arginin und L-Ornithin

L-Arginin ist eine basische und mit vier Stickstoffatomen die stickstoffreichste Aminosäure. Da die körpereigene Synthese im wachsenden Organismus (bei Säuglinge, Kleinkindern) nicht ausreichend ist, zählt L-Arginin zu den semiessenziellen Aminosäuren. Beim gesunden Erwachsenen wird L-Arginin vor allem in der Niere, aber auch in anderen Organen und Blutzellen über den Harnstoffzyklus (→ Abbau von Ammoniak) aus Citrullin gebildet. L-Ornithin ist ein Produkt des Harnstoff-Zyklus, in dem es bei der Abspaltung von Harnstoff aus Arginin ensteht.

Wichtige Aufgaben und Funktionen

Harnstoff-Zyklus: Entgiftung von Ammoniak, Erniedrigung der Ammoniakspiegel im Blut
Ein Teil des täglich im Körper beim Abbau von Aminosäuren anfallenden Ammoniaks wird zur Biosynthese stickstoffhaltiger Verbindungen genutzt. Der Rest wird, da Ammoniak ein starkes Zellgift ist, unter Energieverbrauch in Harnstoff umgewandelt und danach über die Nieren ausgeschieden. Die für diesen ausschließlich in der Leber ablaufenden Prozess notwendigen Reaktionen, an denen L-Arginin wesentlich beteiligt ist, bilden den so genannten Harnstoffzyklus (siehe Abb. 46). L-Ornithin wird als Ornithinaspartat zur Förderung der Entgiftungsleistung bei Lebererkrankungen eingesetzt.

Vorstufe des gasförmigen Neurotransmitters Stickstoffmonoxid (NO)
L-Arginin ist die Vorstufe des gasförmigen Neurotransmitters Stickstoffmonoxid (NO), der in den Endothelzellen gebildet wird und eine Gefäßerweiterung auslöst (siehe Abb. 47). Eine äußerst wichtige Rolle übernimmt Stickstoffmonoxid (NO) daher im Herz-Kreislauf-System, vor allem bei der Regulation des Gefäßspannung und des Blutdrucks. Stickstoffmonoxid (NO) ist die potenteste bekannte gefäßerweiternde Substanz. Es hemmt die Verklumpung der Thrombozyten, die Anlagerung von weißen Blutzellen an die Gefäßwand sowie das Wachstum glatter Muskelzellen in den Gefäßwänden. Da Stickstoffmonoxid (NO) den Prozessen der Gefäßverkalkung entgegenwirkt, wird es auch als antiatherogen wirkende Substanz bezeichnet. Eine Reihe von kardiovaskulären Erkrankungen wie Bluthochdruck, Hypercholesterinämie oder Herzinsuffizienz sind mit einem Mangel an Stickstoffmonoxid (NO) und einer gestörten Funktion des Endothels (= Endotheliale Dysfunktion) verbunden (Endothel = Tapete der Gefäße).

Immunkompetenz
L-Arginin kann in hoher Dosierung (z.B. 30 g L-Arginin/d) die zelluläre Immunantwort verbessern und die Aktivität der Lymphozyten und natürlichen Killerzellen steigern. Auch dabei spielt Stickstoffmonoxid (NO) als Regulator der Immunfunktion eine zentrale Rolle.

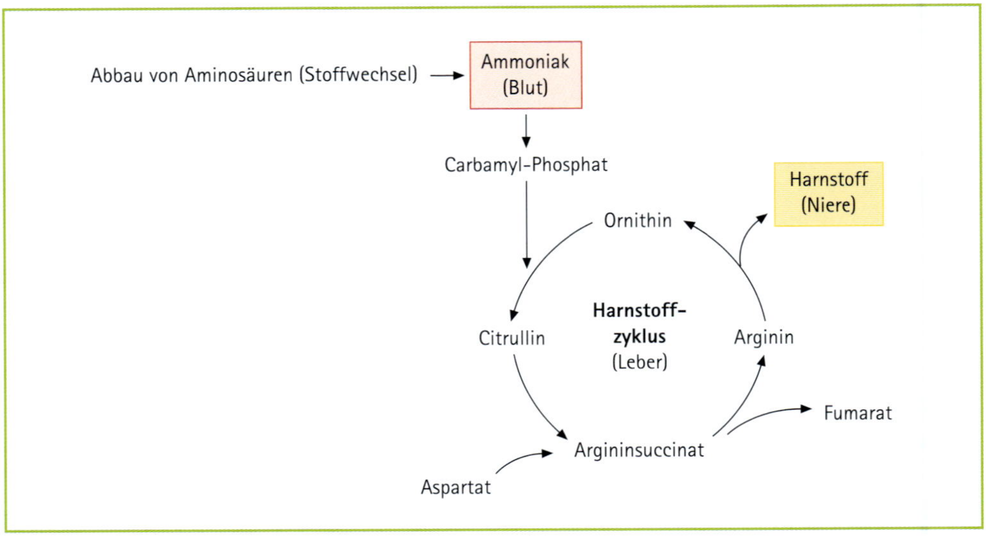

Abb. 46: L-Arginin und Harnstoffzyklus (Ammoniak-Entgiftung)

Kollagensynthese/Wundheilung

L-Arginin stimuliert die Kollagensynthese. In klinischen Studien wurde nicht nur die Immunantwort, sondern auch die Wundheilung durch Arginingaben von 20 bis 30g/d über einen Zeitraum von 1 bis 2 Wochen verbessert.

Freisetzung von Wachstumshormon

L-Arginin und L-Ornithin steigern in hohen Dosen die Ausschüttung verschiedener Hormone wie Wachstumshormon (Somatropin), Insulin, Prolaktin und Glucagon. So werden beispielsweise Infusionen von 15 bis 30 g L-Arginin zur Überprüfung der Wachstumshormon-Freisetzung der Hypophyse (Hirnanhangdrüse) eingesetzt. In Kraftsportarten wird seit einigen Jahren vermehrt auf Arginin-haltige Präparate zurückgegriffen, die allerdings aufgrund der viel zu niedrigen Dosierung (z. B. 5 g L-Arginin/d) keinen Effekt auf die Ausschüttung von Wachstumshormon haben dürften.

Weitere Funktionen

Zu den weiteren Funktionen des L-Arginins gehören u. a. die Synthese von Kreatin (Kreatinphosphat = Energiespeicherform im Skelettmuskel) und von wachstumsregulierenden Polyaminen wie Spermin. Spermin wird in der Prostata gebildet und wirkt unter anderem stabilisierend auf die Spermien-DNA.

Lebensmittel	L-Arginin-Gehalt pro 100 g
Gelatine	6,4 g
Pinienkerne	4,5 g
Kürbiskerne	3,5 g
Erdnüsse	3,2 g
Rindfleisch	1,9 g

Tab. 115: L-Arginin-Gehalt in Lebensmitteln

Versorgung, Bedarf, Mangel

Bei einer ausgewogenen mitteleuropäischen Diät wird L-Arginin mit der Nahrung in einer Menge von etwa 3 bis 6 g pro Tag aufgenommen. Dabei ist L-Arginin reichlich in Nüssen, Samen, Hülsenfrüchten und rotem Fleisch vorhanden.

Erkrankungen und Umstände, die mit einem erhöhten Bedarf an L-Arginin einhergehen können:

- ✔ Erhöhter Bedarf: Säuglinge, Kleinkinder
- ✔ Ernährung: Mangel-/Fehlernährung
- ✔ Erkrankungen: Herz-Kreislauf-Erkrankungen (z. B. Bluthochdruck), Diabetes mellitus, chronische Niereninsuffizienz, Krebserkrankungen, genetisch bedingte Enzymdefekte, Blutvergiftung (Sepsis), Operationen, Polytrauma, schwere Verletzungen
- ✔ Stoffwechsel: Oxidativer Stress (→ vermehrte Inaktivierung von NO durch freie Sauerstoffradikale unter Bildung von Peroxynitrit)

Kurzinfo

Wichtige Hinweise

1. Dosierung: Effekte einer Supplementierung von L-Arginin sind erst bei Dosierungen von mehreren Gramm pro Tag zu erwarten, so dass generell auf eine ausreichend hohe Dosierung geachtet werden sollte.

2. Antioxidanzien: In der begleitenden Behandlung von Herz-Kreislauf-Erkrankungen sollte L-Arginin nicht allein, sondern immer in Kombination mit Folsäure und Antioxidanzien eingenommen werden, da oxidativer Stress zu einer raschen Inaktivierung von Stickstoffmonoxid (NO) führen kann und die Bildung aggressiver Stickstoffspezies (z.B. Peroxynitrit) fördert.

3. Labordiagnostik: Die labormedizinische Erfassung von Laborparametern wie ADMA, Homocystein und oxidativem Stress ist zusätzlich sinnvoll.

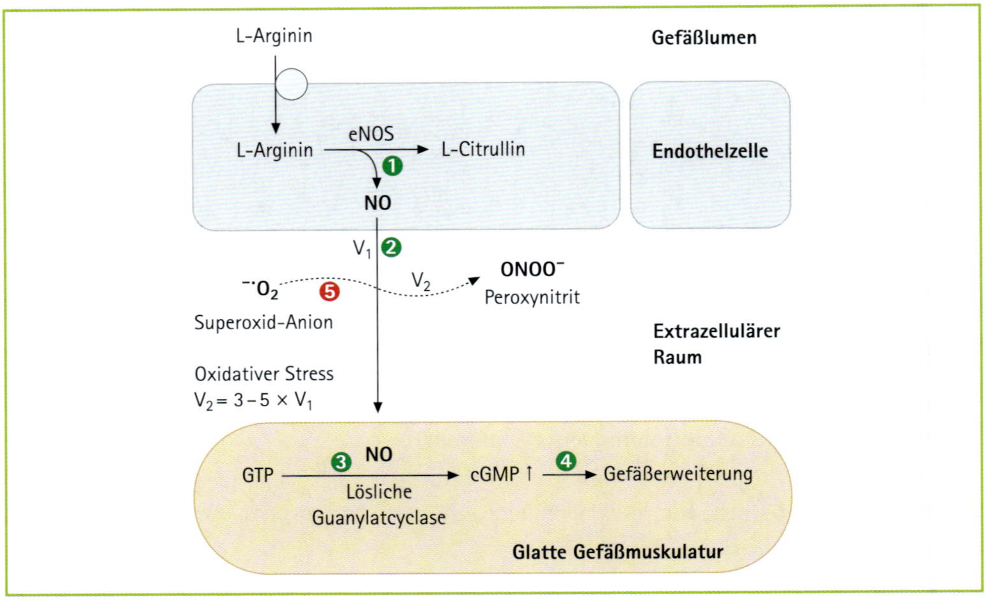

Abb. 47: Bildung von Stickstoffmonoxid (NO) aus L-Arginin

Mögliche Mangelsymptome:

- ✔ Blut: Erniedrigte Blutspiegel an L-Arginin (< 100 µmol/l), erhöhte Blutspiegel an ADMA und/oder an Ammoniak (Hyperammonämie)
- ✔ Haut: Wundheilungsstörungen
- ✔ Herz-Kreislauf-System: Störungen der Gefäßfunktion (endotheliale Dysfunktion), erhöhtes Risiko für Herz-Kreislauf-Erkrankungen
- ✔ Immunsystem: Infektanfälligkeit, unterdrückte Immunantwort.

Anwendungsgebiete für L-Arginin (Auswahl)

Sport

Im Leistungssport, insbesondere in Kraftsportarten (z.B. Gewichtheben, Bodybuilding) wird Arginin in Dosierungen von täglich 10 bis 20 g (auch in Kombination mit 5 bis 10 g Ornithin) zur Steigerung der Wachstumshormonfreisetzung aus der Hypophyse eingesetzt. Dadurch sollen der Muskelaufbau und der Fettabbau gesteigert sowie der Erhalt der bereits vorhandenen Muskelmasse unterstützt werden. Arginin stabilisiert beim Sportler zudem die Immunantwort. Es wird empfohlen, Arginin jeweils eine Stunde vor dem Training und vor dem Schlafengehen auf nüchternen Magen einzunehmen. Um eventuelle Nebenwirkungen wie Übelkeit zu minimieren, sollte man mit etwa 25 % der empfohlenen Tagesdosis beginnen.

Asymmetrisches Dimethylarginin (ADMA) – ein neuer kardiovaskulärer Risikofaktor

Unter physiologischen Bedingungen wird L-Arginin in den Endothelzellen durch das Enzym endotheliale NO-Synthase (eNOS) in Stickstoffmonoxid (NO) umgewandelt. Das Stoffwechselprodukt asymmetrisches Dimethylarginin (ADMA) kann die endotheliale NO-Synthase (eNOS) hemmen. Dadurch werden die Synthese und die gefäßschützenden Effekte von NO stark beeinträchtigt (z. B. Gefäßerweiterung). ADMA wird daher seit kurzem als unabhängiger und neuer Risikofaktor für kardiovaskuläre Erkrankungen angesehen.

Erhöhte ADMA-Plasmaspiegel finden sich z. B. bei Hypercholesterinämie, erhöhten Homocysteinblutspiegeln (Hyperhomocysteinämie), Diabetes mellitus, peripherer arterieller Verschlusskrankheit (pAVK), Schwangerschaftsbluthochdruck (Präeklampsie), erektiler Dysfunktion und Niereninsuffizienz. Das Gleichgewicht zwischen ADMA und L-Arginin kann durch Erhöhung der L-Argininblutspiegel wiederhergestellt werden.

Herz-Kreislauf-Erkrankungen (z.B. Bluthochdruck, Herzinsuffizienz)

Bei verschiedenen kardiovaskulären Erkrankungen ist eine ausreichende Verfügbarkeit von Stickstoffmonoxid (NO) in der Gefäßwand häufig nicht mehr gewährleistet. Dafür ist neben erhöhten Homocysteinspiegeln und oxidativem Stress auch das Stoffwechselprodukt ADMA (asymmetrisches Dimethylarginin, siehe Kasten) verantwortlich. Die Supplementierung von L-Arginin (z.B. 3x3 g L-Arginin/d, p.o.) wirkt diesen Störungen entgegen und kann bei Patienten mit Bluthochdruck die Durchblutung und Sauerstoffversorgung der Gefäße verbessern sowie die erhöhten Blutdruckwerte moderat senken. Verschiedene Studien an Patienten mit Herzinsuffizienz und Angina Pectoris beschreiben eine Verbesserung der Belastungskapazität und des koronaren Blutflusses durch L-Arginin.

Erektile Dysfunktion

Bei der erektilen Dysfunktion entspannen und füllen sich die Schwellkörper im Penis nicht stark genug. Die Ursache hierfür ist u. a. ein Mangel und/oder eine ungenügende Aktivität des Botenstoffes cGMP, der nur bei guter Verfügbarkeit von NO ausreichend gebildet wird. Stickstoffmonoxid (NO) reguliert den Blutfluss im Schwellkörper und fördert hierüber die Peniserektion (siehe auch Abb. 47).
So komplex und vielschichtig der Ablauf einer Erektion ist, so vielfältig können die Ursachen von Erektionsstörungen sein. Dabei spielen sowohl psychische (z. B. Stress) als auch organische Faktoren (z. B. Bluthochdruck, Diabetes mellitus, Rauchen) eine Rolle.

Zur medizinischen Behandlung der erektilen Dysfunktion steht mittlerweile eine Palette von Behandlungsmöglichkeiten zur Verfügung. Sie reichen von effektiven Schwellkörper-

Kurzinfo

L-Arginin und Pycnogenol

In einigen Studien an Männern mit erektiler Dysfunktion führte die Einnahme des NO-Vorläufers L-Arginin (z.B. 5 g L-Arginin, auf nüchternen Magen, 1-2 h vor der sexuellen Aktivität) zu einer subjektiven Verbesserung der Sexualfunktion. Die gefäßerweiternde Wirkung des L-Arginins kann durch die Kombination mit pflanzlichen Antioxidanzien unterstützt werden. So konnte in einer Anwendungsbeobachtung an 40 Männern mit Erektionsstörungen (Alter: 25 bis 45 Jahre) die Einnahme von 1,7 g L-Arginin zusammen mit 120 mg Pycnogenol über einen Zeitraum von 3 Monaten die erektile Dysfunktion deutlich verbessern.

injektionen über die Harnröhre, hydraulischen Penisprothesen bis hin zu Medikamenten mit Erektionsauslösender Wirkung (z.B. Sildenafil).

Auch Mikronährstoffe und sekundäre Pflanzenstoffe, die einen positiven Effekt auf die Durchblutung und die Gefäßfunktion haben, wie L-Arginin (bei Bedarf z.B. 2 x 2 g L-Arginin/d, p.o.), pflanzliche Antioxidanzien (z.B. Pycnogenol) und Omega-3-Fettsäuren können bei Erektionsstörungen, insbesondere wenn Durchblutungsstörungen im Spiel sind, hilfreich sein. Bemerkenswert ist, dass derzeit diskutiert wird, ob ein Mangel an L-Arginin beim Mann zu einer geringeren Spermienanzahl und -beweglichkeit und damit möglicherweise auch zu Fruchtbarkeitsstörungen beitragen kann.

Einnahme und Nebenwirkungen

Einnahme: Tagesdosis über den Tag verteilt, zwischen den Mahlzeiten. Die Kombination mit Folsäure und Antioxidanzien kann die Wirksamkeit verbessern.

Nebenwirkungen: In hoher Dosierung (> 6 g L-Arginin/d) können gastrointestinale Störungen (z.B. Durchfall), Schlafstörungen, erhöhte Reizbarkeit und gesteigerte Libido auftreten. Bei hartnäckigen Herpes-Infektionen sollte L-Arginin nicht ergänzt werden (→ Aktivierung latenter Herpesinfektion möglich).

Wechselwirkungen: Langfristige hohe Dosen von L-Arginin können die Resorption der Aminosäure L-Lysin verschlechtern und die Ausscheidung von L-Lysin mit dem Harn steigern. Die Wirkung blutdrucksenkender Arzneimittel wie Nitraten, Sildenafil und Vardenafil (NO-Donatoren) wird durch L-Arginin verstärkt.

Leucin, Isoleucin und Valin – die VKAS (Verzweigtkettige Aminosäuren)

Die verzweigtkettigen Aminosäuren (VKAS) Leucin, Isoleucin und Valin gehören zu den essenziellen Aminosäuren und können vom menschlichen Organismus nicht synthetisiert werden. Sie machen mehr als 50 % der über die Nahrung zugeführten Aminosäuren aus. Die Aufnahme der VKAS ist unentbehrlich für den Aufbau der Muskelmasse. Verzweigtkettige Aminosäuren, insbesondere Leucin, stimulieren die Insulinsekretion. Leucin, Isoleucin und Valin werden überwiegend in der Muskulatur und im Fettgewebe abgebaut. Unter Stressbedingungen werden sie vermehrt verbraucht. Insulin fördert die Aufnahme der verzweigtkettigen Aminosäuren in die quergestreifte Muskulatur und damit die Muskelproteinsynthese (anaboler Effekt). Die höchsten Konzentrationen findet man in der Skelettmuskulatur und im Herzmuskel.

Die Proteinbiosynthese in der Muskulatur wird durch verzweigtkettige Aminosäuren gesteigert und der Proteinabbau reduziert. Besonders im Sport tragen die VKAS zur Energiegewinnung bei. Ein Mangel an diesen drei Aminosäuren fördert die Aufnahme von Tryptophan ins Gehirn, das über eine vermehrte Bildung von Serotonin zur Ermüdung führt. Die Hemmung der Serotoninbildung macht man sich therapeutisch beim hepatischen Koma zunutze.

Bedarf

Erwachsene haben einen durchschnittlichen täglichen Bedarf von 14 mg Leucin pro kg Körpergewicht (KG), 10 mg Isoleucin pro kg KG und 11 bis 14 mg Valin pro kg KG. In der Wachstumsphase und im Kindesalter ist der Bedarf an verzweigkettigen Aminosäuren deutlich erhöht. So haben Kleinkinder einen täglichen Bedarf von etwa 153 mg Leucin pro kg KG, 111 mg Isoleucin pro kg KG und 95 mg Valin pro kg KG.

Mögliche Ursachen für einen Mangel/erhöhten Bedarf:

- ✔ Ernährung: Eiweißmangelernährung, Reduktionsdiäten
- ✔ Stress: Physischer und psychischer Stress
- ✔ Sport: Ausdauer- und Kraftsport
- ✔ Lebererkrankungen: Leberzirrhose mit hepatischer Enzephalopathie, hepatisches Koma
- ✔ Katabolie: Polytrauma, Sepsis

Tab. 116: Nahrungsmittel, die reich an verzweigtkettigen Aminosäuren sind

Nahrungsmittel	Isoleucingehalt (g/100 g)	Leucingehalt (g/100 g)	Valingehalt (g/100g)
Brathuhn	1,29	1,78	1,18
Erdnüsse	1,23	2,03	1,45
Rindfleisch (Filet)	1,22	1,98	1,33
Thunfisch in Öl	1,17	1,74	1,26
Hühnerei	0,93	1,26	1,12
Haferflocken	0,61	1,13	0,81

Mögliche Folgen/Mangelsymptome:

- ✔ Muskelproteinabbau
- ✔ Sport: Muskelschwäche, schlechte Ausdauerleistung, verlängerte Regeneration nach Belastungen
- ✔ Kachexie (körperliche Auszehrung): negative Stickstoffbilanz
- ✔ Gestörte Ammoniakentgiftung
- ✔ Störung des Aminosäurenhaushaltes (Verhältnis von VKAS zu aromatischen Aminosäuren)
- ✔ Funktionsstörungen im Gehirn (Störungen der Neurotransmission)

VKAS im Sport – antikataboler Schutz

Die verzweigtkettigen Aminosäuren Leucin, Isoleucin und Valin werden bei lang andauernder Belastung in Glucose umgewandelt und stabilisieren auf diesem Weg den Energie- und Zuckerhaushalt des Sportlers. Im Rahmen der Zuckerneubildung aus Nicht-Kohlenhydraten (Gluconeogenese) in der Leber liefern Valin, Leucin und Isoleucin das Stickstoffgerüst für die Pyruvatbildung. Neben Alanin und Glutamin tragen die glukogenen VKAS im Zustand des Glykogenmangels wesentlich zur Glucoseproduktion in der Leber bei und helfen für eine bestimmte Zeit, den Blutzuckerspiegel zu sichern. Sie liefern in Extremsituationen bei ihrem Abbau bis zu 10% der Energie (171). Aus 1 g Aminosäure entstehen dabei im Stoffwechsel etwa 0,6 g Glucose.

Bei intensiver körperlicher Belastung (z. B. Marathonlauf, Schwimmen) nimmt die Konzentration von Leucin, Isoleucin und Valin durch gesteigerten oxidativen Abbau im Plasma und der Muskulatur deutlich ab (165). Die erniedrigten Plasmakonzentrationen an verzweigtkettigen Aminosäuren erleichtern zudem die Tryptophanaufnahme ins ZNS und dort die Bildung des Neurotransmitters Serotonin. Serotonin wirkt schlafanstoßend und kann demnach zu vorzeitiger Ermüdung führen. Die Gabe von verzweigtkettigen Aminosäuren steigert beim Sportler die Muskelproteinsynthese, verringert den Muskelabbau und beugt einer vorzeitigen Ermüdung vor. Bevorzugt muskelaufbauend wirken VKAS in einem ausge-

Effekte der verzweigtkettigen Aminosäuren Leucin, Isoleucin und Valin im Sport

- ✔ Verbessern die Energiegewinnung im Ausdauersport
- ✔ Verringern die Bildung von Milchsäure (Laktat)
- ✔ Verringern die Ammoniakbelastung (zögern mentale Ermüdung heraus)
- ✔ Unterstützen den Muskelaufbau
- ✔ Wirken einem Abbau von Muskelmasse bei lang andauernder Belastung entgegen (antikataboler Effekt) und
- ✔ Fördern die Ausschüttung von Wachstumshormon.

wogenen Verhältnis (60 % Leucin, 20 % Valin, 20 % Isoleucin). In verschiedenen Studien an Sportlern zeigte die Aufnahme von 4 bis 16 g VKAS beim Marathonlauf und 40-km-Zeitfahren einen leistungssteigernden Effekt (166, 167). Zusätzlich wurde nachgewiesen, dass die Aufnahme von verzweigtkettigen Aminosäuren bereits während der Langzeitbelastung oder des Höhentrainings zu einer Leistungsverbesserung führt (168, 169).

VKAS und Glutamin

Intensive Ausdauerbelastungen steigern den Bedarf an Glutamin. Da der Pool freier Aminosäuren begrenzt ist, werden neben den verzweigkettigen Aminosäuren auch Immun- und Strukturproteine energetisch abgebaut. Hoch belastete Athleten zeigen eine Abnahme der Immunglobuline, insbesondere des IgG. Die Aminosäure Glutamin bildet ein bevorzugtes Substrat für die Lymphozyten und damit für die Immunzellen. Durch die Verwertung verzweigtkettiger Aminosäuren kann die Muskulatur vermehrt Glutamin bilden und freisetzen. In Untersuchungen an Triathleten wurde nach der sportlichen Belastung ein Abfall des Glutaminspiegels im Blut von etwa 23 % beobachtet. Durch die Supplementierung von täglich 6 g VKAS über einen Zeitraum von 30 Tagen und direkt vor dem Wettkampf konnte der Abfall des Glutamins komplett verhindert werden. Gleichzeitig war als Zeichen der verbesserten Immunkompetenz der Athleten eine Steigerung der Lymphozytenproliferation und Interleukin-Produktion nachweisbar. Gegenüber Plazebo reduzierte die Einnahme der verzweigtkettigen Aminosäuren Leucin, Isoleucin und Valin die Infektanfälligkeit um 34 % (169, 170).

Vor dem Training eingenommen fördern VKAS die Ausdauerleistung. Nach dem Training beschleunigen sie die Regeneration. Auch die Laktat-Konzentration im Muskel wird durch VKAS verringert. Im Ausdauersport werden vor und nach dem Training 4 bis 5 g VKAS empfohlen.

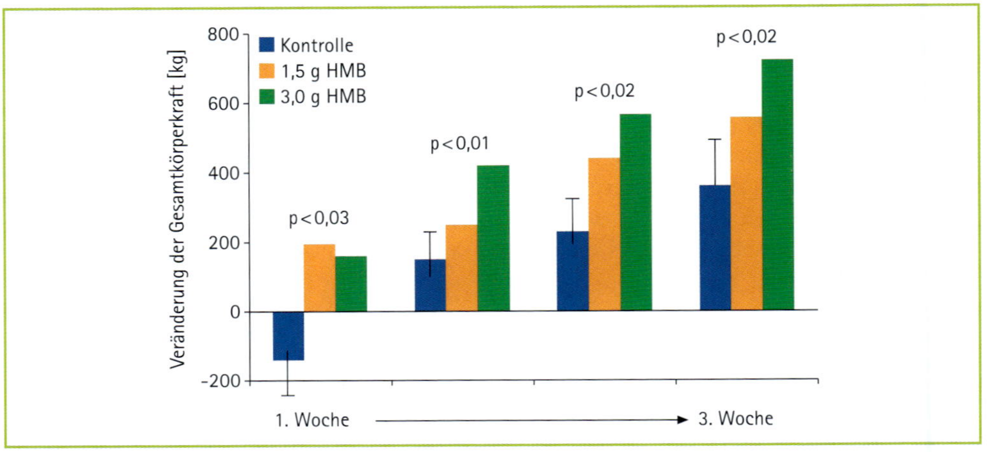

Abb. 48: Zunahme der Gesamtkörperkraft über einen Zeitraum von 3 Wochen unter der Einnahme von Calcium-β-hydroxy-β-methylbutyrat (HMB). (Nach Lit. 172)

Aminosäuregemische aus Valin, Leucin, Isoleucin, Lysin, Arginin und Ornithin können auch zu einem Anstieg der basalen Cortisol- und Testosteronkonzentration führen. In neueren Untersuchungen führte die Gabe eines Aminosäuregemisches aus 100 mg/kg Arginin, 80 mg/kg Ornithin und 140 mg/kg VKAS (50 % Leucin, 25 % Isoleucin und 25 % Valin) zu einem signifikanten Anstieg der die Hypophyse zentral steuernden Hormone (ACTH, LH, FSH und GRH) (171a).
In einer aktuellen plazebokontrollierten Doppelblindstudie prüften Hottenrott und Neumann die Wirkung eines speziellen Aminosäuregemisches mit hohem Anteil an VKAS auf die Ausdauerleistung bei 40 aktiven Radsportlern. Während des gesamten Untersuchungszeitraumes von 28 Tage wurden täglich 10 g Aminosäuremischung oder Plazebo in einem randomisierten Doppelblindverfahren verabreicht. An den Trainings- und Untersuchungstagen nahmen die Sportler 30 Minuten vor und unmittelbar nach dem Rad fahren jeweils 5 g Aminosäuremischung mit 0,2 Liter Wasser ein. Die Ausdauerleistung wurde auf dem Radergometer im Dauertest bei einer Wattleistung an der 4-mmol/l-Laktatschwelle ermittelt. Nach 4 Wochen verlängerte sich die Dauerleistung signifikant um 21 % bei der Verumgruppe gegenüber 10 % in der Plazebogruppe (siehe Abb. 49).

β-Hydroxy-β-methylbutyrat (HMB)

β-Hydroxy-β-methylbutyrat (HMB) entsteht als Stoffwechselzwischenprodukt beim Abbau der verzweigkettigen Aminosäure Leucin. Etwa 2 bis 10 % des abgebauten Leucins werden hauptsächlich in der Leber über α-Ketoisokaproat zu HMB metabolisiert. HMB wirkt muskelabbauenden, so genannten katabolen Prozessen entgegen. Darüber hinaus scheint HMB bei

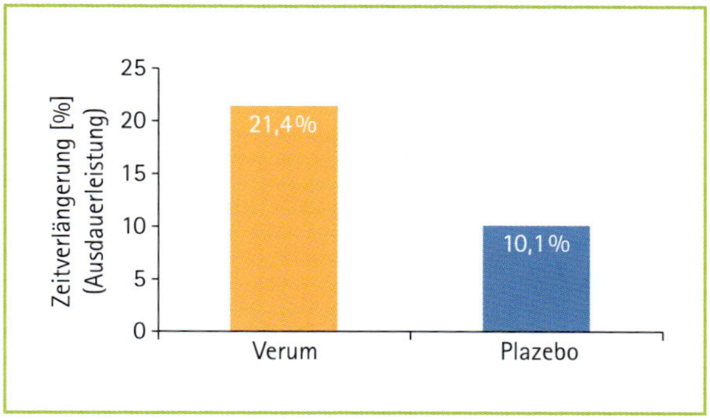

Abb. 49: Einfluss eines Aminosäuregemisches auf die Ausdauerleistung an der 4 mmol/l Laktatschwelle. Dosierung: 5 g Aminosäuren, 30 min vor und unmittelbar nach der Belastung (insgesamt 2 x 5 g mit je 0,2 l Wasser). Zeitraum: 4 Wochen. Probanden: 40 aktive Radsportler

hoher Belastung muskuläre Schäden zu verringern und gleichzeitig den Wiederaufbau geschädigter Strukturen zu beschleunigen, was letztendlich mit einer Zunahme der Muskelmasse verbunden ist.
In Studien an Kraftsportlern führte die Aufnahme von 1,5 oder 3 g HMB pro Tag zu einem signifikanten Anstieg der fettfreien Körpermasse, einer signifikanten Abnahme des Proteinabbaus (Proteolyse) und deutlichen Kraftzunahme (Abb. 48) (172, 173, 174). Bei Radsportlern zeigt HMB einen positiven Einfluss auf die Ausdauerleistungsfähigkeit (175). In den bisher vorliegenden Studien an gesunden Menschen wurden auch bei Dosierungen von 3 bis zu 6 g HMB täglich über mehrere Wochen keine Nebenwirkungen festgestellt. Die Gesamttagesdosis wird in der Regel auf etwa 4 Einzeldosen (z.B. à 750 mg) über den Tag verteilt.

L-Glutamin

Die bedingt essenzielle Aminosäure L-Glutamin weist von allen Aminosäuren die höchsten Konzentrationen im Blut und in der Muskulatur auf. Mit einem Anteil von über 60 % an der Gesamtmenge der Aminosäuren ist Glutamin die mengenmäßig überwiegende Aminosäure im Körper.

Wichtige Aufgaben und Funktionen

Alle sich schnell teilenden Zellen, besonders die Zellen des Immunsystems und der Darmschleimhaut, sind zwingend auf eine ausreichende Versorgung mit Glutamin angewiesen. Ein Glutaminmangel beeinträchtigt daher die Immunfunktion und führt zu Funktionsstörungen des Dünndarms. Wer gut mit Glutamin versorgt ist, sorgt für eine gute Regeneration und eine intakte Darmschleimhaut (Abb. 50).
Glutamin ist neben den VKAS ein sehr wichtiger Baustein für den Aufbau und den Erhalt der Muskelmasse. Der Blutzuckerspiegel wird durch Glutamin stabilisiert, das Lang- und Kurzzeitgedächtnis sowie die Konzentrationsfähigkeit verbessert. Glutamin ist zudem ein wichtiger Vorläufer des bedeutendsten körpereigenen Antioxidanz L-Glutathion.

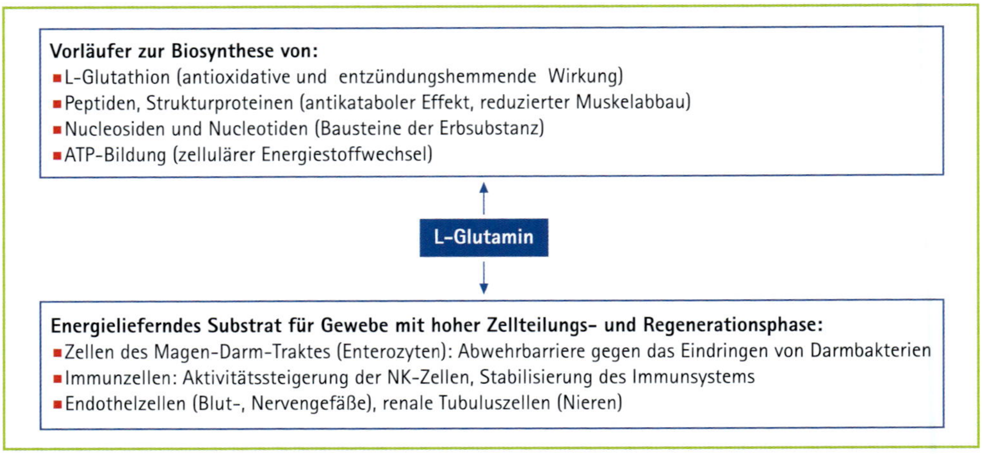

Abb. 50: L-Glutamin – wichtige Stoffwechselfunktionen (Auswahl)

Dünndarm und Immunsystem

Die Zellen der Dünndarmschleimhaut verbrennen bis zu 70% des aufgenommenen Glutamins. Für den Dünndarm ist Glutamin der primär energieliefernde Nährstoff und unentbehrlich zur Aufrechterhaltung der normalen Darmfunktionen. Bei Glutaminmangel ist die natürliche Darmfunktion gestört. Krankmachende Keime und allergene Substanzen können dann leichter in den Körper eindringen.
Schwere Verletzungen, Operationen, Verbrennungen und akute Infektionen führen zu einer ausgeprägten Verarmung des Körpers an Glutamin. Besonders betroffen ist die Muskulatur, die als Hauptspeicher bis zu 50% an freiem Glutamin verliert (katabole Stoffwechsellage). Glutaminmangel schwächt das Immunsystem und steigert die Infektanfälligkeit.

Muskulatur und Wachstumshormon

Glutamin hat eine Schlüsselfunktion im Stoffwechsel der Muskulatur. Es wird in den Muskeln synthetisiert und bei erhöhtem Bedarf (z.B. akute Infektionen, Fieber, starke körperlicher Belastung) vermehrt freigesetzt. Die Glutaminkonzentrationen im Blut werden auf Kosten der Muskelkonzentrationen aufrechterhalten. Eine ausreichende Versorgung mit Glutamin steigert unter körperlicher Belastung das Muskelwachstum, beugt dem Abbau von Muskelprotein vor und verzögert die Ermüdung der Muskulatur. Glutamin stimuliert wie auch Arginin die Freisetzung von Wachstumshormon in der Hypophyse (177). Für eine effektive Wachstumshormon-Freisetzung sind allerdings im Vergleich zu L-Arginin schon geringe Mengen von 2 g L-Glutamin ausreichend.

Bedarf und Mangel

Mögliche Ursachen für einen Mangel/erhöhten Bedarf:

- ✔ Mangelernährung
- ✔ Chemotherapie (z.B. 5-Fluorouracil)
- ✔ Mangel an Cystein
- ✔ Erhöhter Bedarf: Frühgeborene, extreme körperliche Belastung (z.B. Leistungssport)
- ✔ Kataboler Stoffwechsel: AIDS/HIV, CED, akute Infektionen, Leber-/Nierenerkrankungen, Kachexie, Knochenmarkstransplantationen, Polytrauma, Kurzdarmsyndrom, Pankreatitis, Sepsis, SIRS, Verbrennungen
- ✔ Schädel-Hirn-Trauma

Mögliche Folgen/Mangelsymptome:

- ✔ Abfall der körperlichen Leistungsfähigkeit, Muskelschwäche
- ✔ Muskelabbau, körperliche Auszehrung (Kachexie)
- ✔ Darm: Zottenatrophie, Schleimhautentzündungen, Ulzera, bakterieller Übertritt aus dem Darm in den Körper
- ✔ Immunschwäche, Infektanfälligkeit (multiples Organversagen, Pneumonie, Sepsis)
- ✔ Verlängerte Rekonvaleszenz
- ✔ Wundheilungsstörungen

Sport und L-Glutamin: Energie und Muskelaufbau

Sportler haben bei intensiven Belastungen einen erhöhten Bedarf an Glutamin. Dies gilt neben dem Ausdauersportbereich auch für den Kraft- und Spielsportbereich. Verschiedene Studien zeigen einen signifikanten Abfall der Glutaminplasmaspiegel bei Ausdauerbelastungen, aber auch nach einem intensiven Sprinttraining. Bei intensivem Sprintraining wurde ein Abfall der Glutaminspiegel im Blut von 630 auf 328 µmol/l beobachtet, der sich erst nach sechs Ruhetagen wieder normalisierte (178).
Glutamin dient als Stickstofflieferant für die Muskulatur und fördert die Regeneration nach hartem Training. Eine unzureichende Versorgung von Sportlern mit Glutamin kann sich in erhöhter Infektanfälligkeit und einer verzögerten Regeneration äußern.

Glutamin schützt den Körper auf vielfältige Weise. Eine gute Versorgung des Sportlers mit Glutamin

- ✔ stärkt sein Immunsystem und beugt Infektionen vor (z. B. Atemwegsinfektionen),
- ✔ fördert die Regeneration nach dem Training,
- ✔ verzögert Ermüdungserscheinungen durch die Entgiftung von Ammoniak,

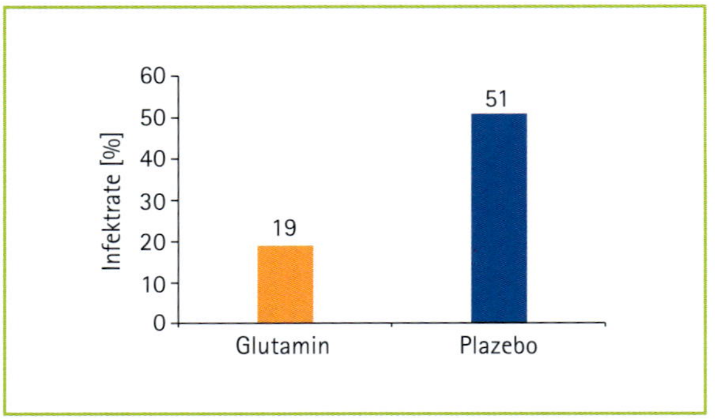

***Abb. 51:** Einfluss von L-Glutamin auf die Infektrate bei 151 Ausdauersportlern (Ruderer, Langstreckenläufer). Dosierung: 5 g L-Glutamin unmittelbar nach und 2 h nach der Belastung (insgesamt 2 x 5 g als Sportgetränk) (Lit. 176)*

- ✔ steigert den Muskelaufbau durch eine erhöhtes Wasserspeicherungsvermögen der Muskelzellen (Zellhydratation),
- ✔ fördert die Ausschüttung von Wachstumshormon,
- ✔ sorgt für einen ausgeglichenen Säure-Basen-Haushalt,
- ✔ verbessert die Glykogenspeicherung, stabilisiert den Blutzucker und beugt Heißhungerattacken vor.

Extreme Belastungen im Langzeitausdauerbereich (z. B. Marathonlauf) führen zu einem Abfall der Glutaminspiegel im Blut (< 600 µmol/l) und fördern eine katabole Stoffwechsellage, die mit einem Verlust von Muskelprotein sowie einer gesteigerten Infektanfälligkeit des Athleten einhergehen kann. Eine gute Versorgung mit Glutamin unterstützt den Muskelaufbau und wirkt dem bei starker körperlicher Anstrengung auftretenden Muskelabbau entgegen.

Der leistungsorientierte Sportler ist aufgrund der hohen körperlichen Belastung einem deutlich erhöhten Risiko für Infektionen ausgesetzt. In einer Studie an 151 Läufern und Ruderern führte die Einnahme von 5 g L-Glutamin unmittelbar nach dem Training und weitere 2 Stunden danach (insgesamt: 2 x 5 g Glutamin in Sportgetränk) zu einer drastischen Reduktion der Infektionshäufigkeit: Bei nur 19 % der Athleten der Glutamingruppe traten gegenüber 51 % der Plazebogruppe Infekte auf (Abb. 51; Lit. 176).

Bei Leistungssportlern kann L-Glutamin auch in Form eines Sportgetränks mit dem gut löslichen Dipeptid Alanyl-Glutamin (5 bis 20 g Glutamin/Tag) substituiert werden.

***Tab. 117:** MT-Dosierungsempfehlungen für Glutamin*

	Glutamin
Breitensport	**Ausdauer- und Kraftsport** Optimierung der Proteinsynthese, Stabilisierung des Immunsystems: 5 bis 10 g Glutamin täglich
Leistungssport	**Ausdauer- und Kraftsport** Optimierung der Proteinsynthese, Stabilisierung des Immunsystems: 10 bis 20 g Glutamin täglich in intensiven Trainingsphasen (z. B. 10 g direkt nach dem Training sowie 10 g direkt morgens nach dem Aufstehen in Form von glutamin- oder alanyl-glutaminhaltigen Sportgetränken)

Im Sport werden zwischen 5 bis 30 g Glutamin täglich ergänzt. Je nach Trainingsphase und Körperzustand sollte die Zufuhr daher angepasst werden. Günstig ist die Einnahme nach dem Training zusammen mit Kohlenhydraten wie Dextrose.

Nebenwirkungen

In hoher Dosierung kann L-Glutamin bei sensiblen Menschen eine manische Stimmungslage und Schlafstörungen verursachen.

L-Cystin, L-Cystein, L-Methionin und L-Glutathion

Die schwefelhaltigen Aminosäuren L-Cystein, L-Cystin und L-Methionin sind die wichtigsten Quellen für organisch gebundenen Schwefel im Körper. Sie spielen dadurch eine elementare Rolle beim Schutz unserer Zellen und Zellbausteine vor der Zerstörung durch aggressive freie Radikale. L-Cystein, L-Methionin und L-Glutathion sind darüber hinaus für die Entgiftung von Arzneimitteln (z. B. Paracetamol, Chemotherapeutika), Umweltgiften (z. B. Tetrachlorkohlenstoff) und Schwermetallen (z. B Quecksilber) sowie für die Proteinsynthese wichtig.

Bei Erkrankungen, die mit einer Störung des Immunsystems verbunden sind, wie AIDS, Krebs und Morbus Crohn, findet sich häufig ein niedriger Blut- und Gewebespiegel an L-Cystein und L-Glutathion. Ein hoher Blutspiegel an L-Cystein steigert die Bildungsrate von L-Glutamin und wirkt anabol (siehe Abb. 52). Wie Studien des Deutschen Krebsforschungszentrums in Heidelberg gezeigt haben, hat die Supplementierung von L-Cystein in Form des N-Acetyl-Cysteins (NAC) zudem einen positiven Einfluss auf das Verhältnis von Körperzellmasse (Muskelprotein) zu Körperfettmasse.

Wichtige Aufgaben und Funktionen

L-Cystin – für Haut und Haare

Cystin ist ein Doppelmolekül, das sich über eine Schwefelbrücke leicht aus zwei Molekülen Cystein bildet. Im Blut liegen Cystin und Cystein nebeneinander vor, wobei etwa 70 % als Cystin vorhanden ist. Cystin ist wesentlich für den intakten Aufbau und die Struktur von Haut, Haaren und Nägeln. Bei Störungen der Haar- und Nagelbildung sowie bei Haarausfall ist die Ergänzung schwefelhaltiger Aminosäuren wie Cystin und Methionin zusammen mit Zink und Biotin empfehlenswert.

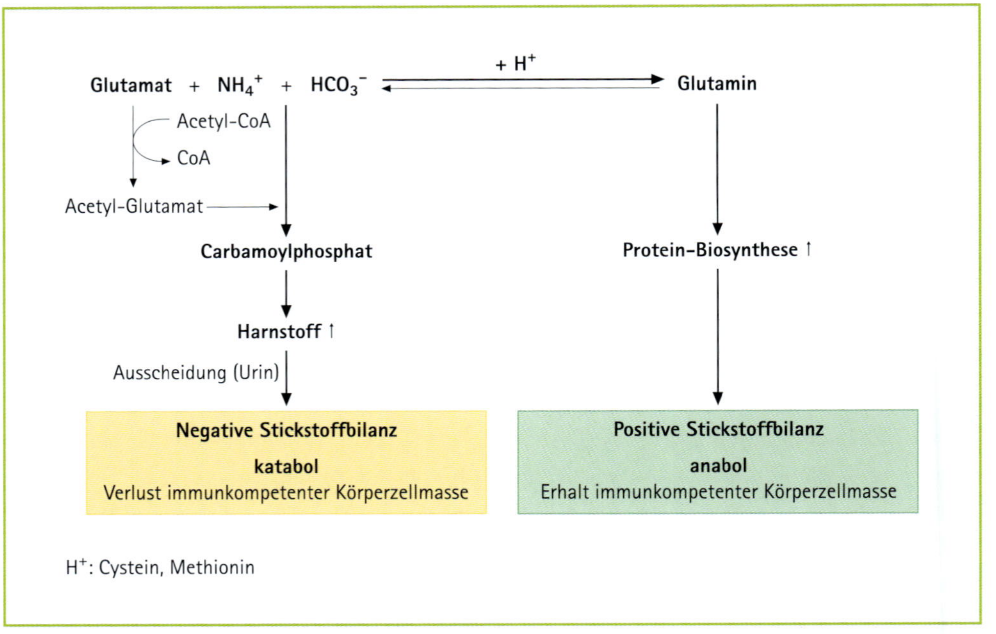

Abb. 52: *Harnstoff-Zyklus und Protein-Biosynthese*

L-Cystein und L-Glutathion – die wichtigsten Radikalfänger

Cystein hat als Baustein des Glutathions eine starke antioxidative Wirkung und schützt unseren Körper vor der übermäßigen Belastung mit freien Radikalen. Das Tripeptid Glutathion wird im Körper aus den drei Aminosäuren Cystein, Glutaminsäure und Glycin gebildet. Glutathion ist das wichtigste wasserlösliche Antioxidans unseres Körpers, das vor allem im Blut und in den roten Blutkörperchen vorkommt. Wenn freie Radikale in den Zellen ihr Unwesen treiben, nehmen sie sich zuerst die empfindlichen Fette in den Zellmembranen vor. Dabei werden die Fette unter der Bildung von Hydroperoxiden oxidiert und zerstört. Die schädliche Wirkung dieser Reaktionsprodukte kennt jeder, der sich einmal die Haare mit Wasserstoffperoxid hat bleichen lassen. Die Haare werden zwar schön hell – die Struktur der Haare ist allerdings sehr stark angegriffen.

Glutathion schützt zusammen mit dem antioxidativ wirksamen Enzym Glutathionperoxidase unsere Zellen, Fette, Eiweiße und die Erbsubstanz (DNA) vor der Schädigung durch freie Radikale. Die Blut- und Leberzellen sind besonders reich an diesem selenhaltigen Enzym, denn hier ist der Schutz vor freien Radikalen besonders wichtig. Auch oxidiertes Vitamin C und Vitamin E werden mit Hilfe von Glutathion wieder antioxidativ wirksam. Die Kombination aller drei Radikalfänger potenziert und verstärkt die antioxidative Wirkung.

Ein schlagkräftiges Immunsystem steht im Zentrum unseres Lebens. Cystein kann über Glutathion das Immunsystem stärken und entzündliche Prozesse abwehren. Vor allem die Aktivität und Schlagkraft der weißen Blutkörperchen wird durch Cystein und Glutathion angekurbelt. Glutathion ist deshalb bei Personen mit geschwächtem Immunsystem (z.B. Krebspatienten) besonders wichtig.

N-Acetylcystein (NAC) – Abkömmling von Cystein

N-Acetylcystein (NAC) ist ein Abkömmling des Cysteins, wird aber leichter als Cystein vom Körper aufgenommen und deshalb hauptsächlich auch in dieser Form in Präparaten eingesetzt. NAC steigert die köpereigene Bildung von Glutathion, fördert die Reparatur von Zellschäden und stärkt das Immunsystem.

Wichtige Aufgaben und Funktionen von Cystein

- ✔ Schwefelhaltiges Antioxidans
- ✔ Vorläufer von Glutathion: wichtigstes körpereigenes Antioxidans
- ✔ Immunsystem: Stärkung der Abwehrfunktion, vor allem der weißen Blutkörperchen und der natürlichen Killerzellen
- ✔ Muskelaufbau (anabole Wirkung)
- ✔ Gefäßschutz vor freien Radikalen
- ✔ Entgiftung: Umweltgifte, Schwermetalle
- ✔ Schleimlöser (Mukolytikum)

NAC im Sport

Einer durch intensives Training verursachte Schwächung des Immunsystems beim Sportler kann durch NAC begegnet werden. Auch der Abbau von fettfreier Körperzellmasse (Muskelprotein) wird durch NAC und Glutamin verringert (siehe auch Abb. 52).

NAC bei Immunschwäche

Die Anwendung von NAC als Medikament zur Schleimlösung bei Bronchitis und Husten ist bekannt. Weitere wichtige Wirkungen entfaltet NAC jedoch als direkte Vorstufe des Glutathions, einem der stärksten Antioxidanzien im menschlichen Körper. NAC ist deshalb für die reibungslose Funktion der Zellen unseres Immunsystems von größter Bedeutung. Bei HIV-Patienten, die häufig niedrige Gutathionspiegel aufweisen, verbessert NAC deutlich die Immunfunktion und die körperliche Verfassung. Das gleiche gilt auch für Krebspatienten mit Tumorkachexie (körperliche Auszehrung aufgrund einer Krebserkrankung).

Tab. 118: MT-Zufuhrempfehlungen für NAC und L-Glutathion

	NAC pro Tag (oral)	L-Glutathion (intravenös)
Breitensportler	100-200 mg (z. B. 2 x 100 mg/d)	
	Bei intensiven Ausdauerbelastungen, hoher Infektanfälligkeit 200-500 mg	Bei hoher Infektanfälligkeit Infusionen mit L-Glutathion zusammen mit Vitamin C: 600 mg GSH in 100 ml Ringerlactat, z. B. 2 x/Woche für 2 Wochen
Leistungssportler	In Traininigsphasen 200-500 mg	
	Bei intensiven Ausdauerbelastungen, hoher Infektanfälligkeit, Wettkampfbelastung 500-1000 mg (z. B. 2 x 500 mg/d)	Bei hoher Infektanfälligkeit, in der Wettkampfvorbereitung Infusionen mit L-Glutathion zusammen mit Vitamin C: 600-1200 mg GSH in 100-250 ml Ringerlactat, z. B. 2-3 x/Woche für 2 Wochen

NAC zur Entgiftung

NAC wird bei Vergiftungen mit dem Schmerzmittel Paracetamol zur Steigerung der Glutathionsynthese in der Leber eingesetzt. Bei schweren Erkrankungen der Leber wie Hepatitis C oder Leberzirrhrose sind die Glutathionspiegel in der Leber, im Blut und den weißen Blutkörperchen verringert. Die Entgiftung toxischer Stoffwechselprodukte wird dadurch gestört und kann durch NAC verbessert werden.

Taurin

Taurin ist eine schwefelhaltige Aminosäure, die in der Leber aus Methionin und Cystein unter Beteiligung von Vitamin B_6 gebildet wird. Im Gegensatz zu anderen Aminosäuren wird Taurin nicht für den Aufbau von Körpereiweiß verwendet, d. h. es ist nicht proteinogen. Nach Glutamin ist Taurin die am höchsten konzentrierte Aminosäure im freien Aminosäurepool und in der Zellflüssigkeit. Das Zentralnervensystem, die Augenlinse und die Blutplättchen weisen besonders hohe Konzentrationen an Taurin auf.

Wichtige Aufgaben und Funktionen

Taurin besitzt ausgeprägte antioxidative Eigenschaften. Es schützt Zellmembranen und Gewebe vor der oxidativen Schädigung durch freie Radikale. Die Bildung und Wirksamkeit von Gallensaft wird durch Taurin gefördert. Die in der Leber aus Cholesterin gebildeten Gallensäuren werden als Taurinkonjugate in den Dünndarm abgegeben. In einigen Untersuchungen verminderte Taurin das Risiko für die Bildung von Gallensteinen. Taurin wirkt stabilisierend auf die Membranen der Nervenzellen und ist für die Entwicklung des

Zentralnervensystems sowie die Regulierung der Herzfunktion von zentraler Bedeutung. Deshalb wird es unterstützend bei Herzinsuffizienz und anderen Herzerkrankungen eingesetzt. Aufgrund seiner hydrophilen Eigenschaften zieht es Wasser an und stabilisiert den Flüssigkeitshaushalt der Zelle. Die gleichzeitige Aufnahme von Glutamin unterstützt die Wirkung auf den intrazellulären Flüssigkeitshaushalt.
Taurin ist in den Zellen des Immunsystems in hohen Konzentrationen enthalten. Es erhöht die Aktivität der natürlichen Killerzellen und stimuliert allgemein die Abwehrfunktion.

Taurin und Herz-Kreislauf-Erkrankungen

Taurin besitzt blutdrucksenkende, die Herzmuskelkraft stärkende (positiv inotrope Wirkung) und den Herzrhythmus stabilisierende Eigenschaften (antiarrhythmische Wirkung). Auf zellulärer Ebene ist Taurin auch an der Regulation des Calcium- und Magnesium-Haushaltes sowie an der Stabilisierung der Zellmembranen beteiligt.
Bei Patienten mit Herzmuskelschwäche kann Taurin die Herzmuskelfunktion optimieren. In einer Studie an Patienten mit chronischer Herzinsuffizienz (Herzschwäche) konnte die unterstützende Gabe von 3 x täglich 2000 mg Taurin über einen Zeitraum von 4 Wochen die Schwere der Herzinsuffizienz deutlich verbessern. Bei kardiovaskulären Erkrankungen (z. B. Herzmuskelschwäche) und Bluthochdruck wird im Allgemeinen die Substitution von 500 bis 4000 mg Taurin pro Tag (auch als Magnesiumtaurat) empfohlen.

Taurin und Sport

Im Ausdauersport verwenden Athleten das Aminosäurederivat Taurin zur Unterstützung der Kraft und des Schlagvolumens des Herzmuskels. Dadurch soll die Arbeitsleistung und der

__Tab. 119:__ MT-Dosierungsempfehlungen für Taurin

	Taurin
Breitensport	**Kraftsport/Bodybuilding:** Optimierung der Proteinsynthese: 1000-3000 mg Taurin täglich (500-1000 mg nach dem Training)
	Ausdauersport: Ökonomisierung der Herzarbeit: Unter der Belastung 500 mg Taurin, etwa alle 2 Stunden
Leistungssport	**Kraftsport/Bodybuilding:** Optimierung der Proteinsynthese: 1000-5000 mg Taurin täglich (etwa 1000-2000 mg nach dem Training)
	Ausdauersport: Ökonomisierung der Herzarbeit: Unter der Belastung 500-1000 mg Taurin, etwa alle 2 Stunden

ATP-Verbrauch des Herzens ökonomisiert werden. In Studien wurde bei Ausdauersportlern unter der Einnahme von 1000 mg Taurin eine Verbesserung der Ausdauerleistung und eine 20 %ige Erhöhung des Schlagvolumens in der Phase der Regeneration beobachtet (179). Im Bodybuilding und Kraftsport wird Taurin (z. B. 2000 mg Taurin/d) zur Optimierung des Flüssigkeitshaushaltes der Muskelzellen eingenommen. Hierdurch soll eine gute Voraussetzung für einen effektiven Neuaufbau von Muskelprotein geschaffen werden. Darüber hinaus trägt Taurin zusammen mit Glutamin beim Sportler zur Stabilisierung des Immunsystems und Verringerung der Infektanfälligkeit bei. Eine Taurinverarmung der Gewebepools steigert das Risiko für Entzündungen.

Nebenwirkungen

Bei hohen Dosierungen gibt es Hinweise auf gastrointestinale Störungen und zentral dämpfende Wirkungen.

Interview

mit Norman Müller

Sehr geehrter Herr Müller, Sie zählen nach den beeindruckenden Leistungen in den vergangenen Jahren zu den Top-Athleten im deutschen Zehnkampf-Team. Als Zehnkämpfer haben Sie einen sehr hohen Trainingsaufwand. Die mentale Stärke und physische Leistungsfähigkeit eines Athleten hängt bei starken sportlichen Belastungen u. a. von der Ernährung und dem ständigen Nachschub an Energie ab. Worauf achten Sie vor allem bei Ihrer Ernährung im Training und Phasen der Wettkampfvorbereitung, insbesondere im Hinblick auf den Anteil an Kohlenhydraten und Eiweiß?

Ich habe bis jetzt noch nicht intensiv mit Ernährungsberatern zusammengearbeitet, aber gerade in den angesprochenen Phasen achte ich auf eine ausgewogene und vor allem vollwertige Kost. Vor Wettkämpfen ist es wichtig, viele Kalorien in Form von Kohlenhydraten zu essen, da ein Zehnkampf sehr an die Substanz geht. Natürlich versuche ich auch, eiweißreiche Nahrungsmittel in meine Ernährung einzubringen. Dafür esse ich mindestens dreimal pro Woche Seefisch.

Vitamine, Mineralstoffe und andere Mikronährstoffe spielen eine zentrale Rolle bei zahlreichen Stoffwechselprozessen in unserem Körper – zum Beispiel bei der energetischen Verwertung von energieliefernden Substraten und bei Prozessen der Regeneration. Über die normale Ernährung ist es im Spitzensport oft schwierig, den erhöhten Mikronährstoffbedarf zu decken.
Ergänzen Sie Ihre Ernährung gezielt durch Mikronährstoff-Präparate?

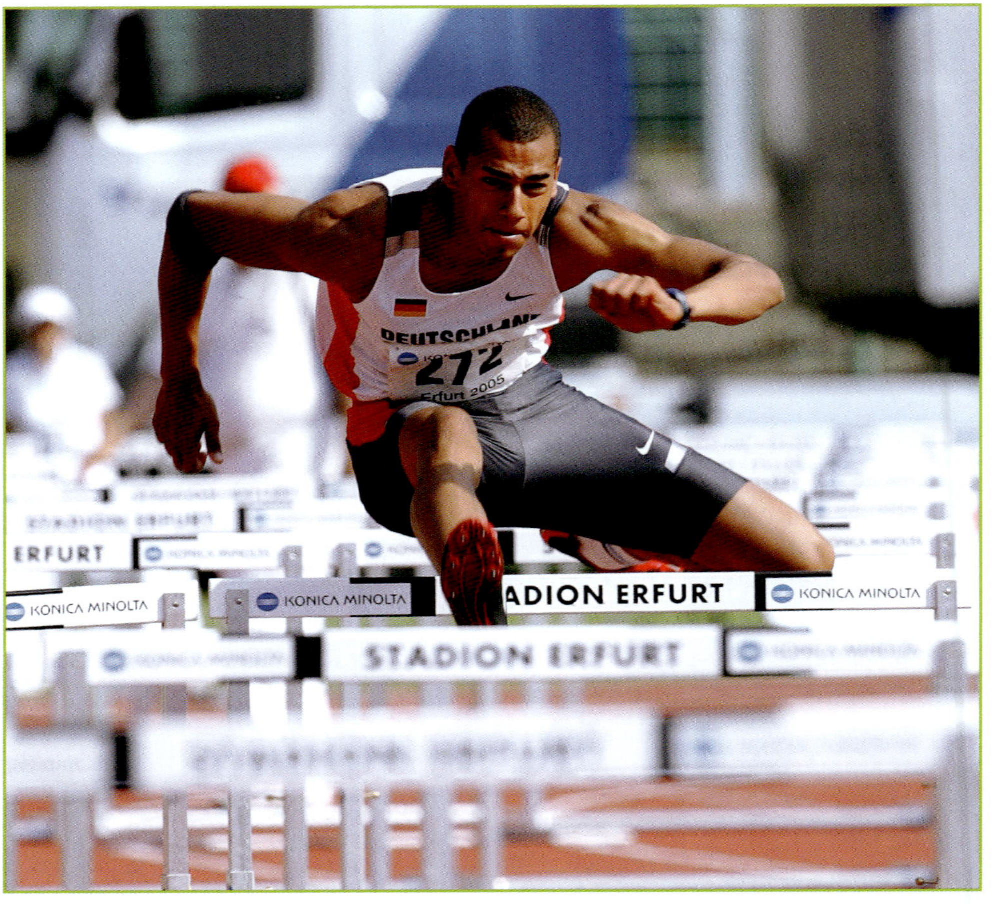

Abb. 53: Norman Müller bei den U23-Europameisterschaften 2005 in Erfurt

Natürlich ist es sehr schwierig für Zehnkämpfer, den Bedarf an Vitaminen und anderen Mikronährstoffen nur durch eine bedarfsgerechte Ernährung zu decken. Deshalb ergänze ich meine Ernährung regelmäßig mit Mikronährstoff-Präparaten, die Aminosäuren, Vitamine und Mineralstoffe enthalten. Eine gute Versorgung mit Magnesium ist aufgrund der hohen muskulären Beanspruchung wichtig.

Worauf achtet dabei ein so erfolgreicher Zehnkämpfer wie Sie im Hinblick auf die Qualität der Präparate?

Bei Nahrungsergänzungsmitteln achte ich sehr auf die Reinheit der Präparate. Deshalb verwende ich nur Produkte, welche von unserem Olympiastützpunkt lizensiert sind und von einer Anti-Doping-Prüfstelle als dopingfrei eingestuft wurden.

Sie blicken in Ihrer jungen Karriere als Zehnkämpfer auf ein sehr erfolgreiches sportliches Jahr 2007 zurück.
Welche Ziele haben Sie sich nach Ihrem starken WM-Debüt im vergangenen Jahr für das kommende Jahr gesetzt?

Ich möchte mich natürlich für die Olympischen Spiele qualifizieren! Das ist der große Traum, den jeder Sportler in sich trägt, welcher sich aber nur für ganz wenige erfüllt. Dafür werde ich kämpfen und wenn ich dann dabei sein sollte, will ich natürlich wieder die etablierten Athleten ärgern und um einen Platz unter den ersten acht kämpfen.

Lieber Herr Müller, ich bedanke mich ganz herzlich für das interessante Interview und wünsche Ihnen viel Erfolg im laufenden Jahr!

Kurzvita

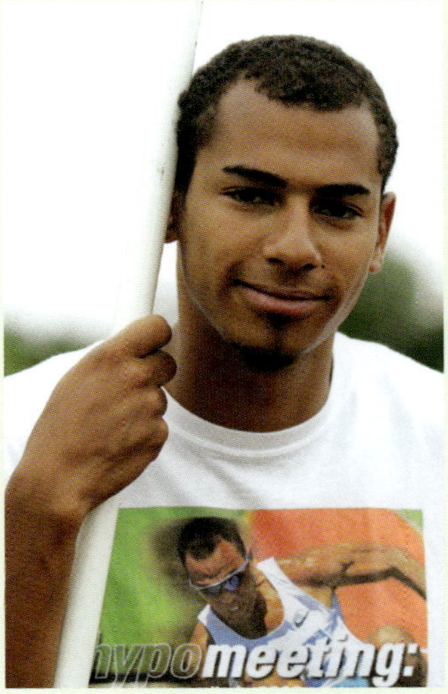

Norman Müller, geboren am 07.08.1985 in Eisleben, Wohnort: Halle/S. Verein: Hallesche Leichtathletik Freunde. Trainer: Wolfgang Kühne seit 2000

Sportlicher Werdegang:

1993 Beginn mit der Sportart Leichtathletik beim SSV Eisleben
1997 Schulwechsel auf das Sportgymnasium in Halle
2002 Deutscher Vizemeister im Zehnkampf der B-Jugend in Berlin
2004 3. Platz U20 Weltmeisterschaften in Italien (7942 Punkte)
2005 3. Platz U23 Europameisterschaften in Erfurt (7989 Punkte)
2006 Steigerung der persöhnlichen Bestleistung auf 8129 Punkte
2007 Teilnahme an den Leichtathletik-Weltmeisterschaften in Osaka (Japan)
Steigerung der Bestleistung auf 8255 Punkte (Weltranglistenplatz 13)

Teil 3

Gezielte individuelle Mikronährstoff-Supplementierung nach Analytik (GIMSA)

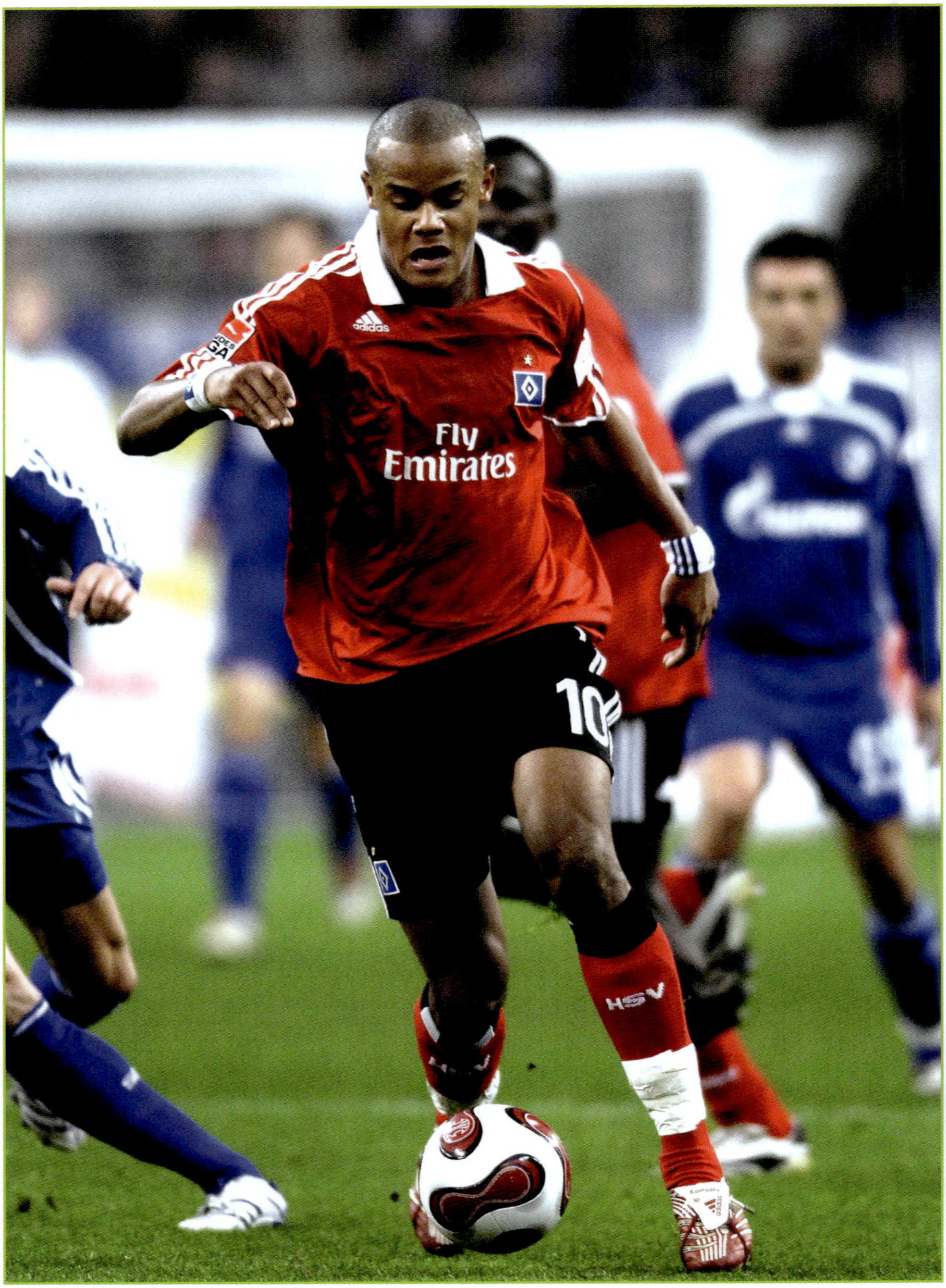

Abb. 54: Vincent Kompany, Innenverteidiger beim Hamburger SV

Mikronährstoffe im Profi-Fußball

Geringe Fehler in der Ernährung können große Auswirkungen auf die Trainings- und Wettkampfbedingungen haben und die Erfolgsaussichten eines harten Trainings deutlich schmälern. Sportler, die Höchstleistungen erbringen müssen, reagieren besonders empfindlich auf Mikronährstoffdefizite. Das zeigen unter anderem Untersuchungen zum Mikronährstoffstatus von Profifußballern der Bundesliga.

Um den richtigen Bedarf an Mikronährstoffen von Fußballspielern unter Trainings- und Punktspielbedingungen zu ermitteln und gesundheitliche Schäden wie Muskelverkrampfungen, Zerrungen und körperliche Leistungseinbußen vorzubeugen, wurde bei 19 Fußballspielern einer Bundesliga-Mannschaft die individuelle Mikronährstoffversorgung labordiagnostisch erfasst. Alle Spieler waren dem gleichen Trainingsplan unterworfen und wurden mit der gleichen Kost ernährt. Die für Leistungssportler übliche hochkalorische Kost (ca. 4000 kcal) bestand hauptsächlich aus Rindfleisch als Proteinlieferant sowie aus einer ausgewogenen Menge an Kohlenhydraten, Fetten und Ballaststoffen. Als flüssige Nahrung wurde hauptsächlich Mineralwasser und nach jeden Training ein Mineralgetränk zum Ausgleich der Schweißverluste getrunken. Es fand sonst keine Supplementierung statt.
Zur Erfassung des Mikronährstoff-Status wurden die Vitamine (Abb. 55) im Vollblut sowie die Mineralstoffen und Spurenelementen (Abb. 56) im Serum, Erythrozyten und Urin bestimmt. Die erste Laboruntersuchung vor dem Saison-Beginn zeigte vor allem bei den 19 Fußballspielern eine Unterversorgung an

- ✔ Vitaminen: A, B_1, B_{12}, Niacin und Vitamin E,
- ✔ Mineralstoffen: Natrium, Calcium und Magnesium,
- ✔ Spurenelementen: Kupfer, Selen und Zink.

„In den Empfehlungen der Deutschen Gesellschaft für Ernährung (DGE) werden Richtwerte für den Tagesbedarf am Vitaminen, Mineralstoffen und Spurenelemente für gesunde, nicht sportreibende Personen genannt. Die Empfehlungen gelten jedoch nicht für den Leistungssportler. Erhöhte körperliche Aktivität führt zu stärkerem Vitaminverbrauch und zu Verlusten an Mineralstoffen und Spurenelemeten, die nur durch eine gezielte Supplementierung in mehrfacher Höhe des Tagesbedarfs ausgeglichen werden können..." (181)

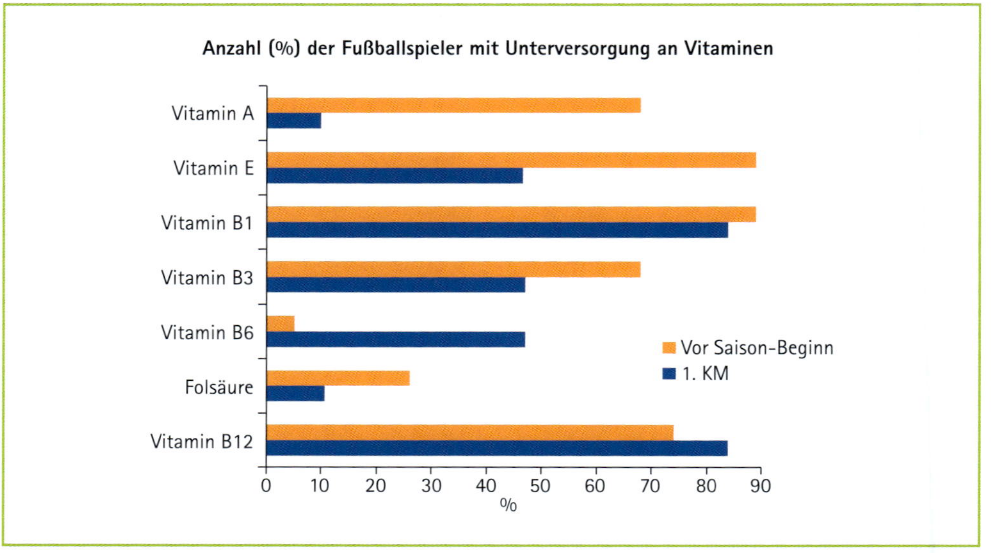

Abb. 55: *Nach der ersten Kontrollmessung vor dem Saisonbeginn wurde jeder Spieler gemäß seinen aus der Laboruntersuchung ermittelten Defiziten individuell mit Vitaminen supplementiert.*

Bei den Mineralstoffen war auffällig, dass die Unterversorgung vor allem in den Zellen (rote Blutköperchen) auftrat.

Auf der Basis der Laborergebnisse erhielt jeder Fußballer zielgerichtet gemäß seinen aus den Laboruntersuchungen ermittelten Defiziten eine individuelle Supplementierung der unterversorgten Vitamine, Mineralstoffe und Spurenelemente. Die individuell verordneten Mikronährstoffe wurden mit Ausnahme von Natrium zur Erleichterung der oralen Zufuhr und somit Erzielung einer besseren Compliance von einer Apotheke verkapselt.

Die erste Kontrolluntersuchung (1. KM) nach 3 Monaten Spielzeit ergab, dass die Supplementierung bei vielen Spielern eine Verbesserung des Mikronährstoff-Status erbrachte. Bei den Vitaminen B_1, B_{12}, sowie bei Kupfer und Calcium war dagegen die verordnete tägliche Dosis offensichtlich nicht ausreichend. Die Konsequenz war, dass bei den betroffenen Spielern die Tagesdosis an Vitamin B_1 von 50 auf 100 mg, an Vitamin B_3 von 200 auf 500 mg und an Kupferglukonat von 2 auf 4 mg gemäß den Laborergebnissen erhöht wurde.

Die Tatsache, dass selbst nach der regelmäßigen individuellen Ergänzung von Vitaminen, Mineralstoffen und Spurenelementen immer noch ein Teil der Spieler bei der zweiten Kontroll-Untersuchung nach sechs Monaten an einigen Mikronährstoffen unterversorgt war,

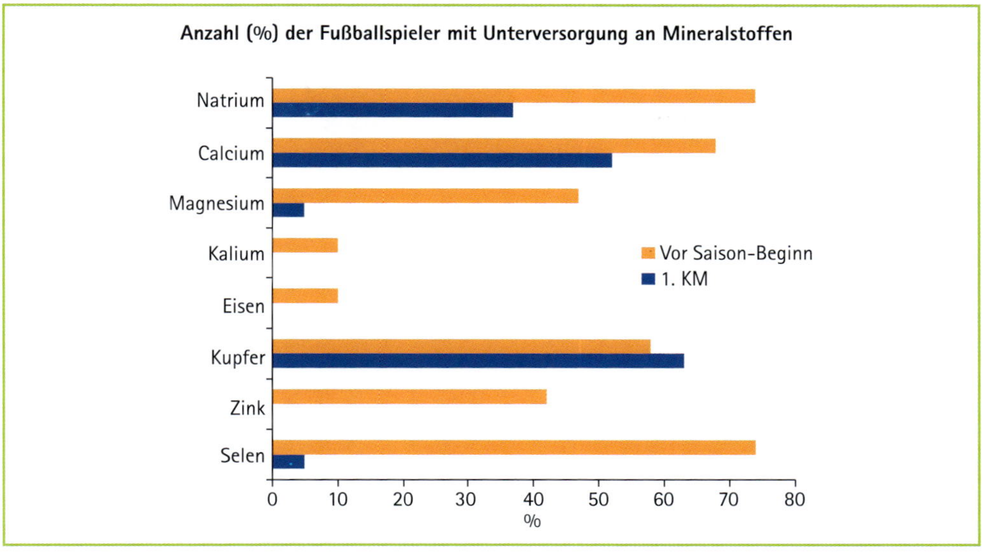

Abb. 56: *Nach der ersten Kontrollmessung vor dem Saisonbeginn wurde jeder Spieler gemäß seinen aus der Laboruntersuchung ermittelten Defiziten individuell mit Mineralstoffen supplementiert.*

zeigt den deutlichen Mehrbedarf unter der starken körperlichen und psychischen Belastung im Leistungssport.

Im Vergleich zu den Bundesligasaisons aus den Jahren davor (1983/84, 1984/85, 1985/86) traten in der aktuellen Saison unter der individuellen Supplementierung von Vitaminen, Mineralstoffen und Spurenelementen 85% weniger Oberschenkelhalszerrungen, 75% weniger grippale Infekte und 50% weniger Bänderrisse (z.B. Kreuzband) auf!

Außerdem waren die Regenerationsphasen der Spieler auffällig kurz und die mentale Verfassung in der Mannschaft stabil und ausgeglichen.

Die Ergebnisse an 142 Spielerinnen aus 8 Mannschaften der ersten deutschen Frauenfußball-Bundesliga zeigen eine sehr hohe Verletzungsinzidenz im Spiel bei Spitzenfußballerinnen, die mit aktuellen Untersuchungsergebnissen im professionellen Männerfußball vergleichbar ist. Vor allem die hohe Rate an Kreuzbandverletzungen ist besorgniserregend und sollte Anlass zur Einführung von wissenschaftlich abgesicherten Präventionsprogrammen in die Trainingsroutine sein (183).

Tab. 120: Nach Labordiagnostik supplementierte Mikronährstoffe

Unterversorgung an	Supplementierte Mikronährstoffe, Tagesdosis (p.o.)
Vitamin A	7500 I.E.
Vitamin E	400 mg
Vitamin B_1	50–100 mg
Vitamin B_2	10 mg
Vitamin B_6	40 mg
Vitamin B_{12}	300 µg (z. T. i. m.)
Niacin	200–500 mg
Folsäure	5 mg
Pantothensäure	50–100 mg
Natrium	Diätempfehlung: mehr salzen
Kalium	1 g KCl
Calcium	250–1000 mg und /oder Empf.: 1 l Milch u. Milchprodukte
Magnesium	60–200 mg Mg als Mg-Aspartat
Phosphor	200–300 mg Mg- bzw. $CaHPO_4$
Eisen	2 x je 100 mg Fe-Fumarat/Wo.
Zink	10 mg Zn-Orotat
Kupfer	2–4 mg Cu-Gluconat
Selen	100 µg Se-Hefe-Konzentrat

Schwimmen – Häufige Atemwegsinfekte (z. B. Sinusitis) und schlechte Regenerationsfähigkeit bei einer Leistungsschwimmerin

Leistungssportler weisen aufgrund des gesteigerten Energieumsatzes, aber auch durch die hohe psychische und physische Belastung, einen deutlich erhöhten Bedarf an Mikronährstoffen auf, der jedoch in der Regel nicht adäquat durch die übliche Ernährung kompensiert wird. In der sportmedizinischen Praxis zählt ein Mangel an Eisen zu den am häufigsten diagnostizierten Mikronährstoffdefiziten, insbesondere bei Sportlerinnen. Dies unterstreicht auch der folgende Fall aus der Beratungspraxis des Autors: Eine Schwimmerin (Jg. 1987) klagt seit längerem über häufige Infekte, anhaltende Erschöpfungszustände und Schlappheitsgefühle nach hohen Trainingsbelastungen. In den vergangenen drei Jahren hatte sie zudem mindestens einmal im Jahr einen schweren bronchialen Infekt und litt immer wieder unter einer hartnäckigen Nasennebenhöhlenentzündung (182).

Sportlerin: Bei der Sportlerin handelt es sich um eine 20-jährige Schwimmerin (Spezialstrecken: 400-m-Freistil, 200-m-Delphin). Durchschnittlicher Trainingsumfang pro Woche: 6-10 Wassereinheiten und 2 Einheiten Krafttraining, davon eine Einheit Maximalkraft. Ernährungsgewohnheiten: Nach Angaben der Schwimmerin überwiegend vegetarische Ernährung, die zum Teil unregelmäßig durch die Einnahme von Multivitaminpräparaten aus dem Supermarkt ergänzt wird.
Nach persönlicher Bitte und Rücksprache mit der behandelnden Ärztin erhält die Schwimmerin nach einer labordiagnostischen Erfassung ihres individuellen Mikronährstoffstatus ein von mir erstelltes Therapieschema (parenteral, oral) mit antioxidativen und immunstabilisierenden Mikronährstoffen.

Labordiagnostik: Eisen (Ferritin), Lipidoxidation (8-Epi-Prostaglandin-F2α), Selen (Vollblut), Vitamin D (Calcidiol), Homocystein, Vitamin B_{12} (Serum, MMS).

Die labordiagnostische Untersuchung zeigt eine schlechte Versorgung mit Eisen, Selen, Vitamin D und Vitamin B_{12}, die bereits durch die Angaben der Schwimmerin bezüglich ihrer Ernährungsgewohnheiten zu erwarten waren. Die Parameter der Lipidoxidation und das Homocystein (13 µmol/l) sind leicht erhöht.

Therapieschema

Parenterale Therapie

a) Häufigkeit: 1 x pro Woche (Tag 1), Zeitraum: 4 Wochen lang

Mikronährstoff	Konzentration	Lösung
1.Vitamin C	15 g	200-250 ml Ringerlactat
2. L-Glutathion	600 mg	2. in 1. zuspritzen
3. Magnesium	2000 mg $MgSO_4$: 201,9 mg Mg = 8,3 mmol	3. der Lösung von 1. und 2. zuspritzen

200-250 ml Ringerlactat, Infusionsgeschwindigkeit: 0,5 g Vitamin C/min.

b) Häufigkeit: 1x pro Woche (Tag 3 oder 4), Zeitraum: 4 Wochen lang

Mikronährstoff	Konzentration	Lösung, Applikation
Eisen	100 mg , als Eisen-III-hydroxid-Dextran-Komplex	100 ml 0,9 % NaCl, i.v.
Vitamin B_{12}	1000 µg	intramuskulär
L-Carnitin	1000 mg	100 ml 0,9 % NaCl, i.v.

Hinweis:
- ✔ L-Carnitin und Eisen nacheinander langsam laufen lassen!
- ✔ Vitamin B12 intramuskulär

Orale Supplementierung (täglich)

Mikronährstoff	Konzentration	Lösung, Applikation
Breitspektrum-Mikronährstoff-Päparat	900 mg Vitamin C, 15 mg Zink, 1000 mg Taurin	Tagesdosis über den Tag verteilt in 1 l stillem Wasser
Coenzym Q_{10}	120 mg	Zu den Mahlzeiten
Selen	200 µg	Nüchtern morgens
Vitamin C	2 x 500 mg	Zu den Mahlzeiten
Zink	25 mg	Nüchtern abends
Vitamin A	2 x 2500 I.E.	Zu den Mahlzeiten
Vitamin D	2 x 1000 I.E.	Zu den Mahlzeiten

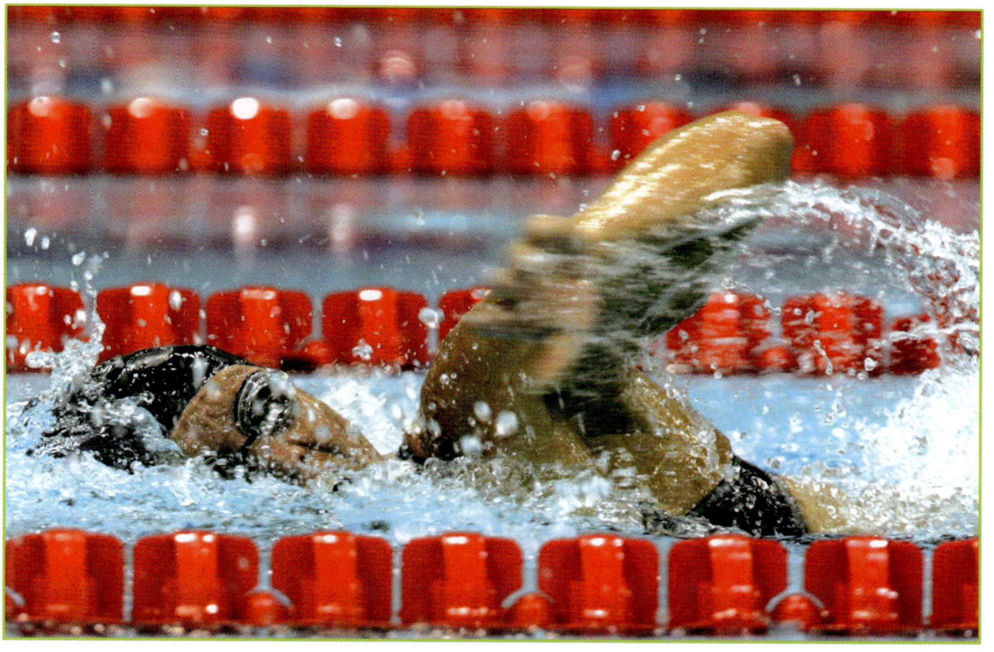

Abb. 57: Kirsten Bruhn bei den Paralympics 2004 in Athen

Effekte:

Die labordiagnostische Kontrolluntersuchung zeigt nach acht Wochen eine ausgeprägte Verbesserung des Eisen-, Selen-, Vitamin-D- und Vitamin B_{12}-Status unter der individuellen parenteralen und oralen Mikronährstoff-Supplementierung.

Nach eigener Einschätzung beschreibt die Schwimmerin neben einer Stabilisierung der klinischen Symptome (z. B. Sinusitis) eine deutliche Verbesserung ihrer Leistungsfähigkeit, vor allem in Bezug auf das Stehvermögen (z. B. bei Trainingsbelastung: 20 x 100 m, alle 2 min) und die Regenerationsfähigkeit. Aufgrund der positiven Erfahrungen mit der Supplementierung möchte die Schwimmerin das Infusionsschema in regelmäßigen Abständen im Jahr wiederholen.

Quellen

Teil I: Metabolic Tuning statt Doping

1. Röggla G, et al., Amphetamindoping beim Freizeitbergsteigen in mittlerer Höhenlage in den Alpen. Schweizerische Zeitschrift für Sportmedizin, 1993; 41: 103

1a. Clasing D, Doping und seine Wirkstoffe. Spitta Verlag, Balingen, 2004.

2. Boos C, et al. Medikamentenmissbrauch beim Freizeitsportler im Fitnessbereich. Deutsches Ärzteblatt,1998; 95: C708-C712

2a. Gesundheitsberichterstattung des Bundes: Doping beim Freizeit- und Breitensport (Heft 34). Robert-Koch-Institut in Zusammenarbeit mit dem Statistischen Bundesamt, Berlin, 2006.

3. Boos C, Wulff P, Der Medikamentenmissbrauch beim Freizeitsportler im Fitnessbereich. Öffentliche Anhörung zum Doping im Freizeit- und Fitnessbereich. Protokoll der 38. Sitzung des Sportausschusses. 14. Wahlperiode (2001), S. 115–152

4. Lenehan P, Bellis M, McVeigh J A study of anabolic steroid use in the North West of England. The Journal of Performance Enhancing Drugs, 1996; 1: 57–70

5. Bundesinstitut für Sportwissenschaft (2001) Ergebnisse der A-Analysen von Bodybuilding-Wettkämpfen. Zusammengestellt aus den Dopingpressekonferenzen 1996–2000, BISp, Bonn.

6. Delbeke FT, Desmet N, Debackere M The abuse of doping agents in competing body builders in Flanders (1988–1993). Int J Sports Med, 1995; 16: 66–70.

6a. Frank W, Ludwig U, Der verratene Sport. ZS Verlag, 2007.

7. Madea B, Grellner W, Langzeitfolgen und Todesfälle bei Anabolikaabusus. Rechtsmedizin, 1996; 6: 33–38.

8. Appleby M, et al., Myocardial infarction, hyperkalaemia and ventricular tachycardia in a young male bodybuilder. International Journal of Cardiology, 1994; 44: 171–174

9. Hausmann R, et al., Performance enhancing drugs (doping agents) and sudden death – a case report and review of the literature. International Journal of Legal Medicine, 1998; 111: 261–264

10. Parsinnen M, et al. Increase premature mortality of competitive powerlifters suspected to have used anabolic agents. Int J Sports Med, 2000; 21: 225–227

11. Cable NT, Todd L, Coronary heart disease risk factors in bodybuilders using anabolic steroids. Journal of sports sciences, 1996; 14: 69

11a. N.N. Blond, stark und tot. Der Spiegel, 1996; 17: 140-153..

12. Kamber, M, et al., Doping im Sport – neue Entwicklungen. Schweizer Med Forum, 2004; 4: 1081-1089.

13. Gröber U, Mikronährstoffe – Beratungsempfehlungen für die Praxis 2. Aufl., Wissenschaftliche Verlagsgesellschaft, Stuttgart, 2006.

14. Gröber U., Orthomolekulare Medizin – Ein Leitfaden für Ärzte und Apotheker. 3. Auflage, 338 S., Wissenschaftliche Verlagsgesellschaft mbH, Stuttgart, 2008.

15. Ames BN, Low micronutrient intake may accelerate the degenerative diseases of aging through allocation of scarce micronutrients by triage. Proceedings of the National Academy of Sciences, 2006; 103(47): 17589-17594.

16. Gröber U., Micronutrients. Metabolic Tuning – Prevention – Therapy. 2. Aufl., Medpharm Publishers, Stuttgart, 2008.

17. Gröber U, Metabolic Tuning statt Doping. Zs f Orthomol Med, 2007; 3:6-12.

18. Billigmann P, Siebrecht S, Physiologie des L-Carnitins und seine Bedeutung für Sportler. Schlütersche Verlagsgesellschaft, Hannover, 2004.

Teil II: Mikronährstoffe im Sport

19. Huang SH, et al., The use of dietary supplements and medications by Canadian athletes at the Atlanta and Sydney Olympic Games. Clin J Sport Med. 2006; 16(1):27-33.

20. Hultman E, Harris RC, Spriet LL: Diet in work and exercise performance. In: Shils ME, Shike M, Ross AC, Caballero B (eds.): Modern Nutrition in Health and Disease. Lippincott Williams & Wilkins: Baltimore (2005).

21. Beals KA, Eating behaviors, nutritional status, and menstrual function in elite female adolescent volleyball players. J Am Diet Assoc. 2002; 102(9):1293-1296.
22. Filiberti R, et al., High-risk subjects for vitamin deficiency. Eur J Cancer Prev. 1997; 6 Suppl 1:S 37-42.
23. Schek A, Top-Leistung im Sport durch bedürfnisgerechte Ernährung. Trainer Bibliothek 36. Philippka-Sportverlag, Münster, 2005.
24. Wagner U, et al., Gewichtsmanipulation und Gewichtsmanagement – Die richtige Ernährung bei Sportarten mit Gewichtsklassen. Deutsche Zeitschrift für Sportmedizin, 2003; 54(5): 156-157.
24a. Hülsman O, Hahn A, Nahrungsergänzung im Sport. Deutsche Apotheker Zeitung, 2005; 145 (45): 56-62
25. Aruoma OI, et al., Iron, copper and zinc concentrations in human sweat and plasma; the effect of exercise. Clin Chim Acta. 1988; 177(1): 81-87.
26. Mao IF, et al., Electrolyte loss in sweat and iodine deficiency in a hot environment. Arch Environ Health. 2001; 56(3):271-277.
27. Haymes EM: Trace minerals and exercise. In: Wolinsky I (ed.): Nutrition in Exercise and Sport, Third Edition (1997).
28. McDonald R, Keen CL, Iron, zinc and magnesium nutrition and athletic performance. Sports Med. 1988; 5(3):171-184.
29. Greenhaff, PL, Clough, PJ, Predictors of sweat loss in man during prolonged exercise. Eur J Appl Physiol, 1989; 58: 348-352.
30. Maughan RJ, Fluid and electrolyte loss and replacement in exercise. Jnl Sports Sciences, 1991; 9: 117-142.
31. Eichner ER, Treatment of suspected heat illness. Int J Sports Med, 1998; 19: 150-153.
32. Rehrer NJ, Fluid and electrolyte balance in ultra-endurance sport. Sports Med. 2001; 31(10):701-715.
33. Sawka MN, Scott, JM, Fluid and electrolyte supplementation for exercise heat stress. Am J Clin Nutr, 2000; 72 (suppl): 564S-572S.
33b. Ehn L, et al., Iron status in athletes involved in intense physical activity. Med Sci Sports Exerc, 1980; 12: 61-64.
34. Wanke E, et al., Essstörungen und Sport. Deutsche Zeitschrift für Sportmedizin, 2007; 58(10): 374-375.
35. Torstveit MK, Sundgot-Borgen J, The female athlete triad: are elite athletes at increased risk? Med Sci Sports Exerc 37 (2005) 184-193.
36. Byrne S, McLean N, Eating disorders in athletes: A review of the literature. J Sci Med Sport, 2001; 4: 145-159.
37. Wanke EM, et al., Ess-Störungen und Sport – eine Bestandsaufnahme. Deutsche Zeitschrift für Sportmedizin, 2004; 55(1): 286-294.
37a. Askew EW, Work at high altitude and oxidative stress: antioxidant nutrients. Toxicology 2002; 180: 107–119.
37b. Alessio HM Goldfarb AH. Lipid peroxidation and scavenger enzymes during exercise: adaptive response to training. J Appl Physiol 1988; 64: 1333–1336.
37c. Machefer G, et al., Extreme running competition decreases blood antioxidant defense capacity. J Am Coll Nutr, 2004; 23(4):358-364.
38. Berg A, Oxidativer Stress und Sport. Deutsche Zeitschrift für Sportmedizin, 2000; 51(5): 177-178.
39. Koch A, et al., Oxidativer Stress bei 50-minütiger ruderergometrischer Belastung. Deutsche Zeitschrift für Sportmedizin, 2005; 56 (7/8): 199.
40. Itoh H et al.: Vitamin E supplementation attenuates leakage of enzymes following 6 days of running training. Int J Sports Med, 2000; 21: 369-374.
41. Gröber U, Metabolic Tuning statt Doping. Zs f Orthomol Med, 2007; 3:6-12.
42. Weiß M, Homocystein - ein kardiovaskulärer Risikofaktor? - betrachtet unter sportmedizinischen Aspekten. Deutsche Zeitschrift für Sportmedizin, 2003; 54(4): 102-107.
43. Schek A. Top-Leistung im Sport durch bedürfnisgerechte Ernährung. Trainer Bibliothek 36. Philippka-Sportverlag, Münster, 2005.
44. Striegel H, Niess, AM, Sportgetränke. Deutsche Zeitschrfit für Sportmedizin, 2006; 57(1): 27-28.
45. Sawka MN, Montain, SJ, Fluid and electrolyte supplementation for exercise heat stress. Am J Clin Nutr 2000; 72(suppl):564S–572S.
46. Speedy DB, et al., Hyponatremia in ultradistance triathletes. Med Sci Sports Exerc, 1999; 31: 809-815.
47. Hiller WDB et al., Plasma electrolyte and glucose changes during the Hawaiian Ironman Triathlon. Med Sci Sports Exerc 1985; 17 (Suppl): 219.
48. Speedy DB, Noakes, TD, Belastungsbedingte Hyponatriämie: Eine Übersicht. Dt Z Sportmed, 1999; 50(11/12): 368-374.
49. Zapf J, et al., Die Natrium- und Flüssigkeitsbilanz bei Langzeitbelastungen – Konsequenzen für die Ernährung. Dt Z Sportmed, 1999; 50(11/12): 375-379.

50. Brouns F, et al., Rationale for upper limits of electrolyte replacement during exercise. Int J Sport Nutr 3 (1992) 229-238.
51. Saur P, Magnesium und Sport. Dtsch Z Sportmed. 2004; 55 (1): 23-24
51a. Sauer P et al., Evaluation des Magnesiumstatus bei Ausdauersportlern. Deutsche Zeitschrift für Sportmedizin 2002; 3: 72.
52. Classen HG, Magnesiummangel bei Normomagnesiämie. In: Biesalski HK, Classen HG (Hrsg.): Elektrolyte, Vitamine, Spurenelemente. Stuttgart: Thieme Verlag 1995: 38–43.
53. Geiss K-R et al.: Steigerung der körperlichen Leistungsfähigkeit durch Magnesiumorotat bei Ausdauersportlern. Der Kassenarzt 1994; 20: 40–41.
54. Golf SW et al., On the significance of magnesium in extreme physical stress. Cardiovascular Drugs and Therapy, 1998; 12:197–202.
55. Wanke E, er al., Essstörungen und Sport. Deutsche Zeitschrift für Sortmedizin, 2007; 58 (10): 374-375.
56. Chatard JC, et al., Anaemia and Iron Deficiency in Athletes. Practical Recommendations for Treatment. Sports Med, 1999; 27: 229-240.
57. Friedmann B, Sportleranämie. Deutsche Zeitschrift für Sportmedizin, 2001; 52(9): 262-263
57a. Suedekum NA, Dimeff RJ, Iron and the athlete. Curr Sports Med Rep, 2005; 4(4):199-202.
58. Hinton PS, Sinclair LM. Iron supplementation maintains ventilatory threshold and improves energetic efficiency in iron-deficient nonanemic athletes. Eur J Clin Nutr, 2007; 61(1):30-39.
59. Hinton PS, et al., Iron supplementation improves endurance after training in iron-depleted, nonanemic women. J Appl Physio, 2000; 88: 1103–1111.
60. Salonen JT, et al., High stored iron levels are associated with excess risk of myocardial infarction in eastern Finnish men. Circulation, 1992; 86: 803-811.
61. Reddy MB, Clark L, Iron, oxidative stress, and disease risk. Nutr Rev, 2004; 62: 120–124.
62. Lund EK, et al., Oral ferrous sulfate supplements increase the free radical-generating capacity of feces from healthy volunteers. Am J Clin Nutr, 1999; 69: 250–255.
63. Nishiyama S, et al., Zinc status relates to hematological deficits in women endurance runners. J Am Coll Nutr, 1996;15(4):359-363.
64. DGE (Deutsche Gesellschaft für Ernährung), Hrsg., Ernährungsbericht 2004. Deutsche Gesellschaft für Ernährung, Frankfurt am Main, 2004
65. Mao IF, et al., Electrolyte loss in sweat and iodine deficiency in a hot environment. Arch Environ Health, 2001; 56(3):271-277.
66. Lukaski HC, Magnesium, zinc, and chromium nutriture and physical activity. Am J Clin Nutr. 2000; 72 (2): 585S-593S.
67. Clarkson PM, Exercise and the B vitamins. In: Wolinsky I (Hrsg.): Nutrition in exercise and sport. CRC Press, Boca Raton 1997, pp. 179-195
68. Manore MM, Effect of physical activity on thiamine, riboflavin, and vitamin B-6 requirements. Am J Clin Nutr. 2000; 72(2 Suppl): 598S-606S.
69. Volpe SL, Micronutrient requirements for athletes. Clin Sports Med, 2007; 26 (1):119-30.
70. Manore, MM, B vitamins and exercise. Am J Clin Nutr, 2000; 72 (2): 598S-606S.
71. Webster, JM, et al., The effect of a thiamin derivate on exercise performance. Eur J Appl Physiol, 1997; 75: 520-524.
72. Weiß M, Schmid A, Baum M, Liesen H: Einfluss einer extensiven Belastung auf das Aminosäurenspektrum und die Homocysteinkonzentration. Dt Z Sportmed, 1999; 50: 152-158.
73. Herrmann M, et al., Homocysteine increases during endurance exercise. Clin Chem Lab Med. 2003; 41 (11): 1518-1524.
74. Ebenbichler CF, et al., Hyperhomocysteinemia in bodybuilders taking anabolic steroids. Eur J Intern Med, 2001; 12: 43-47.
75. Graham MR, et al., Homocysteine induced cardiovascular events: a consequence of long term anabolic-androgenic steroid (AAS) abuse. Br J Sports Med. 2006; 40(7):644-648.
76. Weiß M, Homocystein - ein kardiovaskulärer Risikofaktor? - betrachtet unter sportmedizinischen Aspekten. Dt Z Sportmed, 2003; 54(3): 102-107.
77. Brown KM, et al., Erythrocyte vitamin E and plasma ascorbate concentrations in relation to erythrocyte peroxidation in smokers and nonsmokers: dose response to vitamin E supplementation. Am J Clin Nutr, 1997; 65: 496-502.
78. Peters, EM, et al., Vitamin C supplementation reduces the incidence of postrace symptoms of upper-respiratory-tract infection in ultramarathon runners. Am J Clin Nutr, 1993; 57: 582-584.

79. Buzina K, et al.,Vitamin C status and physical working capacity in adolescents. Int J Vitamin Nutr Res, 1984; 54 (1) 55-60.
80. Vieth R, Vitamin D supplementation, 25-hydroxyvitamin D concentrations, and safety. Am J Clin Nutr, 1999; 69: 842-856.
81. Gröber U, Vitamin D – das „Anti-Aging-Hormon" unseres Immunsystems. Zs f Orthomol Med, 2008; 1:14-17.
82. Richards JB, et al., Higher serum vitamin D concentrations are associated with longer leukocyte telomere length in women. Am J Clin Nutr 2007; 86(5):1420-1425.
83. Machefer G, et al., Extreme running competition decreases blood antioxidant defense capacity. J Am Coll Nutr, 2004; 23(4):358-364.
84. Machefer G, et al., Nutritional and plasmatic antioxidant vitamins status of ultra endurance athletes. J Am Coll Nutr, 2007; 26(4):311-316.
85. Rokitzki L, et al., alpha-Tocopherol supplementation in racing cyclists during extreme endurance training. Int J Sport Nutr, 1994; 4 (3) 253-264.
86. Meydani SN, et al., Vitamin E supplementation enhances cell-mediated immunity in healthy elderly subjects. Am J Clin Nutr, 1990; 52: 557-563.
87. Meydani MW, et al., Vitamin E protection of exercise-induced oxidative damage in young and elderly subjects. Am J Physiol, 1993; 264:R992-R998.
88. Aguiló A, et al., Antioxidant diet supplementation enhances aerobic performance in amateur sportsmen. J Sports Sci, 2007; 25(11):1203-1210.
88a. Geyer H, et al., Analysis of non-hormonal nutritional supplements for anabolic-androgenic steroids - results of an international study. Int J Sports Med, 2004; 25(2):124-129.
88b. Gröber U, Das große Vitalstoff-Buch. Südwest Verlag, München, 2008.
89. Kujala UM, et al., Osteoarthritis of weight-bearing joints of lower limbs in former elite male athletes. BMJ, 1994; 308: 231-234.
90. Kujala UM, et al., Knee osteoarthritis in former runners, soccer players, weight lifters, and shooters. Arthritis Rheum, 1995; 38: 539-546.
91. Rettig AC, Athletic injuries of the wrist and hand. Am J Sports Med, 2003; 31: 1038-1148.
92. Rettig AC, et al., Epidemiology of hand injuries in sports, in: Strickland JW, Rettig AC (Hrsg.): Hand injuries in athletes. Philadelphia: WB Saunders, 1992, 37-42.
93. Schmitt H, Degenerative Gelenkerkrankungen nach Leistungssport. Deutsche Zeitschrift für Sportmedizin, 2006; 57(19): 248-254.
93a. Danesch U, Knorpelbausteine zur orthomolekularen Behandlung degenerativer Gelenkserkrankungen. Zs f Orthomol Med 2007; 1: 6 – 11.
94. Matheson AJ, Perry CM: Glucosamine: a review of its use in the management of osteoarthritis. Drugs Aging, 2003; 20: 1041-1060.
95. Bruyere O, et al., Glucosamine sulfate reduces osteoarthritis progression in postmenopausal women with knee osteoarthritis: evidence from two 3-year studies. Menopause, 2004; 11: 138-143.
96. Reginster JY, et al., Long-term effects of glucosamine sulphate on osteoarthritis progression: a randomised, placebocontrolled clinical trial. Lancet. 2001; 357: 251-256.
97. Ruane R, Griffiths P, Glucosamine therapy compared to ibuprofen for joint pain. Br J Community Nurs, 2002; 7: 148-152.
98. Oesser S, Seifert, J, Stimulation of type II collagen biosynthesis and secretion in bovine chondrocytes cultured with degraded collagen. Cell Tissue Res, 2003; 311: 393-399.
99. Moskowitz RW, Role of collagen hydrolysate in bone and joint disease. Semin Arthritis Rheum, 2000; 30: 87-99.
100. Carpenter M, et al., Collagen hydrolysate supplementation improve symptoms in patients with severe osteoarthritis. Medicine & Science in Sports & Exercise 2005; 37: S91-S92
101. Zuckley L, et al., Collagen hydrolysate improves joint function in adults with mild symptoms of osteoarthritis of the knee. Medicine & Science in Sports & Exercise 2004; 36: S153-S154.
101a. Studie zu CH-Alpha. Gelenkschmerzen wirksam lindern. Olympiastützpunkte in Deutschland, 2005; 3: 38-39.
102. Marcolongo R., et al, Double-blind multicentre study of the activity of S-Adenosylmethionine in hip and knee osteoarthritis. Current Therapeutic Research, 1985; 37: 82–94.
103. Caruso I, Pietrogrande V, Italian double-blind multicenter study comparing S-adenosylmethionine, naproxen, and placebo in the treatment of degenerative joint disease. Am J Med 1987; 83:66-71.
104. Maccagno A, et al., Double-blind controlled clinical trial of oral S-adenosylmethionine versus piroxicam in knee osteoarthritis. Am J Med, 1987; 83:72-77.

105. Konig B, A long-term (two years) clinical trial with S-adenosylmethionine for the treatment of osteoarthritis. Am J Med, 1987; 83:89-94.
106. Blankson H, et al., Conjugated linoleic acid reduces body fat mass in overweight and obese humans. J Nutr 2000;130:2943-2948.
107. Gaullier JM, et al., Supplementation with conjugated linoleic acid for 24 months is well tolerated by and reduces body fat mass in healthy, overweight humans. J Nutr, 2005; 135: 778–784.
108. Belury MA, Dietary conjugated linoleic acid in health: physiological effects and mechanisms of action. Ann Rev Nutr, 2002; 22:505-531.
109. Gröber U, Mikronährstoffe – Beratungsempfehlungen für die Praxis. Wissenschaftliche Verlagsgesellschaft, mbH, Stuttgart, 2006.
110. Crane FL, Biochemical functions of coenzyme Q10. Jnl Am Coll Nutr, 2001; 20(6): 591–598.
111. Langsjoen, PH, Langsjoen, AM, Overview of the use of CoQ10 in cardiovascular disease. Biofactors, 1999; 9: 273–284.
112. Billigmann P, Siebrecht S, Physiologie des L-Carnitins und seine Bedeutung für Sportler. Schlütersche Verlagsgesellschaft, Hannover, 2004.
113. Campos Y, et al., Plasma carnitine insufficiency and effectiveness of L-Carnitine therapy in patients with mitochondrial myopathy. Muscle Nerve, 1993; 16: 150-153.
114. Luppa D, Löster H, L-Carnitine through urine and sweat in athletes in dependence on energy expenditure during training. In „Carnitine – Pathochemical Basics and Clinical Applications" Hrsg. Seim H, Löster H, Ponte Press, Bochum, 1996.
115. Van Loon LJC, et al., The effects of increasing exercise intensity on muscle fuel utilisation in humans. Jnl of Physiol, 2001; 536(1): 295-304.
116. Cerretelli P, et al, L-Carnitine supplementation in humans. The effects on physical performance. J Sports Med, 1990; 11: 1-14.
117. Sidossis LS, et al., Regulation of fatty acid oxidation in untrained vs. trained men during exercise. Am Jnl Physiol Endocrin Metabolism, 1998; 274(3): 37-43.
118. Böhles HJ, Sewell AC, Universitätsklinikum Frankfur,t 6.1.2000, Case Report (unpubl. Res.)
119. Volek JS, Kraemer WJ, et al., L-Carnitine L-tartrate supplementation favorably affects markers of recovery from exercise stress. Am J Physiol Endocrinol Metab, 2002; 282: E474–E482.
120. Giamberardino MA, et al., Effects of prolonged L-carnitine administration on delayed muscle pain and ck release after eccentric effort. Int J Sports Med, 1996; 17: 320-324.
121. Billigmann PW, et al., Wie wirkt sich L-Carnitin auf die physische Maximalbelastung aus? Therapiewoche, 1990; 40(5): 1866-1872
122. Galloway SDR, et al., The effects of L-Carnitine administration on the metabolic responses to exercise in female games players, submitted to FASEB (2001).
123. Krämer WJ, Volek JS, L-Carnitine supplementation for the athlete. A new perspektive. Ann Nutr Metab, 2000; 44: 75-96.
124. Maggiani S, Bänzinger KR, Walter P, L-Carnitine supplementation results in improved recovery after strenous exercise Ann Nutr Metab, 2000; 44: 75-96.
124a: Gröber U, Kreatin – der „Muskelenergator". Deutsche Apotheker Zeitung, 2001; 141(48): 51-60.
125. Balsom PD, Soderlund, K., Ekblom, B., Creatine in humans special reference to creatine supplementation. Sports Med, 18(4), 268-280, 1994.
126. Demant TW, Rhodes EC, Effects of creatine supplementation on exercise performance. Sports Med, 28, 49-60, 1999.
127. Steenge G.R., et al., Stimulatory effect of insulin on creatine accumulation in human skeletal muscle. Am J Physiol, 275(6), E974-E979, 1998.
128. Guerrero-Ontiveros ML, Wallimann T., Creatine supplementation in health and disease. Effects of chronic ingestion in vivo: down-regulation of the expression of creatine transporter isoforms in skeletal muscle. Mol Cell Biochem, 184(1-2), 427-437, 1998.
129. Schedel JM, et al., Acute creatine ingestion in human: consequences on serum creatine and creatinine concentrations. Life Sci, 65(23), 2463-2470, 1999.
130. Green AL, et al., Carbohydrate ingestion augments skeletal muscle creatine accumulation during creatine supplementation in humans. Am J Physiol, 271 (5 Pt.1), E821-826, 1996.
131. Casey A, Greenhaff, P.L., Does dietary creatine supplementation play a role in skeletal msucle metabolism and performance? Am J Clin Nutr, 72(2 Suppl), 607S-617S, 2000.

132. *Hultman E, et al., Muscle creatine loading in men. J Appl Physiol, 81(1), 232-237, 1996.*
133. *Stockler S, Hanefeld, F., Guanidinoacetate methyltransferase deficiency: a newly recognized inborn error of creatine biosynthesis. Wien Klien Wochenschr, 109(3), 86-88, 1997.*
134. *McNaughton L.R, et al., The effects of creatine supplementation on high-intensity exercise performance in elite performers. Eur J Appl Physiol Occup Physiol, 78(3), 236-240, 1998.*
135. *van Leemputte M, et al., Shortening of muscle relaxation time after creatine loading. J Appl Physiol, 86(3), 840-844, 1999.*
136. *Sjodin B, Hellsten Westing, Y., Changes in plasma concentration of hypoxanthine and uric acid in man with short-distance running at various intensities. Int J Sports Med, 11(6), 493-495, 1990.*
137. *Benzi G, Ceci, A., Creatine as nutritional supplementation and medicinal product. J Sports Med Phys Fitness, 41(1), 1-10, 2001.*
138. *Volek JS, et al., Creatine supplementation enhances muscular performance during high-intensity resistance exercise. J Am Diet Assoc, 97(7), 765-770, 1997.*
139. *Grindstaff PD, et al., Effects of creatine supplementation on repetitive sprint performance and body composition in competitive swimmers. Int J Sport Nutr, 7(4), 330-346, 1997.*
140. *Volek JS, et al, Performance and muscle fiber adaptations to creatine supplementation and heavy resistance training. Med Sci Sports Exerc, 31(8), 1147-1156, 1999.*
141. *Birch R, et al., The influence of dietary creatine supplementation on performance during repeated bouts of maximal isokinetic cycling in man. Eur J Appl Physiol Occup Physiol 69(3), 268-276, 1994.*
142. *Bellinger BM, et al., Oral creatine supplementation decreases plasma markers of adenine nucleotide degradation during a 1-h cycle test. Acta Physiol Scand, 170(3), 217-224, 2000.*
143. *Balsom PD, et al., Skeletal muscle metabolism during short duration high-intensity exercise: influence of creatine supplemantation. Acta Physiol Scand, 154(3), 303-310, 1995.*
144. *Schedel JM, et al., Acute creatine loading enhances human growth hormone secretion. J Sports Med Phys Fitness, 40(4), 336-342, 2000.*
145. *Vandebuerie F, et al., Effect of creatine loading an endurance capacity and sprint power in cyclists. Int J Sports Med, 19(7), 490-495, 1998.*
146. *Mujika I, et al., Creatine supplementation and sprint performance in soccer players. Med Sci Sports Exerc, 32(2), 518-525, 2000.*
147. *DLV – Presseerklärung vom 18.11.2000, zum Fall Carolin Soboll,*
148. *Vandenberghe K, et al., Caffeine counteracts the ergogenic action of muscle creatine loading. J Appl Physiol, 80(2), 452-457, 1996.*
149. *Schilling BK, et al., Creatine supplementation and health variables: a retrospective study. Med Sci Sports Ex, 33(2), 183-188, 2001.*
150. *Balsom P, et al., Creatine supplementation per se does not enhance endurance exercise performance. Acta Physiol Scand 149, 521-523, 1993.*
151. *Greenhaff P, et al., Influence of oral creatine supplementation on muscle torque during repeated bouts of maximal voluntary exercise in man. Clin Sci (Lond) 84, 65-71, 1993.*
152. *Kirksey K, et al., The effects of six weeks of creatine monohydrate supplementation in male and female track athletes. Med Sci Sports Exerc 29 S145, 1997.*
153. *Vandenberghe K, et al., Long-term creatine intake is beneficial to muscle performance during resistance training. J Appl Physiol 83 (6) 2055-2063, 1997.*
154. *Engelhardt, M, et al., Creatine supplementation in endurance sports. Med Sci Sports Exerc 30 (7) 1123-1129, 1998.*
155. *Kreider R, et al., Effects of creatine supplementation on body composition, strength, and sprint performance. Med Sci Sports Exerc 30, 73-82, 1998.*
156. *Rossouw F, et al., The effect of creatine monohydrate loading on maximal intermittent exercise and sport-specific strength in well trained power-lifters. Nutr Res 20 (4) 505-514, 2000.*
157. *Stout J, et al., Effect of creatine loading on neuromuscular fatigue threshold. J Appl Physiol 88 (1) 109-112, 2000.*
158. *Fancaux M, Poortmans, JR, Effects of training and creatine supplement on muscle strength and body mass. Eur J Appl Physiol, 1999; 80:165-168.*
159. *Parise G, et al., The effect of creatine mtCK and CreatT protein expression following resistance training. Can J Appl Physiol, 2000; 25: 396.*

160. Van Schuylenbergh R et al., Effects of oral creatine-pyruvate supplementation in cycling performance. Int J Sport Med, 2003; 24(2): 144-150.
161. Poullain MG, et al., Effects of whey proteins, their oligopeptide hydrolysates and free amino acid mixtures on growth and nitrogen retention in fed and starved rats. J Par Ent Nutr, 1989; 13: 382-386.
161a. Wagner RA, Proteinarten – Die Wahrheit über Eiweißprodunkte. Fa. All Stars, Ernährung, Training & Forschung, 2005.
162. Wolfe R, Protein supplement and exercise. Am J Clin Nutr, 2000; 72: 551-557.
163. Tipton, KD, Wolfe R, Exercise, protein metabolism and muscle growth. Int J Sport Nutr Exerc Metab, 2001; 11(1): 109-132.
164. Esmark B, et al., Timing of postexercise protein intake is important for muscle hypertophy with resistance training in elderly humans. J Physiol, 2001; 535: 301-311.
165. Henriksson J, Effect of exercise on amino acid concentrations in skeletal muscle and plasma. J Exp Bio, 1991; 160: 149-165.
166. Bloomstrand E, et al., Administration of amino acids during sustained exercise-effects on performance and plasma concentration of some amino acids. Eur J Appl Physiol, 1991; 63:83-88.
167. Helfer SK, et al., Branched-chained amino acids supplementation improves endurance performance in competitive cyclists. Med Sci Sports Exerc, 1995; 27 (Suppl), S149.
168. Parry-Billings M, et al., Plasma amino acid concentrations in the overtraining syndrome: possible effects on the immune system. Med Sci Sports Exerc, 1992; 24: 1353-1358.
169. Bigard A, et al., Effect of protein supplementation during prolonged exercise at moderate altitude on performance and plasma amino acid pattern. Eur J Appl Physiol, 1993; 66: 5-10.
170. Bassit RA, et al., The effect of BCAA supplementation upon the immune response of triahtletes. Med Sci Sports Exrc, 2000; 32: 1214-1219.
171. Newholme EA, et al., Physcial and mentale fatigue: metabolic mechanisms and importance of plasma amino acids. Br Med Bull, 1992; 48: 477-495.
171a. Di Luigi L, et al., Acute amino acids supplementation enhances pituitary responsiveness in athletes. Med Sci-Sports Exerc, 1999; 31(12):1748-1754.
172. Nissen S et al., Effect of leucine metabolite β-hydroxy-β-methylbutyrate on muscle metabolism during resistence-exercise trainig. J Appl Physiol, 1996; 81: 2095-2104.
173. Slater GJ, Jenkins D, Beta-hydroxy-beta-methylbutyrate (HMB) supplementation and the promotion of muscle growth and strength. Sports Med, 2000; 30: 105-116.
174. Gallagher PM, et al., Beta-hydroxy-beta-methylbutyrate ingestion, Part I: effects on strength and fat free mass. Med Sci Sports Exerc, 2000; 32: 2109-2115.
175. Vukovich MD, Adams, GD, Effect of β-hydroxy-β-methylbutyrate (HMB) on VO2 peak and maximal lactate in endurance trained cyclists. Med Sci Sports Exerc, 1997; 29: 252.
176. Castell LM, et al., Does glutamine have a role in reducing infections in athletes? Eur J Appl Physiol Occup Physiol, 1996; 73 (5): 488-490.
177. Welbourne TC, Increased plasma bicarbonate and growth hormon after an oral glutamine load. Am J Clin Nutr, 1995; 61(5): 1058-1061.
178. Keast D, et al., Depression of plasma glutamine concentration after exercise stress and its possible influence on the immune system. Med J Australia, 1995; 162: 15-18.
179. Baum M, Weiss M, The influence of a taurine containing drink on cardiac parameters before and after exercise measured by echocardiography. Amino Acids, 2001; 20(1): 75-85.
180. Ishizaka S, et al., Production of interleukin 1 induced by taurine and effect of taurine on the activation of effector T cells. Ganryu Aminosan, 1985; 8: 243-248.

Teil III: Gezielte individuelle Mikronährstoff-Supplementierung nach Analytik (GIMSA)

181. Nottbohm F, et al., Individueller Ausgleich der Mineraltstoffe-, Spurenelemente- und Vitamin-Defizite nach intrazellulärem Status (rote Blutkörperchen), Serum- und Urin-Status durch Kombinationskapseln im Berufs-Fußballsport. Deutsche Zeitschrift für Onkologie, 1989; 21: 170-175
182. Gröber U, Gezielte individuelle Mikronährstoff-Supplementierung nach Analytik im Leistungssport. Zschr f Orthomol Med, 2007; 3: 14–15
183. Faude O, et al., Art und Häufigkeit von Verletzungen im Spitzenfußball der Frauen. Dtsch Z Sportmed, 2005; 56: 263.

Glossar

Amphetamin	Verbotene Dopingsubstanz, gehört zur Gruppe der –› Stimulanzien
Anabolika, anabole androgene Steroide	Verbotene Dopingsubstanzen, die sich vom –› Testosteron ableiten, mit leistungssteigernden Effekten
Angina pectoris	Durchblutungsstörungen im Koronarsystem, die zu einer mangelhaften Sauerstoffversorgung des Herzmuskels führen, verursachen Schmerzanfälle, die mit einem charakteristischen Druck- und Engegefühl hinter dem Brustbein (Angina pectoris) verbunden sind.
Antazida	Arzneimittel, die die Magensäurebildung neutralisieren, verringern oder blockieren
Antiepileptika	Arzneimittel gegen epileptische Anfälle
Antioxidanzien	Radikalfänger, Oxidation verhindernde Stoffe
Applikation	Zuführung eines Arzneimittels, z. B. orale Applikation (durch den Mund) von Tabletten o. Tropfen
Beta-2-Agonisten	Anabol wirkende Substanzen (z. B. –› Clenbuterol), therapeutisch eingesetzt gegen Asthma, als Dopingsubstanzen verboten
Breitensport	Breite Basis vieler Sporttreibender (der Breitensport) trägt den Wettkampsport auf lokaler oder regionaler Ebene; Motivation der sportlichen Betätigung ist auf Wettkampfbeteiligung ausgelegt.
Clenbuterol	Verbotene Dopingsubstanz, gehört zur Gruppe der –› Beta-2-Agonisten
Coenzym	Enzyme benötigen für ihre enzymatische Aktivität zusätzliche Co-Faktoren. Als Co-Faktoren können Mineralstoffe oder organische Moleküle wie Vitamine, so genannte Coenzyme, dienen.

(Hämo)Dialyse	Blutwäsche
Diuretika	Entwässernde Medikamente, als Dopingsubstanzen verboten (durch den Verdünnungseffekt soll Nachweis von Dopingsubstanzen im Urin erschwert werden)
DNA	Desoxyribonukleinsäure = Erbsubstanz
Ecstasy	Synthetisch hergestellte Droge, unterliegt dem Betäubungsmittelgesetz (BtMG), als Dopingsubstanz verboten, gehört zur Gruppe der –› Stimulanzien
Elektrolyte	Im Wasser gelöste Mineralstoffe (Salze), z. B. Natrium, Chlor
Elektrolythaushalt	Bestand und Verteilung von –› Elektrolyten im Organismus
Enzyme	Stoffwechselkatalysatoren (Biokatalysatoren)
essenziell	Wesentlich, lebensnotwendig
freie Radikale	Freie Radikale sind instabile und äußerst aggressive Substanzen, die durch Umweltbelastungen, ungesunde Lebensweise und Krankheiten permanent im Körper entstehen. Sie greifen unsere Zellen an und wirken zerstörerisch, weil ihnen ein Elektron fehlt. Mit den Elektronen anderer Verbindungen (z.B. ungesättigter Fettsäuren der Zellmembran) gleichen sie ihr Defizit aus.
Gefäßtonus	Spannungszustand des Blutgefäßsystems (Herz-, Gefäßtonus)
Gynäkomastie	Ein- oder beidseitige Vergrößerung der männlichen Brustdrüse
HDL-Cholesterin	High Density Lipoprotein, gute gefäßschützende Cholesterinform
hepatisch	Die Leber betreffend
Hypercalcämie	Erhöhte Kalziumkonzentration im Blut, kann u. a. durch Medikamente hervorgerufen werden
Hypertrophie	Größenzunahme
Hypogonadismus	Unterfunktion der (männlichen) Keimdrüsen
ischämisch	Blutleer

Kokain Natürlich vorkommende Droge, unterliegt dem Betäubungsmittelgesetz, als Dopingsubstanz verboten, gehört zur Gruppe der –› Stimulanzien

Lipidperoxidation Oxidative Veränderung von Lipiden (z.B. LDL-Cholesterin) durch freie Sauerstoffradikale

Makronährstoffe Die Nahrungsbestandteile lassen sich im Hinblick auf die zugeführten Mengen in Makro- und Mikronährstoffe einteilen. Makronährstoffe wie Kohlenhydrate, Eiweiße (Proteine) und Fett (Lipide) benötigt der Körper in relativ großen Mengen (daher Makro-) als energieliefernde Brennstoffe.

manischer Zustand Psychische Störung mit weit übernormal gesteigertem Antrieb und gesteigerter Stimmung

Metabolismus Siehe Stoffwechsel

Methandienon Verbotene Dopingsubstanz, gehört zur Gruppe der –› Anabolika

Metenolon Verbotene Dopingsubstanz, gehört zur Gruppe der –› Anabolika

Metabolic Tuning (MT) Stoffwechsel-Optimierung mit Mikronährstoffen (u.a. mit Hilfe der labordiagnostischen Erfassung von Blutwerten und der Aktivität mikronährstoffabhängiger Enzyme)

Mikronährstoffe Vitamine, Vitaminoide, Mineralstoffe, Spurenelemente, essenzielle Fettsäuren, Aminosäuren

Mikronährstoffmedizin Gezielter Einsatz von Mikronährstoffen in der Prävention und Therapie von ernährungsassoziierten und chronisch-degenerativen Erkrankungen

Mitochondrien Mitochondrien sind die wesentlichen Elemente für die Energiegewinnung unserer Zellen (Zellkraftwerke)

Mortalität Sterblichkeit

Muskelkontraktion Durch Reizung des Muskels unter Energieverbrauch ausgelöste Verkürzung des Muskels, gefolgt von Muskelerschlaffung

Nandrolon Verbotene Dopingsubstanz, gehört zur Gruppe der –› Anabolika

Nitrosamine Hoch kanzerogene Verbindungen, Nitrosamine werden durch Bakterien aus Nitrat im Magen gebildet. Hauptnahrungsquelle sind Nitrate aus Gemüse (Rote Beete, Spinat), Wurstwaren (Nitrat-Pökelsalz) und auch Trinkwasser. Nitrosamine sind vor allem an der Entwicklung von Magenkrebs beteiligt. Vitamin C hemmt die Bildung von Nitrosaminen aus Nitraten.

Oralturinabol Synthetisches Androgen, gehört zur Gruppe der –› Anabolika, in der ehemaligen DDR produziert, nicht mehr auf dem Markt

Oxidativer Stress Ungleichgewicht zwischen Oxidanzien und Antioxidanzien im Körper, ausgelöst durch eine vermehrte Radikalbildung und Mangel an antioxidativ wirkenden Nährstoffen

parenteral Zuführung von Substanzen in den Körper unter Umgehung des Magen-Darm-Trakts, z.B. durch Infusion

Peroxynitrit Hochreaktive Stickstoffverbindung, die vor allem Mitochondrien schädigt; entsteht aus Superoxidradikalen und Stickstoffmonoxid

Prostaglandine Gewebshormone

Psychosen Gruppe psychischer Störungen mit zeitweiligem weitgehenden Verlust des Realitätsbezugs

Peptide Kette einzelner miteinander verknüpfter Aminosäuren

Stanozolol Verbotene Dopingsubstanz, gehört zur Gruppe der –› Anabolika

Steroide Verbotene Dopingsubstanzen, gehören zur Gruppe der –› Anabolika

Stimulanzien Anregungsmittel, unterliegen teilweise dem Betäubungsmittelgesetz (BtMG), als Dopingsubstanzen verboten

Stoffwechsel Auch Metabolismus; Gesamtheit der lebensnotwendigen biochemischen Prozesse beim Aufbau, Umbau und Abbau des Organismus bzw. beim Austausch von Stoffen zwischen Organismus und Umwelt. Das Hauptorgan vieler Stoffwechselprozesse ist die Leber. Enzyme und Hormone wirken innerhalb und außerhalb der Zelle als Stoffwechselbeschleuniger bzw. Biokatalysatoren.

teratogen Eigenschaft, u. a. von Substanzen, Fehlbildungen beim Embryo hervorzurufen

Testosteron Männliches Sexualhormon, als Dopingsubstanz verboten, gehört zur Gruppe der –› Anabolika

L-Thyroxin Schilddrüsenhormon

Wachstumshormon Einsatz in der Therapie von Wachstumsstörungen, als Dopingsubstanz verboten

Wasserretenzion Wassereinlagerung

Zytokine Zytokine sind regulatorisch wirkende Proteine, die in körpereigenen Zellen gebildet werden und vor allem bei Entzündungen eine Rolle spielen

Zytosol Lebensflüssigkeit der Zelle

Anhang

Mikronährstoff-Tabellen

Vitamine

Vitamine	Wichtige Funktionen	Empfohlene Zufuhr/Tag* (DGE: Erw.)	Lebensmittelquellen	Mangelsymptome
Vitamin C **Ascorbinsäure** wasserlöslich	Antioxidans Immunabwehr Bildung von Hormonen, Nervenbotenstoffen und Kollagen Entgiftung Gefäßabdichtung Wundheilung Eisenaufnahme	100 mg	Paprika Brokkoli Kiwi	Infekt- und Stressanfälligkeit Müdigkeit Wundheilungsstörungen Zahnfleischbluten Allergieneigung Skorbut
Vitamin B_1 **Thiamin** wasserlöslich	Energiegewinnung aus Kohlenhydraten Nervenerregung Hirntätigkeit Aufbau von Nervenbotenstoffen (Neurotransmittern)	1–1,3 mg	Vollkorn(produkte) Schweinefleisch, Hefe	Appetitlosigkeit Konzentrationsschwäche Reizbarkeit Fußbrennen/Kribbeln in Armen und Beinen Herzschwäche Muskelschwund
Vitamin B_2 **Riboflavin** wasserlöslich	Energiehaushalt der Zelle intakte Haut und Schleimhäute Antioxidans	1,2–1,5 mg	Milch(produkte) Eier Fisch Pilze	Antriebslosigkeit Hautrötung/-schuppung eingerissene Mundwinkel lichtempfindliche Augen
Vitamin B_3 **Niacin/ Niacinamid** wasserlöslich	Energiegewinnung Auf- und Umbau von Eiweiß, Fetten und Kohlenhydraten Reparatur der Erbsubstanz (DNA)	13–17 mg Niazin-Äquivalent = 60 mg Tryptophan	Fisch Pilze Innereien Geflügel	Reizbarkeit Schlafstörungen Kopfschmerzen Depressionen Neigung zu Sonnenallergie mit geröteter, rauer Haut Magen-Darm-Entzündung
Vitamin B_6 **Pyridoxin** wasserlöslich	Auf und Abbau von Eiweißen und Nervenbotenstoffen wichtig für Nerven- und Immunsystem Homocystein-Entgiftung Blutbildung	1,4-1,5 mg	Vollkorn(produkte) Hefe Fisch Geflügel	Schlafstörungen Infektanfälligkeit Enzündung der Haut (Dermatitis) und Nerven erhöhte Homocysteinwerte Muskelabbau Blutarmut (Anämie) prämenstruelles Syndrom
Folsäure wasserlöslich	Aufbau der Erbsubstanz Zellteilung/-wachstum Blutbildung Nervernstoffwechsel Homocystein-Entgiftung	0,4 mg Folatäquivalente	Grünes Blattgemüse Vollkorn	Blutarmut (Anämie) Reizbarkeit, Müdigkeit Schwäche erhöhte Homocysteinwerte Schwangerschaft: Missbildungen Fehlgeburten

Risikogruppen/ Gruppen mit erhöhtem Bedarf	Arzneimittel, die Mehrbedarf verursachen	Erkrankungen, die Mehrbedarf verursachen	Tagesdosis in der Mikronährstoff-medizin
Diabetiker Raucher Personen mit hoher Stressbelastung Personen ab 65 Jahren Sportler	ASS Kortison Tetrazykline Östrogene Chemotherapie	Diabetes Allergien Infektion mit HIV/AIDS Bluthochdruck koronare Herzkrankheit Krebs Verbrennungen Infektion mit Helicobacter pylori	200 mg bis mehrere Gramm
Ausdauersportler hoher Alkohol-, Tee- und Kaffeekonsum Personen ab 65 Jahren Schwangere	Antiepileptika Diuretika Chemotherapie Virustatika	Morbus Alzheimer Diabetes Infektion mit HIV/AIDS Herzinsuffizienz Nervenschmerzen Erkrankungen der Leber	10–600 mg (auch als Benfotiamin)
Ausdauersportler Vegetarier Personen mit hohem Alkoholkonsum Personen ab 65 Jahren	Antibiotika Antidepressiva Antibabypille	Infektion mit HIV/AIDS Migräne Grauer Star (Katarakt)	5–400 mg
strenge Vegetarier Personen mit hohem Alkoholkonsum eiweißarme Ernährung	L-Dopa Paracetamol Diazepam	Infektion mit HIV/AIDS Krebs Fettstoffwechselstörungen	20 mg bis mehrere Gramm
Stress Kraftsportler Personen mit hohem Alkohol- und Eiweiß-konsum Schwangere	Antibabypille Antibiotika Isoniazid Dihydralazin	Diabetes Infektionen mit HIV/AIDS Krebs koronare Herzkrankheit erhöhte Homocysteinwerte Nervenschmerzen	5-200 mg
Schwangere junge Frauen Personen mit hohem Alkoholkonsum Sportler	Antibabypille Aspirin MTX Schlafmittel Antiepileptika	Diabetes koronare Herzkrankheit Blutarmut (zusammen mit B_{12}) erhöhte Homocysteinwerte entzündliche Darmerkrankungen	0,4–5 mg

Vitamine	Wichtige Funktionen	Empfohlene Zufuhr/Tag* (DGE: Erw.)	Lebensmittel-quellen	Mangelsymptome
Vitamin B_{12} **Cobalamin** wasserlöslich	Aufbau der Erbsubstanz Zellteilung Blutbildung Bau der Nervenfasern Folsäure-Aktivierung Homocystein-Entgiftung Proteinsynthese	3,0 µg	Leber Fisch Eier Milch (-produkte)	Blässe Blutarmut (Anämie) Reizbarkeit Nervenschmerzen Taubheitsgefühl Müdigkeit Schwäche erhöhte Homocysteinwerte
Biotin **Vitamin H** wasserlöslich	Energiegewinnung aus Kohlenhydraten und Fetten Blutzuckerregulierung Schwefeleinbau in Haare und Nägel Synthese und Abbau von Fettsäuren	30–60 µg (Schätzwert für eine angemessene Zufuhr)	Innereien Erbsen Nüsse	Haarausfall brüchige Nägel Fettstoffwechselstörungen Nervenschmerzen
Pantothensäure wasserlöslich	Energiestoffwechsel Bildung von Hormonen, Cholesterin, Vitamin D und Nervenbotenstoffen Auf- und Abbau von Fetten, Kohlenhydraten und Eiweißen	6 mg (Schätzwert für eine angemessene Zufuhr)	Fisch Pilze Hülsenfrüchte	Müdigkeit Schwäche Magen-/Darm-Störungen Nervenschmerzen Burning-Feet-Syndrome
Vitamin A **Retinol** fettlöslich	Sehfunktion Aufbau und Funktion der Schleimhäute und der Haut Steuerung des Zellwachstums Hormonproduktion Immunabwehr	0,8–1 mg Retinol-Äquivalent (2700–3300 I.E.)	Lebertran Eier Milch (-produkte) Innereien	Nachtblindheit eingeschränktes Hell-Dunkel-Sehen Bindehautentzündung Infekte Hautveränderungen
Karotinoide/ **Beta-Karotin** fettlöslich	Antioxidans: Schutz von Augen, Haut, Lunge und Erbsubstanz vor freien Radikalen Immunabwehr Vorstufe für Vitamin A	2–4 mg Beta-Karotin	Tomaten Karotten Grünkohl	noch nicht bekannt erhöhte LDL-Oxidation (erhöhtes Risiko für Erkrankungen durch freie Radikale)
Vitamin D **Calciferole** fettlöslich	Knochenstoffwechsel Kalziumaufnahme aus dem Darm Steuerung des Zellwachstums Insulinausschüttung Immunsystem	5–10 µg (200–400 I.E.)	Seefisch, Kalbfleisch, Pilze, Eigelb, Butter, Hartkäse, um Vitamin-D-Vorstufen umzuwandeln: Sonnenlicht	bei Kindern: Rachitis, Wachstumsstörungen bei Erwachsenen: Osteoporose, Knochenbrüchigkeit, erhöhtes Risiko für Autoimmun- und Krebserkrankungen
Vitamin E **Tocopherole** fettlöslich	Antioxidans: Schutz mehrfach ungesättigter Fettsäuren in der Zellmembran, beugt Ablagerungen in Blutgefäßen vor Immunabwehr	12–15 mg Tocopherol-Äquivalent bzw. 18–22 I.E. (Schätzwert für eine angemessene Zufuhr)	Olivenöl Weizenkeimöl Walnüsse	erhöhte LDL-Oxidation Infektanfälligkeit Schwäche Altersflecken erhöhtes Risiko für Erkrankungen durch freie Radikale

Risikogruppen/ Gruppen mit erhöhtem Bedarf	Arzneimittel, die Mehrbedarf verursachen	Erkrankungen, die Mehrbedarf verursachen	Tagesdosis in der Mikronährstoff-medizin
Vegetarier Frauen und Männer über 60 Jahre Leistungssportler	Metformin Antazida (z.B. Omeprazol) Antirheumatika Colestyramin	AIDS Diabetes Blutarmut (Anämie) Gastritis erhöhte Homocysteinwerte Morbus Crohn Erkrankungen der Bauchspeicheldrüse Magen-Darm-Teilentfernung	5–1000 µg/Tag zum Teil mehr
Schwangere Säuglinge Personen mit hohem Alkoholkonsum	Antiepileptika Antibiotika	Diabetes Haarausfall Neuropathien seborrhoische Dermatitis	0,2–5 mg zum Teil mehr
Personen mit hohem Alkoholkonsum Personen ab 65 Jahren Stressgeplagte	Antibabypille	Verbrennungen Operationen Wundheilungsstörungen Hauterkrankungen	5–1000 mg
Vegetarier Raucher Personen mit hohem Alkoholkonsum Personen ab 65 Jahren	Colestyramin Orlistat	gestörte Fettresorption Infektion mit HIV/AIDS Krebs Lebererkrankungen Morbus Crohn Mukoviszidose Zöliakie	0,3–3 mg (1000–10000 I.E.) zum Teil mehr
Raucher, Sportler	Colestyramin Orlistat	gestörte Fettresorption Infektion mit HIV/AIDS koronare Herzkrankheit Krebs, Grauer Star (Katarakt) Diabetes Makuladegeneration sonnenempfindliche Augen	2–60 mg als Karotinoid-Komplex: zum Teil mehr
Säuglinge Schwangere Vegetarier Personen, die wenig an der Sonne sind Personen ab 50 Jahren	Antiepileptika Kortison Orlistat Colestyramin	gestörte Fettresorption Rachitis Multiple Sklerose Osteoporose Rheuma Erkrankungen der Niere und Schilddrüse Zöliakie	5–25 µg (200–1000 I.E.) zum Teil mehr
Raucher Leistungssportler Stressgeplagte	Colestyramin Orlistat Chemotherapie	gestörte Fettresorption Infektion mit HIV/AIDS koronare Herzkrankheit Krebs Grauer Star (Katarakt) Diabetes Makuladegeneration Mukoviszidose Rheuma	100–3000 I.E.

Vitamine	Wichtige Funktionen	Empfohlene Zufuhr/Tag* (DGE: Erw.)	Lebensmittelquellen	Mangelsymptome
Vitamin K **Phyllochinon** fettlöslich	Blutgerinnung Wundheilung Knochenstoffwechsel	60–80 µg (Schätzwert für eine angemessene Zufuhr)	grünes Blattgemüse Sauerkraut	Neigung zu Blutungen (z.B. zu Nasenbluten) gestörte Wundheilung Darmstörungen

Wichtige Hinweis: *Vitamin A und D können überdosiert werden. Bei Kinderwunsch und während der Frühschwa gerschaft sollte der Verzehr von Leber und die Einnahme hoher Vitamin-A-Dosen (über 3000 I.E. pro Tag) vermie werden. Es besteht die Gefahr von Fruchtschädigung und kindlichen Missbildungen. Vitamin D sollte ohne ärztli Rücksprache nicht längere Zeit über 1000 I.E. pro Tag zugeführt werden. Fragen Sie Ihren Arzt oder Apotheker!*

Vitaminoide

Vitamine	Wichtige Funktionen	Empfohlene Zufuhr/Tag* (DGE: Erw.)	Lebensmittelquellen	Mangelsymptome
L-Carnitin	Fettsäuretransport und Energiegewinnung aus Fetten (Mitochondrien) Entgiftung	etwa 100 mg (DGE: keine Empfehlung)	Schaffleisch Rindfleisch	Infektanfälligkeit Müdigkeit Muskelschwäche gestörte Fett- und Kohlenhydratstoffwechsel Herzschwäche
Coenzym Q_{10}	zelluläre Energieproduktion (Mitochondrien) Antioxidans Stabilisierung der Zellmembran	nicht bekannt	Eier Leber Olivenöl	noch nicht bekannt (erhöhte LDL-Oxidation, Herz-, Muskelschwäche, erhöhtes Risiko für Erkrankungen durch freie Radikale)
Alpha-Liponsäure	Energiegewinnung aus Kohlenhydraten (zus. mit Vitamin B_1) Nervenzellschutz Antioxidans	nicht bekannt	–	noch nicht bekannt (erhöhtes Risiko für Erkrankungen durch freie Radikale)

Mineralstoffe

Vitamine	Wichtige Funktionen	Empfohlene Zufuhr/Tag* (DGE: Erw.)	Lebensmittelquellen	Mangelsymptome
Kalzium	Aufbau der Knochen und der Zähne Herz-, Nerven- und Muskelfunktion Blutgerinnung Stabilisierung der Zellmembranen	1000–1200 mg	Milchprodukte Grünkohl	Knochenbrüchigkeit Osteoporose gesteigerte Erregbarkeit der Nerven Muskelzuckungen

Risikogruppen/ Gruppen mit erhöhtem Bedarf	Arzneimittel, die Mehrbedarf verursachen	Erkrankungen, die Mehrbedarf verursachen	Tagesdosis in der Mikronährstoff-medizin
Personen, die wenig grünes Gemüse essen Personen mit hohem Alkoholkonsum	Antiepileptika Antibiotika Orlistat Colestyramin	gestörte Fettresorption als Folge von Erkrankungen von Galle, Leber, Darm oder Bauchspeicheldrüse	60–1000 µg

Risikogruppen/ Gruppen mit erhöhtem Bedarf	Arzneimittel, die Mehrbedarf verursachen	Erkrankungen, die Mehrbedarf verursachen	Tagesdosis in der Mikronährstoff-medizin
Vegetarier Schwangere Sportler	Antibiotika Antiepileptika Chemotherapie	Herz-Kreislauf-Erkrankungen (koronare Herzkrankheit, Herzmuskelschwäche) Diabetes Nierenerkrankungen Immunschwäche	500 mg bis mehrere Gramm
Personen ab 40 Jahren Sportler	CSE-Hemmer Chemotherapie	Herz-Kreislauf-Erkrankungen (z.B. Herzinsuffizienz) Diabetes Krebs Morbus Parkinson Migräne	15–500 mg
–	–	Diabetes Polyneuropathien Morbus Alzheimer	100–600 mg

Risikogruppen/ Gruppen mit erhöhtem Bedarf	Arzneimittel, die Mehrbedarf verursachen	Erkrankungen, die Mehrbedarf verursachen	Tagesdosis in der Mikronährstoff-medizin
Schwangere Stillende Kinder im Wachstum Personen ab 60 Jahren	Kortison Antiepileptika	Allergieneigung Osteoporose Rachitis Krampfzustände (Tetanie)	600–2000 mg

Vitamine	Wichtige Funktionen	Empfohlene Zufuhr/Tag*	Lebensmittel-quellen	Mangelsymptome
Magnesium	Aktivierung von mehr als 300 Enzymen (alle energieabhängig) Kohlenhydrat-, Fett- und Eiweißstoffwechsel Kalziumantagonist Stabilisierung der Zellmembranen	300–400 mg	Vollkorn Bananen Nüsse	Übererregbarkeit Krämpfe Lid- und Muskelzuckungen Zittern Stressanfälligkeit Herzrhythmusstörungen
Kalium	Erregung von Nerven und Muskeln Reizleitung im Herzmuskel Säure-Basen-Haushalt Aufbau kurzfristiger Kohlenhydrat-Speicher Zellvolumen	2000 mg (Schätzwert für eine minimale Zufuhr)	Bananen Kartoffeln	Verstopfung Herzrhythmusstörungen Muskelschwäche Appetitlosigkeit Übelkeit
Eisen	Blutbildung Sauerstoffversorgung der Organe Bestandteil von Enzymen (z. B. für die Energie-bereitstellung)	10–15 mg	Fleisch Pfifferlinge	Blutarmut (Anämie) blasse Haut Nervosität Müdigkeit Schwindel Haarausfall

Spurenelemente

Vitamine	Wichtige Funktionen	Empfohlene Zufuhr/Tag*	Lebensmittel-quellen	Mangelsymptome
Jod	Bildung der Schild-drüsenhormone Wachstum Energiehaushalt	150–200 µg	Seefisch Jodsalz	Kropfbildung Missbildungen bei Ungeborenen Lern- und Konzentrations-störungen
Zink	Kohlenhydrat-, Eiweiß- und Fettstoffwechsel Immunabwehr Wundheilung Haarwachstum Insulinspeicherung	7–10 mg	Austern Innereien	Infekte Haarausfall Geruchs- und Geschmacks-störungen Wachstumsstörungen Nachtblindheit Unfruchtbarkeit
Selen	Antioxidans Schutz der Erbsubstanz Immunabwehr Schilddrüsenfunktion	30–70 µg (Schätz-werte für eine ange-messene Zufuhr)	Seefisch Leber Vollkorn (-produkte)	Infektanfälligkeit erhöhtes Risiko für Krebs (z.B. Prostata, Lunge) Störung der Schilddrüsen-funktion

	Risikogruppen/ Gruppen mit erhöhtem Bedarf	Arzneimittel, die Mehrbedarf verursachen	Erkrankungen, die Mehrbedarf verursachen	Tagesdosis in der Mikronährstoff-medizin
	Schwangere Stressgeplagte Sportler Personen mit hohem Alkoholkonsum Personen, die stark schwitzen	Diuretika Abführmittel Cisplatin	Herz-Kreislauf-Erkrankungen (z.B. Bluthochdruck, Herzrhythmusstörungen) Wadenkrämpfe	200–1000 mg
	Leistungssportler Stressgeplagte	Antibabypille Diuretika Abführmittel	schwere Durchfälle Erbrechen Herz-Kreislauf-Erkrankungen (z.B. Bluthochdruck, Herzrhythmusstörungen)	100–2000 mg zum Teil mehr
	Frauen (Menstruation) und insbesondere Schwangere Heranwachsende Leistungssportler Vegetarier	Antazida Colestyramin	Blutarmut (Anämie)	10–200 mg Einnahme nur nach ärztlich nachgewiesenem Mangel!

	Risikogruppen/ Gruppen mit erhöhtem Bedarf	Arzneimittel, die Mehrbedarf verursachen	Erkrankungen, die Mehrbedarf verursachen	Tagesdosis in der Mikronährstoff-medizin
	alle Personen, v.a. Schwangere und Kinder Sportler	Lithium Sulfonamide	Kropf Vorbeugung eines Jodmangelkropfes	100–200 μg
	Schwangere Stillende Kinder alle Personen in der Erkältungszeit Stressgeplagte Personen ab 60 Jahren Sportler	Antazida Diuretika bestimmte Blutdrucksenker	Diabetes Immunschwäche Hauterkrankungen (z.B. Akne) Allergien Lebererkrankungen Verbrennungen Zöliakie	10–30 mg zum Teil mehr
	Raucher Personen mit hohem Alkoholkonsum Personen mit Schwermetallbelastung Schwangere Vegetarier Personen ab 60 Jahren	Chemotherapie Diuretika	Krebs Infektion mit HIV/AIDS koronare Herzkrankheit Rheuma Diabetes Virusinfektionen Darmerkrankungen	50–500 μg zum Teil mehr

Vitamine	Wichtige Funktionen	Empfohlene Zufuhr/Tag* (DGE: Erw.)	Lebensmittelquellen	Mangelsymptome	
Chrom	Glukose- und Insulinstoffwechsel, Fettstoffwechsel	30–100 µg (Schätzwerte für eine angemessene Zufuhr)	Fleisch Bierhefe Käse	Störungen der Glukoseverwertung der Insulinwirkung und des Fettstoffwechsels	
Kupfer	Synthese von Kollagen, Neurotransmittern und Melanin Blutbildung Eisentransport	1–1,5 mg (Schätzwerte für eine angemessene Zufuhr)	Nüsse	Blutarmut (Anämie) gestörter Eisen und Fettstoffwechsel Knochenbrüchigkeit Infekte	
Mangan	Knochen- und Knorpelwachstum Antioxidans (Superoxiddismutase) Kohlenhydratstoffwechsel	2–5 mg (Schätzwerte für eine angemessene Zufuhr)	Innereien Getreide	Wachstumsstörungen	

Aminosäuren

Vitamine	Wichtige Funktionen	Empfohlene Zufuhr/Tag* (DGE: Erw.)	Lebensmittelquellen	Mangelsymptome	
Arginin bedingt essenziell	Gefäßregulation und Blutfluss (NO-Produktion), Energiestoffwechsel, Ausschüttung von Wachstumshormon, Stimulierung des Immunsystems	–	Fisch, Fleisch Soja (-produkte) Vollreis, Erdnüsse Mandeln	Störungen der Gefäßfunktion und Durchblutung Immunschwäche erhöhte ADMA-Spiegel	
Glutamin	Aufbau und Funktion der Darmschleimhaut Muskelaufbau, Energiegewinnung, Stabilisierung des Blutzuckerspiegels	–	Vollkorn (-produkte) Soja (-produkte) Milch (-produkte)	Störungen der Darmfunktion Infektanfälligkeit Abfall der körperlichen Leistungsfähigkeit	
Glyzin bedingt essenziell	Entgiftungsprozesse der Leber, Stimulierung des Immunsystems, Bildung von Immunglobulinen	–	Rindfleisch Gelatine	Störungen des Immunsystems	
Leucin/ Isoleucin/Valin essenzielle verzweigtkettige Aminosäuren	Aufbau der Muskelmasse Energiegewinnung Schutz vor vorzeitiger Ermüdung (z.B. im Sport)	14 mg/kg Körpergewicht Leucin 10mg/kg Isoleucin 14 mg/kg Valin	Hülsenfrüchte Hafer Kartoffeln Vollkorn (-produkte) Parmesan Eier, Fleisch Milch (-produkte) Reis Kohl	Muskelschwäche rasche physische und psychische Ermüdung gestörte Ammoniakentgiftung Muskelabbau	

Risikogruppen/ Gruppen mit erhöhtem Bedarf	Arzneimittel, die Mehrbedarf verursachen	Erkrankungen, die Mehrbedarf verursachen	Tagesdosis in der Mikronährstoffmedizin
Sportler Patienten unter künstlicher Ernährung Personen ab 60 Jahren Personen mit hohem Alkohol- und Zuckerkonsum	Diuretika	Diabetes Hypoglykämie Unterstützung der Körperfettreduktion bei Adipositas	50–500 µg zum Teil mehr
–	Zinküberdosierung	bestimmte Formen der Blutarmut (Anämie) Osteoporose	1–3 mg
Patienten unter künstlicher Ernährung	–	Diabetes Hypoglykämie Osteoporose	2–30 mg

Risikogruppen/ Gruppen mit erhöhtem Bedarf	Arzneimittel, die Mehrbedarf verursachen	Erkrankungen, die Mehrbedarf verursachen	Tagesdosis in der Mikronährstoffmedizin
Kinder und Jugendliche Stressbelastete, Leistungssportler, Schwerarbeiter	–	Infektionen Verletzungen Herz-Kreislauf-Erkrankungen (z.B. Bluthochdruck)	3–30 g
Leistungssportler Schwerarbeiter Personen mit Mangelernährung	Chemotherapie	Operationen Verbrennungen Infektionen, fiebrige Erkrankungen Darmerkrankungen Immunschwäche (z.B. durch Krebs)	2–40 g
–	–	Immunschwäche (z.B. durch Krebs) Lebererkrankungen	2–6 g
Leistungssportler Kraftsportler Alkoholiker (Ammoniakentgiftung)	–	Lebererkrankungen	je 0,5–4 g Leucin und Isoleucin 0,5–6 g Valin (bis zu 15 g)

Vitamine	Wichtige Funktionen	Empfohlene Zufuhr/Tag* (DGE: Erw.)	Lebensmittel-quellen	Mangelsymptome
Lysin essenziell	Kollagensynthese, Carnitinsynthese, Stimulierung des Immunsystems, Förderung der Heilung bei Herpes-simplex-Infektion	10 mg/kg Körpergewicht	Eier (Eiweiß) Fleisch Soja (-produkte) Kartoffeln Weizen	Infektanfälligkeit Störungen im Carnitin- und Fettstoffwechsel
Methionin essenzielle schwefelhaltige Aminosäure	Entgiftungsprozesse der Leber, Bildung von Glutathion (zusammen mit Cystein), Aufbau von Coenzym Q_{10}	13 mg/kg Körpergewicht	Eier Fisch Magermilch (-produkte) Soja (-produkte) Linsen	Verschlechterung der Immunfunktion Muskelzellverlust gestörte Entgiftung
Taurin bedingt essenziell	starkes Antioxidans stärkt das Immunsystem und Herz-Kreislauf-System	–	Innereien Fleisch Fleischextrakt	oxidativer Stress Störungen der Immunfunktion
Tryptophan essenziell	Bildung der Hormone Serotonin, Melatonin und des Vitamins Niacin	3 mg/kg Körpergewicht	Milch (-produkte) Bananen, Soja (-produkte) Linsen Erdnüsse Parmesan	Schlafstörungen depressive Verstimmung
Cystein, Glutathion bedingt essenzielle schwefelhaltige Aminosäuren	Zellschutz gegen freie Radikale Glutathion-Synthese (zusammen mit Methionin) Entgiftung Immunkompetenz	–	Maiskörner Hafer Eier (Eiweiß) grünes Gemüse wie z.B. Spinat, Brokkoli, außerdem Spargel rohes Fleisch	oxidativer Stress Störungen der Immunfunktion Muskelabbau

Risikogruppen/ Gruppen mit erhöhtem Bedarf	Arzneimittel, die Mehrbedarf verursachen	Erkrankungen, die Mehrbedarf verursachen	Tagesdosis in der Mikronährstoff-medizin
Personen mit Knochen-stoffwechselstörungen	–	Osteoporose Infektionen mit Herpes simplex	0,5–5 g
Vegetarier Personen mit Mangel-ernährung	Chemotherapie Paracetamol	Immunschwäche (z.B. durch Krebs) Lebererkrankungen	0,5–5 g
Sportler Raucher	–	Augenerkrankungen (z.B. Makuladegeneration) Diabetes mellitus, Herzinsuffizienz	0,2–5 g
Patienten mit depressiven Verstimmungen Patienten mit Schlaf-störungen	–	Schlafstörungen Depressionen chronisches Müdigkeitssyndrom	0,5–3 g
Leistungssportler Raucher Personen mit Mangel-ernährung und Krebs	Chemotherapie Paracetamol	Darmerkrankungen Immunschwäche (z.B. durch Krebs, HIV-/AIDS-Infektion	0,5–3 g Cystein als N Acetylcystein 0,5–2 g Glutathion

Internetadressen

Anbietern qualitativ hochwertiger Mikronährstoff-Präparate (Auswahl)

www.frubiase.de
www.gruber-ernaehrung.ch
www.heliopharm.com
www.hevert.de
www.hypo-A.de
www.klosterfrau.de
www.kyberg.de
www.loges.de
www.madaus.de
www.mse-pharma.de
www.orthomol.de
www.pascoe.de
www.podomedi.com
www.quiris.de
www.formulapharm.de
www.unisan.de
www.verla.de
www.weber-weber.net
www.woerwagpharma.de

Fort- und Weiterbildung Mikronährstoffmedizin

info@vitalstoffmedizin.de
www.vitalstoffmedizin.de

Labore und Analytik

www.antox.de
www.biovis.de
www.ganzimmun.de
www.iabc.ch
www.labor-bayer.de
www.labortiller.de

Labormedizinische Soforttests

www.micromedical.de
www.euromedix.com

Bildnachweis

akg-images:	Jäger in der Steinzeit, Vorgeschichte. „Heimkehr von der Jagd. (Mittel-Steinzeit)". – Farbdruck nach Gouache, undat., von Franz Jung-Ilsenheim. Schulwandbild. Dresden (C.C. Meinhold) o. J. (um 1935). Dortmund, Westfälisches Schulmuseum, S. 41 Abb. 4
Christoph Bühler:	Mikronährstoffe und Energiestoffwechsel, S. 65 Abb. 10
Fritz Hegemann:	Michael Schetter, S. 206 Abb. 42, S. 208 Portraitfoto
Getty Images:	Kirsten Bruhn, S. 90 Abb. 17, S. 91 Abb. 18, S. 92 Portraitfoto, S. 257 Abb. 57
Iris Hensel:	Norman Müller, S. 246 Abb. 53, S. 247 Portraitfoto
Institut für Rechtsmedizin LMU München:	Toter Bodybuilder, S. 26 Abb.1
Klosterfrau GmbH:	Astrid Benöhr, S. 189 Abb. 37
Laci Perenyi:	Ivica Olic, S. 36 Abb. 3 Norman Müller, S. 78 Abb. 14, S. 246 Abb. 52 Mark Warnecke, S. 219 Abb. 44, S. 221 Abb. 45, S. 224 Portraitfoto Vincent Kompany, S. 250 Abb. 54
Peter Poller:	Martin Galia, S. 152 Abb. 24 Bruno Souza, S. 177 Abb. 33

Literatur des Autors (Auswahl)

Gröber U, Holick MF. Vitamin D – Die Heilkraft des Sonnenvitamins. Wissenschaftliche Verlagsgesellschaft, Stuttgart 2012

Gröber U, Kisters K. Arzneimittel und Mikronährstoffe, Patientenratgeber. 2. Aufl., Wissenschaftliche Verlagsgesellschaft, Stuttgart 2011

Gröber U, Kisters K. Vitamin D – Die Heilkraft des Sonnenvitamins, Patientenratgeber. Wissenschaftliche Verlagsgesellschaft, Stuttgart 2011

Gröber U. Alpha-Liponsäure – Wissenswertes zu Arzneimitteln und Mikronährstoffen, Patientenratgeber. Wissenschaftliche Verlagsgesellschaft, Stuttgart 2013

Gröber U. Arzneimittel und Mikronährstoffe – Medikationsorientierte Supplementierung. 2. Aufl., Wissenschaftliche Verlagsgesellschaft, Stuttgart 2012

Gröber U. Arzneimittel und Mikronährstoffe – mindcards. Wissenschaftliche Verlagsgesellschaft, Stuttgart 2011

Gröber U. Besser durch die Diabetes-Therapie – mit Mikronährstoffen, Patientenratgeber. Wissenschaftliche Verlagsgesellschaft, Stuttgart 2012

Gröber U. Cholesterinsenker und Coenzym Q_{10} – Wissenswertes zu Arzneimitteln und Mikronährstoffen, Patientenratgeber. Wissenschaftliche Verlagsgesellschaft, Stuttgart 2012

Gröber U. Das große Vitalstoff-Buch. Südwest Verlag, München 2008

Gröber U. Interaktionen – Arzneimittel und Mikronährstoffe. Wissenschaftliche Verlagsgesellschaft, Stuttgart 2009

Gröber U. Metformin und Vitamin B_{12} – Wissenswertes zu Arzneimitteln und Mikronährstoffen, Patientenratgeber. Wissenschaftliche Verlagsgesellschaft, Stuttgart 2012

Gröber U. Micronutrients, Metabolic Tuning, Prevention, Therapy. Medpharm Scientific Publishers, Stuttgart 2009

Gröber U. Mikronährstoffe – Metabolic Tuning, Prävention, Therapie. 3. Aufl., Wissenschaftliche Verlagsgesellschaft, Stuttgart 2011

Gröber U. Mikronährstoffe – mindCards. Wissenschaftliche Verlagsgesellschaft, Stuttgart 2011

Gröber U. Orthomolekulare Medizin – Ein Leitfaden für Apotheker und Ärzte. 3. Aufl., Wissenschaftliche Verlagsgesellschaft, Stuttgart 2008

Gröber U. Säureblocker und Vitamin B_{12} – Wissenswertes zu Arzneimitteln und Mikronährstoffen, Patientenratgeber. Wissenschaftliche Verlagsgesellschaft, Stuttgart 2012

Individuelle Mikronährstoffberatung

Informationen zur individuellen Mikronährstoff-Beratung für Sportler und zu Seminaren unter: ugroeber@gmx.net und www.mikronaehrstoff.de

Sachregister

A

B

C

D

E

F

G

H

I

J

K

L

M

Q

R

S

T

U

V

W

X

Z